Gernot Stocker

Maskenball

Zurück in die *Zukunft* der Normalität

Weishaupt Verlag

Inhalt

Was beim zweiten Anfang zu sagen wäre

Alles hat ein Ende, nur die Wurst hat zwei, ...! Dieser Titel eines Partyliedes hat mit dem Erscheinungsdatum dieses Buches seine Aussagekraft verloren. Denn dieses Buch hat zwei Anfänge und folgerichtig auch zwei Enden in der Mitte. Was wiederum ebenso kurios klingt, wie die bewusst amüsant formulierten, paradoxen Kurzbezeichnungen von *flachen Hügeln, offenen Geheimnissen, vom Brennholzverleih, absichtlichen Versehen, eingefleischten Vegetariern, alten Knaben, der Doppelhaushälfte* oder *dem gesunden Patienten.*

Ja, *Sachen gibt's, die gibt's gar nicht,* sagt man, und behält damit in der Regel recht.

Es gibt allerdings nicht nur zwei Enden, sondern auch zwei Seiten, ein *vor* Corona und ein *seit* Corona, ein Oben und ein Unten, ein Links und Rechts, ein Hell und Dunkel, ein Tag und Nacht – und die Liste ließe sich noch unendlich weiterführen. Der bekannte bayrischer Komiker Karl Valentin (1882–1948) hat dieser Erkenntnis noch etwas hinzugefügt. Er meinte: „*Jedes Ding hat drei Seiten – eine positive, eine negative und eine komische.*" Und gerade diese komische Seite steckt oft im kleinen Detail. Wie beim Herrn Apotheker, der seiner Kundschaft auf die Straße hinterherläuft und ruft: „*Halt, halt, bitte bleiben Sie stehen. Ich hab' Ihnen aus Versehen anstelle von Aspirin Zyankali verkauft.*" Worauf der Kunde emotionslos erwidert: „*Ja und, ist denn da so ein großer Unterschied zwischen den beiden?*" Und der Apotheker ihm antwortet: „*Das möchte ich meinen, das Aspirin kostet ja um achtzig Cent mehr!*"

Das Komische steckt oft nicht nur zwischen den Zeilen, es trägt auch gerne eine Maske. Eine Maske, die spannend verhüllt, was an Charisma und Persönlichkeit dahinter verborgen liegt. Wie in dieser Zeit des „Maskenballs", der Zeit der Pandemie im 21. Jahrhundert.

Der alte Herr Hofrat

Es gab ihn damals noch, den altehrwürdigen und zugleich gefürchteten Vorgesetzten, der, wenn er die heiligen Hallen der Büroräume im Amt betrat, als respektvolle Erscheinung bemerkenswerte Stille verursachte. Und selbst, wenn zuvor arglistig getratscht und kritisiert wurde, spätestens beim Eintreten des Herrn Hofrat ins Sekretariat der Direktion haben die vorlauten Damen und Herren ihr spitzes *Zuckergoscherl* gehalten und *„Guten Morgen, Herr Hofrat!“ „Haben Herr Hofrat gut geschlafen?“ „Möchten Herr Hofrat einen Kaffee ins Büro?“* oder ähnliche anal-akrobatische Sprüche von sich gegeben. Es war wie bei einem Maskenball, denn sie hatten eigene Gesichter beziehungsweise Masken für, mit und ohne Hofrat.

Weil wir Krankenschwesternschüler im damaligen *ersten Ausbildungsjahr* während des sommerlichen Abschlusspraktikums nicht am Krankenbett arbeiten durften (dies war erst mit dem vollendenden 17. Lebensjahr erlaubt), setzte man uns einfach überall dort ein, wo wir dem Krankenhausbetrieb einen Nutzen brachten. Bei den Instandhaltern, in der Verwaltung, bei den Gärtnern, den Direktionen, der Blutbank, dem Hol- und Bringdienst, in der Küche, der Technik und in meinem Fall in der Direktion der Hauptapotheke. Somit lernten wir gleich einmal die interdisziplinären Schnittpunkte und zugleich unterschiedlichen Fachbereiche des weitläufigen Klinikums kennen.

Ich wurde Frau Hermine zugeteilt, die wiederum der Chefsekretärin von Hofrat Pillinger, besagtem Mann mit Nadelstreifanzug, weißem Hemd, Krawatte und Hornbrille, unterstellt war. Die Sekretärin der Chefsekretärin also. Nur dass sich die Damen, und da waren die Herrn Räte der Nebenzimmer nicht viel anders, eher wie Chefs gefühlt und auch als solche benommen haben. Vorausgesetzt, „der Alte“ war nicht in Amt und Würden. Für mich also der reinste Maskenball der Mimik und Gestik.

Mein Arbeitsplatz war die verlängerte Schreibtischfläche eines unterbeschäftigten Schreibers, der Geschäftsbriefe diktierte und Korrespondenz abtippte. Und das tat er auf einer mechanischen Schreibmaschine. Tack, tacktack, tack, trrrr, tacktack, tack, smmmm, … und die nächste Zeile.

Meine Aufgaben und Arbeitsaufträge erstreckten sich vom Kuvertieren und Falten von Briefen, Briefmarken befeuchten und aufkleben, bis hin zu Botendiensten. Kurz gesagt, Arbeiten, für die sich die Damen und Herrn an ihren Schreibtischen zu schade waren. Ich stempelte den Postausgang und sortierte den Posteingang. Und weil ich eines Tages einen olfaktorischen Supergau auslöste, war ich dann auch noch so etwas wie dem Chef sein Lieblingspraktikant. Dabei hab' ich mir zur Jausenzeit, wo die anderen rauchend ihren fünften Kaffee gruppenweise am Gang tranken, eigentlich nur eine Portion Leberkäse von der Fleischbank am Leonhardplatz geholt. Die kleine korpulente und ältere Chefin im unterkühlt-temperierten Fleischhauerladen, wo die Würste an der Wand hingen und sämtliche Produkte herrlich dufteten, gab mir immer etwas mehr auf den Papierteller, als ich im Endeffekt bezahlen musste. Sie hatte anscheinend ein gutes Herz für junge Menschen, deren Taschengeld eher knapp bemessen war.

Mit einem solchen, Appetit machenden Etwas kam ich ins Büro zurück. Ich saß brav auf meinem mir zugeteilten Platz und öffnete das kleine Paket. Mmhhh, ein so in Stücke geschnittener heißer Leberkäse riecht hervorragend. Doch gerade in dem Moment, als ich zum im Leberkäse steckenden Zahnstocher griff und das erste Stück in den würzigen Senf tauchen wollte, ging die Tür zur Direktion auf und der alte Herr Hofrat stand plötzlich vor mir. *„Wo haben's denn das her"*, fragte er mich, während er seinen strengen und zugleich interessierten Blick über seine Hornbrille gleiten ließ. *„Ja"*, erwiderte ich zögernd, *„von der Fleischerei unten am Platz, Herr Hofrat." „Aha, nicht schlecht, da hat der Leskova immer noch eine gute Ware"*, meinte er, während er in seine Hosentasche griff und die Geldbörse herausholte. *„Da ham's einen Zwanziger, holen Sie sich eine* *neue Portion*", dann steckte er seine Geldbörse wieder ein, nahm mein Papierteller und ging ins „Allerheiligste".

Und ich, ich tat wie mir befohlen. Natürlich ging sich das in der vorgeschriebenen Pausenzeit nicht mehr aus, und als ich dann während der Dienstzeit wieder zurückkam, hagelte es Kritik der Untergebenen. Außerdem wären zwei Portionen Leberkäse sowieso zu viel für mich und ich sollte ihn bis zur Mittagspause eingepackt ins Eck stellen, wo auch die Kaffeemaschine stand. Und ich tat abermals wie mir befohlen.

Als etwas später der Herr Hofrat mit dem leeren Papierteller wieder aus seinem Büro, dem „Allerheiligsten" herauskam und mich fragte, ob ich denn wohl noch eine recht ordentliche Portion bei der Frau Leskovar bekommen hätte, zuckten die Damen und Herren Kritiker etwas geknickt in sich zusammen. Und weil ich die Frage brav mit *„Ja, Herr Hofrat, danke der Nachfrage, alles bekommen und gegessen"* beantwortet habe, schickte mich die Chefsekretärin gleich darauf in die Nachpause, um meiner Notlügen-Antwort gerecht zu werden.

Am nächsten Tag wurde ich mit der Unterschriftenmappe und der bestellten Portion frischer Bratwurst vom Leskovar zum Herrn Hofrat geschickt. Er telefonierte gerade, wie er das üblicherweise ständig tat. Ich stellte die Bratwurst seitlich auf seinen Sekretär und schlug die erste Seite der Unterschriftenmappe auf. In einer Hand hielt er den Telefonhörer und in der anderen Hand das Zigaretterl, das er am Aschenbecher ablegte, wenn er nach der Füllfeder griff, mit der er die Unterschriften auf die jeweilig abgetippten Geschäftsbriefe setzte. War ich dann beim Umblättern etwas zu langsam, unterschrieb er schon das zweite Mal auf ein und demselben Blatt. Hochachtungsvoll *Hofrat Pillinger ... Hofrat Pillinger*, wobei selbiger Wortlaut ja schon vorgetippt daraufstand. Als allerdings der Bratwurstduft durch die Verpackung entwich und den Raum erfüllte, beendete der Herr Hofrat sehr abrupt und sich empfehlend das Telefongespräch, wies mich aus der Kanzlei und widmete sich der (...).

Nachdem ich in meiner Funktion als *Mädchen für alles* den Tagesablauf intus hatte, wurden die Arbeitsschritte zur Routine und ich erledigte alles etwas schneller. Für die Bedürfnisse und das Wohlbehagen der gesamten Abteilung etwas zu schnell, und deshalb betraute mich der Herr Hofrat persönlich mit einer Aufgabe, die seit Jahren anstand, aber niemand so recht machen wollte.

Das kleine muffige Archiv im Keller war in einen größeren Raum umgesiedelt worden und die Akten lagen noch in ihren Schachteln stapelweise herum. Es galt, sie nach dem großen und kleinen Alphabet zu sortieren und von rechts, Aa, nach links, Zz, einzuordnen.

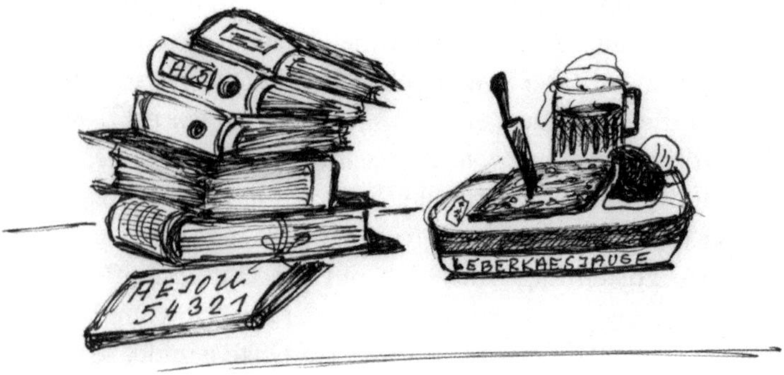

Ich könne mir dafür Zeit lassen und mir die Arbeit selbst einteilen, meinte der Hofrat und klopfte mir vertrauensvoll auf die Schulter.

Na dann, A wie Anton, B wie Berta, C wie Cäsar und so weiter. Eine lange Leiter und mein Arbeitswille waren vorhanden. So wühlte ich mich durch die Vorsortierung und begann den Sauhaufen zu ordnen. Ab und zu kamen Damen und Herren aus ihren Büros vorbei und erkundigten sich nach meinem Befinden. Wahrscheinlich aus Neugierde und weil sie es mit dem *Befinden* nicht so ganz ernst meinten. Sei es wie es sei, ich benötigte gerade einmal vier ganze Amtstage, dann meldete ich meine Archivarbeit als *fertig*. Der Herr Hofrat, darüber in Kenntnis gesetzt, ließ seine Füllfeder fallen, drückte seine angerauchte Zigarette in den Aschenbecher und stand auf. „*Na, mein Freund*“, sagte er überrascht, „*das schau’ ich mir jetzt aber an.*“ Er ging mit mir in den Keller und wirkte schon beim bloßen Anblick des aufgeräumten Raumes verwundert. „*A wie Aloisius*“, das sagte er, weil er auf diesen Namen getauft war, *B wie Berta, C wie Cäsar, D wie Dora, aha, aha, na so was, sie waren aber sehr fleißig und flott.*“ „*Wissens was*“, sagte der Hofrat, „*Sie dürfen morgen zu Hause bleiben, ich geb’ ihnen einen Tag frei, die Jause soll mir der Herr Rudi vom Büro bringen, ich werd’ in der Schule anrufen und Bescheid geben, wünsch’ Ihnen ein schönes Wochenende!*“

Na wumm, da lachte das Herz des Praktikanten! Ich ging eilenden Schrittes ins Sekretariat zurück, packte meine sieben Zwetschken zusammen und verabschiedete mich höflich. Die Nachricht vom verlängerten Wochenende hatte sich nämlich schon herumgesprochen und die neidvollen Wochentagsgesichter mit ihren scharfen Blicken mussten sich mit meiner Hinterseite zufriedengeben.

Aber was sagte eine mir sehr lieb gewordene spätere Arbeitskollegin einmal über solche Menschen: „*Wer hinter meinem Rücken redet, der spricht mit meinem Arsch!*“ Sehr direkt, aber auch treffend formuliert.

Reden ist Silber, Schweigen ist ...?

In positive Schwingung gerieten wir männlichen Krankenschwestern, und davon gab es zu meiner Anfangszeit ja schon eine stattliche Anzahl, wenn alljährlich der neue Jahrgang an Schwestern ihren Diplomball feierte. Unser eigener war bereits einige Jahre zuvor recht schwungvoll verlaufen und hatte, was die zwischenmenschlichen Beziehungen von Schwestern betrifft, ziemlich einprägende und eindrucksvoll berauschende, aber auch ernüchternde Erlebnisse in unserem Erinnerungsvermögen hinterlassen. Man hatte getanzt, getrunken, geflirtet, langstielige Rosen gekauft, über *alte Zeiten* geplaudert und gelacht, wieder geflirtet, wieder getanzt, wieder getrunken und (...)!

Deshalb trafen wir ehemaligen Internatsschüler und Schwesternkollegen uns auch jährlich und besuchten gemeinsam diesen Ball. Schöne Roben, tolle Kleider, fesche Dirndln, gute Stimmung. Zuerst die Eröffnungspolonaise, Hebefiguren, Applaus. Danach, *alles Walzer und viel Vergnügen!* Und das hatten wir auch, denn eine große Anzahl an Jungschwestern der letzten Ballsaisonen waren ebenfalls aus reinem Vergnügen angereist und wollten sich gut unterhalten.

Üblicherweise und weil unsere Väter uns lehrten, was *Knigge* so als *gutes Benehmen* beschreibt, blieben wir die ersten Stunden stets in Kleingruppen zusammen. Sprich drei bis vier ehemalige Schwesternschüler und meist ebenso viele ehemalige Schülerinnen. Wir waren damals solcherart Erwachsene, die zwar schon einen Führerschein ihr Eigen nannten, aber am Weg zur Erfahrung beim einen Mal die Autotür aufmachten, um den Damen beim Ein- und Aussteigen behilflich zu sein, und beim anderen Mal bei derselben hinausfielen. Eine sehr intensive und lehrreiche Zeit also!

Dieses anfängliche in der Runde stehen hatte den Vorteil, dass man zwar flaschenweise Sekt oder Wein bestellte, aber sich beim Bezahlen abwechselte. Außerdem war die Unterhaltung im kleinen Kreis angeregter und oft amüsanter. Eine frisch, fromm, freie und fröhliche Sektlaune entstand dabei und verbarg so manch schwesterlichen Körperkontakt. Und wer jetzt meint, wir Burschen wären damals nur auf ein Besäufnis oder gar Schlimmeres aus gewesen, der irrt bei Ersterem. Und zum Zweiten gehören bekanntlich immer noch zwei!

Na, auf jeden Fall, und dieser traf bei allen Bällen zu, wurden die jungen Damen von uns Herren in Intervallen aufs Tanzparkett geführt. Wobei sich die Intervalle je nach Musikrichtung ausdehnten oder verkürzten. Bei Foxtrott, Walzer, Polka, Charleston, Twist und English Walz standen wir am Parkett. Bei Rumba, Rock 'n' Roll, Tango & Co an der Bar. Cha-Cha-Cha und L'Amour-Hatscher waren Grenzfälle, die selbstredend erst kurz nach Mitternacht tanzbar wurden. Und weil wir Ball begeisterte Schwestern-Pärchen mit reichlich Pfeffer unterm Hintern waren, kippten wir auch nach Mitternacht nicht so schnell in Richtung betrunkenes Ballklientel. Laut? – Ja! Schrill? – Na klar! Lustig? – Aber wie! Damen-Spitzerl? – Selbstverständlich! Aber immer charmant und nie ausfällig oder auffällig deppert!

Je später der Abend, umso schöner die Gäste! So könnte man die fortschreitenden Stunden dieser Ballnächte beschreiben, denn die Gruppenbildung verlor an Attraktivität, sobald die Pärchen-Bildung ihre Lustbarkeit fand. Und von diesem Moment an waren andere Männer Kontrahenten und andere Damen tabu. Da mutierte der einfache Sekt zum Champagner und man(n) muss nicht beschreiben, was ein Gläschen Champagner auslösen kann. Auf keinen Fall einen Gedanken an die streng katholische väterliche Erziehung oder gar die Anstandsregeln des verstaubten alten Knigge-Buches. Nein, an solcherlei Dinge denkt der Herr, der da an der Hand der Dame hängt, nicht mehr. Zumindest dann nicht mehr, wenn ihre Hände bereits im *Überall und Nirgendwo* umtriebig unter Beweis stellen, dass es jetzt höchst an der Zeit wäre, nach Hause zu fahren. Rufzeichen! Ja gut, das war dem charmant zurückhaltenden Engelchen und dem diskret hinlangenden und festhaltenden Teufelchen in mir auch gelungen, aber diesmal hatte es die junge Dame, eine ehemalige Schulkollegin, spürbar eilig.

Meine selbstgebundene Krawatte hatte sie kurz nach Mitternacht beim offenen Tanzen von meinem Kragen gelöst und als Zeichen der Zusammengehörigkeit um ihren tätowierten Oberarm gebunden und mein Hemd unanständigerweise etwas aufgeknöpft.

Nun muss zu meiner Verteidigung allerdings eine bestimmte feminine Klausel berücksichtigt werden, die mir in diesem Fall etwas ins maskuline Handwerk pfuschte. Nämlich die pauschalierte Meinung, dass: *„Männer immer nur das eine wollen…, Männer nicht romantisch sein können, nicht kuscheln oder reden wollen.“*

Na dann! Mach ich mal die Probe aufs Exempel, dachte ich mir, und verbleibe bei der zurückhaltenden Romantik. Wobei diese romantische Zurückhaltung während unserer Autofahrt beinahe fehlgeschlagen wäre, obwohl meine beiden Hände fest das Lenkrad umklammerten, während die begleitende Dame, der Romantik abtrünnig, das Ruder übernehmen wollte. Aber bitte! Also Heimfahrt, parken, aussteigen, Schlüssel, Haustür. Wieder wird Zurückhaltung schwierig! Stiegenhaus, Vorzimmer, Garderobe. Sie ins Bad, er ins Wohnzimmer. Wobei er für eine romantische Kerzenbeleuchtung sorgte und zwei Rotweingläser samt Cabernet Sauvignon mit streichelweichen Tanninen am Tisch platzierte. Also, was sollte uns jetzt noch davon abhalten?

Sie kam aus dem Bad. Ich saß schon auf dem Sofa. Sie war nicht mehr so ballmäßig gekleidet wie zuvor, wirkte aber total sexy auf mich, und der Moment hatte etwas Frivoles, einen geilen lasziven Touch. Sie trug nur mein Kuschel-T-Shirt vom Badezimmer – und darunter nichts! Ich hingegen hatte meine Hose und mein Hemd noch an. Nur die drei oberen Knöpfe waren wie gesagt nicht in ihrer Halteposition …

„Ein Schluck Rotwein, gut temperiert, kann nicht schaden“, meinte sie. Ich schenkte ein. Sie legte sich aufs Sofa und ihren Kopf auf meine Oberschenkel. Gut! Und jetzt kommt

die Romantik, Frauen wollen schließlich romantisch sein und reden! Soweit ich mein *Über-Ich* verstanden hatte. Gut, dann reden wir! Und wir haben geredet. Und wie wir geredet haben. Geredet, getrunken und geredet und … Dann hat sie zweimal romantisch gegähnt. Ein rettender Kuss? Ja ein rettender Kuss. Ein rettender Schluck? Ja, ein rettender Schluck. Die Kerzen brennen, alles ist auf Romantik eingestellt. Und dann, und das tut mir heute noch im Herzen weh, sagte sie plötzlich: *„So, jetzt bin ich total müde, kannst du mich bitte nach Hause bringen!“* AHHHHHHHHHHHHH!!!!! NACH HAUSE BRINGEN?

Na bitte, das kommt davon. Von wegen, wir Männer, die Romantik und dieses lustverderbende *Nicht-reden-Wollen.* Ich muss wohl kaum erwähnen, wie schmerzvoll diese Heimbring-Taxifahrt war. Daran änderten auch meine aufmunternden Worte während der Fahrt nichts. Das ausdauernde romantische Gerede hatte die Flamme von Liebe, Lust und Leidenschaft gelöscht. Und das Schlimmste daran war, dass wir beide durch diese Fehleinschätzung der femininen Klausel mit diesem überstrapazierten romantischen Gerede zu den Verlierern zählten und sich mein *ES,* also mein triebhaftes Teufelchen, beschämt die Hände vors Gesicht hielt und kein Wort mehr mit mir sprach.

Auf dem Heimweg von ihr hat mein *Über-Ich* – das Engelchen –schließlich glückselig geruht und mein Teufelchen mir abwechselnd die Zunge und den Vogel gezeigt. Und recht war mir geschehen, denn in so einer Situation redet Man(n) nicht, redet Frau nicht, ist reden Silber und Schweigen (…)!

***

Etwas anders, aber doch auch dasselbe Ziel verfolgend, verlief ein darauf folgender Diplomball. Wir Testosteron gesteuerten Burschen waren wieder gemeinsam hingefahren und machten so unsere Campari-, Sektorange-, Walzer-, Foxtrott- und Disco-Tanz-Erfahrungen. Nur dass ich damals, warum auch immer, zwar Single, aber relativ kommunikationsmüde, zurückhaltend und deshalb erfolglos blieb.

Zur Mitternachtseinlage wurden Stühle vor die Tanzfläche gestellt und ich setzte mich auf einen dieser Plätze hin. Der Sessel rechts neben mir blieb vorerst noch frei. In einer Hand hielt ich einen Aschenbecher und in der zweiten eine angerauchte Zigarillo. Da nahm plötzlich eine Unbekannte, zirka gleichaltrige und ebenfalls rauchende junge Dame neben mir Platz und fragte: *„Darf ich deinen Aschenbecher mitbenutzen?“ „Aber gerne“*, antwortete mein *Es* und mein zuvorkommendes *Über-Ich* ließ den Aschenbecher in die rechte Hand wandern. Einige Blicke trafen ziemlich direkt ins Schwarze und dann ging die Mitternachtseinlage auch schon los. Während dabei klassische und moderne Tänze sich abwechselten, Männer ihre Tanzpartnerinnen hochhoben und durch den Saal schweben ließen, legte meine Sitznachbarin in einem gewagt gekonnten Schwung ihren linken Oberschenkel über meinen überraschten, aber doch ganz amüsierten rechten. Sie hatte wohl einen recht ausgeprägten Sinn dafür, ihrem Vis-à-vis beziehungsweise Sitznachbarn auf direktem Weg zu zeigen, *wie der Hase läuft*. Und in diesem Fall war ihr *Über-Ich* ihrem autoritären *Es* etwas unterlegen.

Da fällt mir ein, *Walther von der Vogelweide* war doch einmal in so einer ähnlichen Situation, denn er schrieb schon Anfang des 13. Jahrhunderts in einem Gedicht:

Ich saß auf einem Steine
und kreuzte Bein mit Beine.
Darauf der Ellenbogen stand
und schmiegte sinnend in die Hand.
Das Kinn und eine Wange.
Da dacht' ich lang und bange
wohl über Welt und Leben nach,
doch kein Gedanke wurde wach,
wie man drei Ding erwürbe,
dass deren keins verdürbe.

(F. Tempsth., Wien u. Prag)

Gut, zugegeben, er kreuzte „nur“ seine eigenen Beine und ich dachte in diesem Moment auch nicht *lang und bange über Welt und Leben nach,* hingegen wurden sehr wohl *Gedanken wach, wie man drei Ding erwürbe, dass deren keins verdürbe.* Nämlich, was will sie, wie geht's weiter und wie geht ein Gentleman mit Testosteronschüben um? Und ehe ich auch nur annähernd irgendeine Art Antwort auf diese meine Fragen erhielt, hatten wir fertig geraucht, die jungen Damen und Herren die Mitternachtseinlage beendet und unsere Stühle waren leer. Die Sitznachbarin hatte meine nicht vorhandene Gegenwehr richtig eingeschätzt, meine Hand genommen und mich eindeutig zweideutig zur Garderobe und zum Ausgang geführt. Wobei, ziehen musste sie mich sicherlich nicht! Ihr silbrig glitzerndes Ballkleid, die schlanken Beine in dunklen Strümpfen, ihre emanzipierte direkte Art und das ganze Drumherum hatten mich wohl sehr schnell überzeugt!

Nun, gefahren bin ich mit dem 205er-Peugeot und natürlich in die richtige Richtung, das ist klar, so viel emanzipierte Männlichkeit steckte auch in meiner Persönlichkeit. Rufzeichen!

Allerdings ist ein Teil des Ausganges dieser Geschichte bestimmt der vorangegangenen Erziehung meines Vaters geschuldet, der mich im Umgang und der Aufbewahrung von Kleidung und Leibwäsche recht streng erzog. So war das Sich-aus-der-Hose-Schälen oder diese gar durch die Schwerkraft der Erde einfach zu Boden fallen und liegen zu lassen, ein eindeutiges No-Go bei uns zu Hause. Es wirkte unmännlich und schlampig! Die Hose hatte stets einmal mittig gefaltet über eine Sessellehne oder Ähnliches gelegt und der Gürtel selbstverständlich zuvor herausgezogen zu werden!

So, und jetzt stelle man sich die Situation bildhaft vor, was frau sich denkt, wenn sie bereits aus ihrer äußeren Ballrobe geschlüpft, in aufreizender Unterwäsche in einem fremden Bett liegt und der Mann ihrer Begierde sich den Ledergürtel (zur Versorgung desselben) zwei- dreimal über die rechte Hand wickelt? … *„Bitte nicht schlagen!“*

Es ist der Stoff von sexistisch süffisanten, aber für das breite Publikum scheinbar amüsanten Filmen, über die man spricht. Aber so viel sei noch verraten, geschlagen oder gefesselt wurde in dieser Nacht niemand. Und gesprochen hab' ich in dieser Nacht ebenfalls relativ wenig, denn: *Reden ist Silber, Schweigen ist … tatsächlich um vieles besser!*

Was der Morgen danach ans Tageslicht brachte, hat mich vorübergehend zwar überrascht, aber keinesfalls beschämt. Ich hatte meine neben mir liegende Zufallsbekanntschaft nicht durch einen Kuss zum Frosch verwandelt, doch irgendetwas, eine klitzekleine Kleinigkeit, musste sie mir beim ersten Kaffee im Bett noch anvertrauen. Es sind diese Momente, bei denen die verrücktesten Filmszenen aus Dramen im Gehirn erwachen und die ängstlichen Muskelfasern im Inneren des Körpers zum Zittern kommen. Von wegen, der eifersüchtige Ehemann hat in Erfahrung gebracht, was, wann und wo abgelaufen ist, und jetzt steht er vor der Tür; oder es gibt gesundheitliche Bedenken, die mich nun auch betreffen …!

Und dabei war die Sache so simpel und gefahrlos!

Sie war eine junge Frau in den besten Jahren, eigentlich homosexuell, also lesbisch, und wollte spontan eine Hetero-Nacht ausprobieren.

Na bitte, Glück gehabt. Kein cholerischer Ehemann, keine gesundheitlichen Bedenken, nur eine amüsante, geile Nacht zweier (neu)gieriger Menschen, die darüber geredet, gelacht und fortan geschwiegen haben. Was blieb, war eine umtriebige Maskenballerfahrung.

Schleichhandel

Der morgendliche Nebel liegt nach einer regnerischen Sommernacht auf den Straßen. Stille. Ein leises Motorengeräusch ist zu vernehmen. Es wird lauter und plötzlich biegt ein Wagen um die Ecke zur Einfahrt in die spärlich beleuchtete Tiefgarage. Er mindert die Fahrtgeschwindigkeit, fährt im Schritttempo über die Bremsschwelle und dann langsam weiter. Im hinteren, düster beleuchteten Teil der Garage sind zwei dunkle Gestalten zu erkennen. Einer von ihnen setzt sich ins Fahrzeug und gibt mit der Lichthupe ein Signal: *Kurz – kurz – lang – kurz.* Woraufhin der im Schritttempo Einfahrende *lang – kurz– kurz* erwidert.

Er fährt nun auf sie zu und hält nur knapp davor an. Nun steigt auch er aus und geht zum Heck seines Wagens, öffnet den Kofferraum und hebt etwas sichtlich Schweres heraus. Die zwei anderen Personen kommen hinzu und packen mit an. Es wird wenig gesprochen. Drei bis vier schwere Kisten laden sie hurtig ins andere Fahrzeug ein und schließen die Heckklappen. Einer der drei greift plötzlich ruckartig zur rechten Hüfte, ergreift einen kleinen Gegenstand und fragt: *„Wieviel?“ „Alles in allem, dreiundzwanzig Kilogramm“*, sagt der andere, der dritte Mann. Obwohl es sich bei diesen drei Personen durchaus auch um Damen gehandelt haben kann.

„Das macht, (...) pro Kilo, sagen wir ... zig Euro und (...) gesamt! Nur die Obststeigen bringst mir bitte bei Gelegenheit wieder zurück!“

Als Schleichhandel oder die persönliche Auslegung der freien Marktwirtschaft einer Krankenschwester könnte man es bezeichnen, was ich gerade zuvor und zugleich in meinen Anfangsjahren so nebenbei betrieben habe. Oder als Vorläufer des heute so beliebten Lieferservice, den ich unter der Hand einfach mitlaufen ließ. Wie auch immer. Wenn man es nämlich aus humanitärer Sicht betrachtet, dann ist es ganz nach dem Motto und Leitbild unseres Krankenhauses abgelaufen, nämlich *Menschen helfen Menschen.*

Auf der einen Seite gab es nämlich bäuerliche Familien in

meiner Heimatgemeinde, die sich aus werbe- und absatztechnischen Gründen schwer damit taten, ihre qualitativ hochwertigen Produkte zu vermarkten und an den Mann, die Frau zu bringen. Andererseits gab es ausreichend kauffreudige Stadtbewohner, die solche landwirtschaftlichen Erzeugnisse schätzten. So begann die männliche Krankenschwester, den ohnehin umweltverschmutzenden Dienstweg für den Güterverkehr zu nutzen. Aus Sicht des ökologischen Fußabdruckes zwar Nobelpreis verdächtig, aber aus finanzamtstechnischer staatlicher Sicht und staatsbürgerlichem Pflichtbewusstsein vollkommen verwerflich. Ich gestehe: „*Mea culpa.*"

Wobei es für eine Schuldfrage auch einen Schaden, einen Geschädigten geben müsste, und diesen zu finden, wäre schier unmöglich. Denn anfangs waren es nur der eine oder andere Liter Kernöl, ein paar Kilogramm Zwetschken und die Eier meiner Hühner. Und auf meine Eier gab es keine „Steuer". Aber über die Zeit und Jahre kamen dann schon einige hundert Liter Saft, Öl, Wein, Obst, Liköre, Schnaps, Fleisch und Selchwaren zusammen. Das meiste aus Eigenproduktion und von Familien, die aus finanzieller Sicht nicht besonders gut dastanden. Von einem Jungbauern, dessen Frau bei der Geburt ihrer Zwillingskinder ins Koma fiel; wo der Bauer verunglückte; Erbschulden in horrender Höhe vorhanden waren; der Vater starb oder Missernten eingefahren wurden. Verderbliche Ware, ohne verderbliche Gedanken! „*Mea culpa*", ich gestehe!

Der betagte erblindete Vater, der mit Arbeit überhäuften Frau Oberarzt hatte deshalb seine Lieblingssorte an Einlagerungsäpfel im Keller; eine Kollegin kochte dadurch Beerenobst ein und brachte uns frische Marmelade; der Pathologiegehilfe schätzte unseren biologisch gekelterten Wein und der cholesterinbelastete, infarktgefährdete Handelsvertreter bestellte unser Hasenfleisch. Für drei Kilogramm getrocknete Selchwürste durfte ich zwei Karpfen aus dem Teich des Würstelessers fischen und für die Weihnachtsente auf privatem Grund gratis parken. Na bitte.

Wo ein gesunder Wille, da auch ein gesunder Weg, ein Schleichhandelsweg eben.

Betriebsausflug

Kein Mitarbeitergespräch, keine Besprechung beflügelt beziehungsweise weckt den Teamgeist so sehr, wie ein amüsanter Betriebsausflug. Selbst unsere Mutter Oberin sowie die gesamte Führungsebene war bei diesen illustren Betriebsausflügen stets in bester Laune. Es ist diese Art von Ausflügen, bei denen man sich zwar am Betriebsgelände trifft, aber schon am Stadtrand vergessen hat, woher man eigentlich kommt. Kein Schönlächeln, keine Honig ums Maul schmierende Betriebsamkeit, nur eine solidarische Gemeinschaft und ein Reiseleiter, der aber im Gegenzug dafür verantwortlich ist, dass es für alle unterhaltsam bleibt. Dazu gehört natürlich die höhere Anzahl an Labstellen, also mehr als der durchschnittliche Arbeitstag an Mahlzeiten vorgesehen hat, und der angelegte Vorrat an gekühlten Getränken im Bus. Alles in allem Notwendigkeiten, die die interdisziplinäre Zusammenarbeit stärkt und Akademiker, Schwesternschaft, Pfleger und Reinigungspersonal auf eine relative Ebene bringt.

In meiner Anfangszeit als schwesterlicher Betriebsausflugsgast wurde, sobald der Bus die Autobahn erreicht hatte, ein kleines Fässchen Bier angezapft und ausgeschenkt. Da tranken alle Bier, sogar die hohe Geistlichkeit. Nur der Busfahrer musste sich etwas zurückhaltender zeigen.

Nach einer freundschaftlichen Begrüßung durch den Reiseleiter des Betriebsrates kam die Würsteljause oder ein Frühstück im Gasthaus und gleich darauf folgte die erste Attraktion. Eine Besichtigung oder Führung. Brauereien, Bäckereien, Geschirrmanufakturen, destillierende, Fleisch erzeugende oder Schokolade gießende Betriebe waren dabei stets ein Highlight und die Verkostung ein Muss. Dann wurde erst einmal anständig zu Mittag gegessen, bevor man die Nerven bei einer schwindelerregenden Bergfahrt mit anschließendem Spaziergang strapazierte. Rundumblick inklusive. Ein Schnapserl beim Hüttenwirt und die siebeneinhalb Gehminuten bis zum Gipfelkreuz wurden teilweise ohne Höhenangst beschritten. Auf zur Bergstation und Abfahrt ins Tal. So eine adrenalingeladene Fahrt begeistert alle, solange nichts passiert!

Im Bus konnte man danach ein wenig ruhen, die Füße vom *Berg*schuh befreien, die Klimaanlage aktivieren lassen, bis dann der Bus beim „*Gasthof zum sanften Ochsen*" stehenblieb, oder wie es fahrschultechnisch richtig heißt, anhielt.

Ein viergängiges Abendessen und das gemütliche Zusammensitzen mit Ausklang waren selbstverständlich inklusive im Programm. Und wenn ein solcher, wie eben beschriebener Ausflug **mit** Übernachtungen ausgeschrieben wurde, dann blieb kein Auge trocken. Gut, zugegeben, die weinlaunigen Gespräche waren nicht immer lehrreich, aber doch stets mit einem gewissen Unterhaltungswert verbunden. Manche Betriebsausflüge waren sogar amüsant, prägend und zukunftsweisend, denn aus Bekanntschaften entstanden oftmals gewisse Zuneigungen, aus Zuneigungen Romanzen und aus Romanzen ab und zu knisternde Liebeleien. Und bei guter Zusammenarbeit schließlich auch noch ein überaus menschliches Produkt mit respektablem Gewicht und einer staatlichen Geburtsurkunde.

Ein ebenso beliebter, wie gut gebuchter Betriebsausflug war die Fahrt zur Nachtrodelpartie. Ein Halbtagsausflug, bei dem auch jene mitfahren konnten, die zuvor einen Frühdienst machen mussten. Nur war es gescheiter, oder besser gesagt ratsam, sich am nächsten Tag freizunehmen, oder zumindest einen Spätdienst eintragen zu lassen, denn Nachtrodeln hieß, wie der Name schon sagt, *die Nacht ist nicht zum Schlafen da!*

Zumeist war um 16.00 Uhr Abfahrt, Bieranstich und Dämmerung. Diese drei Umstände lösten Heimweh, Durst und ein ungestilltes Bedürfnis nach Körperwärme aus, was wiederum die interdisziplinäre Zusammenarbeit erforderte. Ein interessantes Phänomen dabei war, dass die hintere Hälfte des Busses immer schneller die Betriebstemperatur erreichte als die vordere. Ich weiß nicht, warum, aber darüber müsste man einmal eine wissenschaftliche Arbeit schreiben oder zumindest eine Studie machen.

Nach einer ganzen Stunde Fahrzeit war dann dieses Fässchen leer und die nachtrodelnde Meute stieg in einer tief verschneiten Winterlandschaft aus. Manche mit und manche ohne ihre Wintermäntel, obwohl der Herr Betriebsrat sorgsam informiert und darum gebeten hatte. Deshalb wurde aus der ersten Runde Schnaps noch eine zweite, bis dann fast alle Teilnehmer wirklich Handschuhe, Haube, Schal und Winterjacke am Körper trugen und die harten Typen vom Schnaps übertemperiert waren.

Die Grundregeln bei einer solchen Nackt- beziehungsweise Nachtrodelpartie sind einfach: Zwei Personen, evolutionstechnischer oder vernünftiger Weise eine weibliche und eine männliche, nehmen eine Rodel. Acht Personen steigen dann in einen kleinen alten VW-Bus ein, werden damit den Berg hinauf zum Start gebracht, und dort heißt es dann *aufgesessen*. Achtung! Am Weg bleiben und ab und zu mit den Füßen bremsen! Mehr Wissen und Regeln braucht es nicht, überhaupt für jene nicht, die diesen gewissen wärmespendenden Alkoholspiegel erreicht haben, der Regeln als Spaßbremsen bezeichnet. Die Rodelpartnerin, der Rodelpartner sitzen auf – und los geht's. Soweit die Theorie.

Im beengten VW-Bus dampften die überhitzten Gemüter, die dann in der Bergluft sofort ins Frösteln kamen. Die Damen vorne, die Herren hinten, so wurden die Zweierschlitten besetzt, weil der Hintere lenken und bremsen und sich wo anhalten musste. Kurz gesagt, die Verantwortung für den Transport des erheiterten weiblichen Geschlechts übernahmen die Männer, wobei diese Verantwortung aber spätestens in der ersten 180°-Kurve wieder verloren ging, weil nämlich so ein spezielles Gefährt mit vier Füßen, zwei Kufen und ohne Servolenkung keine besonders gute Bodenhaftung besaß. Und wenn der zuvor fahrende Schlitten aus der Bahn geriet, so war für die Nachkommenden die halbe Bahn gesperrt und sie versuchten ihr Glück im unfallfreien Bereich. Was aus Jux und Tollerei niemandem so recht gelingen wollte, und deshalb war nach einem solchen *Ausrutscher* die ganze Bahn voll mit vom Schnee gezuckerten lustigen Menschen. Da begann jedes Mal eine Schneeballschlacht, bis die nächsten Querlenker stürzten und sich die ersten wieder auf die Strecke machten. Mit Flutlicht war das eine halbe Nacht lang immer wieder möglich und *zum Auftanken* gab's im Tal eine Glühweinhütte.

Bei der letzten oder vorletzten Fahrt ins Tal, ich saß wieder hinten, (m)eine Schwester vorne, übersahen wir im Zielbereich einen zusammengeschobenen Schneehaufen, und wieder gab es eine Massenkarambolage. Ich war im Zuge meiner Falltätigkeit und aufgrund unserer Geschwindigkeit, multipliziert mit der Erdanziehungskraft, haargenau auf meiner Rodelpartnerin gelandet. Ein kurzes, schnelles „*Aua*", mehr war nicht und mehr kam auch nicht. Aufgesessen und weiter ins Ziel. Siegerehrung, Rodelabgabe, ausziehen und ab ins Warme. Dort waren schon Braten, Geselchtes, Knödel und Kraut am Buffet angerichtet und wir schöpften aus dem Vollen. Ein Glühwein zum Anwärmen, ein Bier zum Abkühlen, ein Jager-Tee zum Dessert. Ein Schnaps vom Wirt, einen vom Betriebsrat und einen, was weiß ich von wem, und schon begann das nächtliche Gelage.

Ich glaube, ich bin nicht mit dem letzten Bus nach Hause gefahren, weil mein Dienstplan einen Spätdienst anzeigte und die Chefin bei so etwas keinen Spaß verstand.

Der nächste Tag war zufälligerweise der Valentinstag, also der 14. Februar, an dem Männer den Frauen die ersten Frühlingsboten schenken. So besorgte ich noch vor dem Dienst einige Tulpen und Narzissen und ging als beschenkender Kollege und liebender Mensch auf die Station.

Am Gang, gleich neben dem Eingang zur *Höhle des Löwen*, stand sie, die Löwin, und wartete wie eine Mutter auf ihr Junges, das die ganze Nacht nicht nach Hause kam. Zumindest assoziierte ich mit ihrer Pose keine allzu gute frohe Botschaft. „*Guten Morgen, einen schönen Valentinstag*", sagte ich in Geberlaune aus sicherer Entfernung. „*Von wegen, schönen Valentinstag und guten Morgen*", brummte ihre tiefergelegte Stimme mir entgegen. *„Drei Wochen Krankenstand!“*, führte sie weiter aus. *„Wie, was? Warum drei Wochen Krankenstand? Ich bin kerngesund!“*, traute ich mich kleinlaut zu erwidern. *„Ja, ja, Sie schon“*, fuhr sie fort, *„aber Ihre Blumen können Sie gleich ins Unfallkrankenhaus hinübertragen, die Schwester Caroline liegt mit einem Knöchelbruch drüben und muss operiert werden! Unnütze Aktion, dieses Nachtrodeln. Das war das letzte Mal. So etwas wird mir nicht mehr veranstaltet!“*

Die Blumen hab’ ich in meiner Pause der Schwesternkollegin ans Krankenbett gebracht und mich für etwas entschuldigt, wofür ich mich persönlich gar nicht schuldig fühlte, zumindest nicht mit Vorsatz. Die liebe Kollegin hatte nämlich mitsamt den restlichen Nachtrodlern die ganze Nacht zum Tag gemacht und war mit ihrer Verletzung von Lokal zu Lokal gezogen. Erst als der Jagerteespiegel etwas nachließ, nahmen die Schmerzen im Knöchelbereich zu und zu guter Letzt schwoll er beim Ausziehen der Schuhe auch noch ordentlich an. Aber daran war der Valentin nicht schuld und nicht der Wein. An der schmerzverzehrten Miene meiner lieben Caroline war ich nur schuld, ich ganz allein!

***

Nicht ganz alleine schuld war ich dagegen an einem kleinen Zwischenfall während eines Betriebsausfluges, als unsere beiden jüngsten Kinder noch gar nicht in den Kindergarten gingen. Es handelte sich dabei um einen der Familienausflüge, wo Angestellte und Arbeiter des Krankenhauses sich gemeinsam mit ihren Kindern auf den Weg machten, um in einem Spielepark oder einem Thermal-Erlebnisbad einen oder mehrere lustige Tage zu verbringen. Einige Male fuhren meine Frau und ich gemeinsam mit, um unsere beiden bewegungsfreudigen Kids unter Kontrolle zu haben. Was bei einem verlängerten Badewochenende im Außenbereich der Poollandschaft auch dringend notwendig war, denn da hat uns unser Mittlerer, damals drei Jahre alt, einen enormen Schrecken eingejagt.

Eltern, so wie wir damals, glauben, über die Eigenwilligkeit ihrer Kinder Bescheid zu wissen und kennen die ständige, teilweise nervenraubende Aufsichtspflicht, die sich ab einer Anzahl von zwei erst richtig bemerkbar macht, denn einer läuft nach rechts und der andere nach links.

Wir waren an diesem Tag mit beiden im Kleinkinder-Erlebnispool. Wasserstand von null bis 40 Zentimeter. Das Highlight in der Mitte, eine vier Meter lange, flach ins Wasser führende Rutsche. Meine Frau plantschte mit unserer Einjährigen am seichten Beckenrand und ich stand am Ende der Rutsche. Unseren dreijährigen Sohn hatte ich schon mehrmals zum Rutschen-Anfang begleitet, dann musste er immer warten, bis ich wieder im Wasser war. Das ging einige Zeit so dahin. Dann überzeugte er mich davon, dass er diese kurze Wegstrecke gefahrlos selbst bewältigen könne und ich nicht mehr hin und her laufen müsse, schließlich war er ja schon *ein großer Bub!* Nur berücksichtigte der stolze Vater eines *schon großen Buben* nicht, dass man vom Beckeninneren den Rutschen-Aufgangsbereich nicht einsehen konnte. Da waren so Meeresküsten-Imitationen aufgebaut, die zwar den Badespaß begünstigten, aber eben den Blick versperrten.

Hooo ruck und platsch! ... Und der Peter war wieder im Wasser. *„Noch einmal, Papa, noch einmal!“*, rief der begeisterte Filius und der Papa stimmte zu. Also vorbei an der Mama zum Beckenrand und um den Pool herum und in den nicht einsehbaren Bereich. Viele Kinder, Papas und Mamas stellten sich an dieser Rutsche an und Peter musste natürlich warten, bis er an der Reihe war, das war auch zuvor schon so. Der Papa unterhielt sich mit der Mama und winkte inzwischen der kleinen Paula zu. So, und jetzt der Peter. Nein doch nicht, ein anderes Kind, ... und hooo ruck und platsch. Aber jetzt der Peter, ... nein wieder nicht, ein Mädchen. Hoooo ruck und platsch. Und weil dann das nächste Kind wieder kein Peter war, bin ich aus dem Pool hinaus und hinter diesen Rutschen-Eingang gegangen ... *und der Schlag traf mich als Elternteil – der Bub war nicht da! Wo ist der Bub?* Das ist dann der Zeitpunkt, wo das gesamte Körperblut in Wallung gerät. Der Puls wird schneller und schneller und die Halsschlagader pocht wie wild. Das Gesicht wird an den Wangen rot und man weiß nicht, wohin man zuerst laufen soll. Vorerst hab' ich alleine gesucht, dann meine Frau informiert, die, gleich hysterisch wie ich, seinen Namen rufend herumlief. Dann bekamen es andere Badegäste und befreundete Betriebsausflugsgäste mit und der halbe Wasserpark rief nach dem kleinen Peter. Es ist eine Situation, die man sich im schlimmsten Eltern-Albtraum nicht ausmalen möchte, wenn in einem riesengroßen Freibadbereich ein Kleinkind unauffindbar ist. … Im Sportbecken ist er Gott sei Dank nicht, am Piratenschiff, bei den Großen, auch nicht, … hoffentlich hat er sich die Schwimmflügel nicht selbst abmontiert, das tat der kleine Racker nämlich gerne, wenn sie ihn störten. Und dann die große Überraschung. Da saß doch der Peter mit seinen Schwimmflügeln im Sandhaufen, abseits der Poollandschaft und baute mit anderen Kindern und Eltern vergnüglich eine Sand-Wasser-Burg.

Ob ich dann einen Schnaps getrunken oder eine Beruhigungszigarette geraucht habe, weiß ich nicht mehr, auf jeden Fall hab' ich mich bei meinen Mitsuchern hundert Mal bedankt und dem kleinen Herrn Ausreißer in aller Ruhe, aber sehr bestimmend erklärt, dass er so etwas nicht wieder tun darf. *„Wir haben uns nämlich die größten Sorgen gemacht, Angst um ihn gehabt und das Schlimmste befürchtet! Und wenn man nicht mehr rutschen mag, dann sagt man seinen Eltern Bescheid, dann gehen wir gemeinsam zum Sandspielplatz, ok Peter?" „Ok!"*

Zwei Jahre später übernahm ich bei den eintägigen Kinderfahrten die Reiseleitung. Oft hatten wir so viele Anmeldungen, dass auch noch ein zweiter Bus und ein zweiter Co-Reiseleiter notwendig waren. Wir fuhren immer recht zeitig am Morgen von der Tiefgarage des Krankenhauses ab, sodass die Kinder samt ihren Begleitern noch etwas Schlaf im Bus nachholten. Erst später auf der Autobahn begrüßte ich die munter und lauter werdende Reisegesellschaft, wünschte allen einen guten Morgen und erklärte den geplanten Ablauf des Tages.

Da solche Fahrten relativ preisgünstig sind, um den Familien die Mitfahrt zu ermöglichen, packten wir das Frühstück, vorgerichtet von der Spitalsküche, in den Bus und fuhren so gegen halb neun auf einen verkehrssicheren Rastplatz. Da stellten wir Tische auf, um uns bei Kipferl & Co zu stärken. Natürlich waren auch Butter, Marmelade, Aufstrich, Brot, Käse, Schinken, Obst und ein Milchkaffee für die Großen an Bord.

So weit, so gut. Auf der Fahrt in den Wasserspielpark Eisenwurzen kamen wir nach Vordernberg und erklommen auf vier Rädern die steile Präbichl-Bergstraße. Ich hatte mir mit dem befreundeten Busfahrer bereits zuvor ausgemacht, dass wir oben am Parkplatz, wo man so schön auf Eisenerz hinunterschauen kann, die Frühstücksrast einlegen. Dann waren wir da. Also Kinder raus, Eltern und Großeltern raus, Onkel, Tanten und sonstige Anverwandte. Tische raus, Kaffee, Kakao und das leckere Frühstück herrichten. Jetzt waren die Reiseleitung und der Busfahrer besonders gefordert, denn klarerweise wollte jeder der Erste sein.

Paula war noch klein und an Papas Hosenbein geklammert, aber Peter war im Beisein der Sitznachbarin und deren Mutter schon unterwegs zur Parkplatz-Hutsche mit angrenzendem Sandspielplatz. So weit war auch immer noch alles gut! Zumindest dachte ich mir das damals und widmete mich den hungrigen Fahrgästen. Irgendwann kam dann der Zeitpunkt, da war mir als Reiseleiter auch das Hemd näher als der Rock, und ich bediente mich am Büffet. Für Paula und Peter einen Kakao, für den Papa einen … *„Herr Reiseleiter"*, rief die Mutter der Sitznachbarin von Peter vom Spielplatz herüber, *„es tut mir sehr leid, aber der Peter hat sich da in der Wiese in einen Hundehaufen gesetzt."* Na super, Hundescheiße am Morgen, bringt (☹) und Sorgen. Manche Mitreisende hatten wenigstens einen Bruchteil von Mitgefühl und murmelten ein erleichtertes *„Euje"*, weil es nicht sie selbst betraf, wieder andere lachten hinter vorgehaltener Hand. Was soll's, dachte ich mir, kann jedem passieren.

Ich bat eine Mutter, auf meine kakaotrinkende Tochter aufzupassen, während ich den Buben von seiner Misere befreite. Und das war eine relativ intensive Reinigungsarbeit mit diesem kalten Wasser, dort am Brunnentrog des Gebirgsparkplatzes. Zum Glück hatte mir meine Frau neben Badesachen auch eine Reservehose und Feuchttücher eingepackt, schließlich trug Paula ja noch ihre *Pampi.* Endlich fertig und den Buben mit Marmeladekipferl und Kakao im Reinen wissend, hörte ich plötzlich ein mir sehr vertrautes Weinen. Ein klagendes, verzweifeltes Weinen unserer Paula. Sie hatte vor lauter kakaoliebenden Trinkgenuss vergessen, den Becher nicht höher zu halten, als es ihr Schluckvermögen mit der Fließgeschwindigkeit aufnehmen konnte. Deshalb war ihr auch der halbe Kakao über ihr süßes Kleidchen geronnen. Jetzt galt es noch ein Kind zu säubern und vor allem die Tränen aus dem Gesicht zu wischen, um dann mit dem Reservegewand noch eine Kleinigkeit zu essen.

Für den Reiseleiter blieben am Ende nur mehr ein paar Minuten übrig, in denen er hastig ein halbes Kipferl in seinen Kaffee tunkte, um dann rasch und zeitgemäß die Utensilien des leer gegessenen Frühstücksbuffets wieder in den Bus zu verladen. Denn spätestens um halb elf sollten wir am Zielort ankommen. Und das taten wir dann auch. Gäste aus dem Bus, Reiseleiter zur Kassa, Eintrittskarten kaufen, verteilen und rein ins Vergnügen mit der Reservewäsche unserer Kinder.

Schwesternschaft

Ich kann nicht mehr sein, als ich bin.
Unverwechselbar, einzigartig und klein genug.

Schwesternkind,
Schwesternblut,
Schwesterkreuz,
Schwesternwut,
Schwesternnot
Schwesterntod

Wer zu sehr über sich hinauswächst, läuft Gefahr, an allen Seiten anzustoßen. Und ich bin angestoßen, zurückgestoßen und ausgestoßen worden. Aber ... ich bin nur auf den Boden gefallen und ... wieder aufgestanden.

Schwesternzeit
Schwesternbild
Schwesternkleid
Schwesternglück
Schwesternneid
Schwesternleid

„Krankheiten werden therapiert & behandelt.
Menschen werden gepflegt."

Es ist nicht immer einfach

Schwierige Zeiten kommen auf uns zu, hört man ältere Menschen ängstlich leise hinter ihrem FFP2-Mund-Nasenschutz sagen, während ihre Augen nachdenklich nach unten wandern und ihr Kopf selbstredend nickt. *Alles Shit, alles Fake,* schreien die Alles-Verweigerer maskenlos demonstrierend auf öffentlichen Plätzen herum, und *dass sie sich in ihrer Freiheit von niemanden einschränken lassen,* während gerade sie die diensthabenden Ordnungshüter und Polizisten darauf aufmerksam machen, dass diese den verordneten nötigen Corona-Abstand zu ihnen nicht einhalten. Ja haben sie etwa trotz *Fake-Virus* Angst vor irgendetwas, das es eigentlich gar nicht gibt?

Es ist nicht immer einfach, das gäbe ich gerne zu. Wer aber immer noch behauptet, das Coronavirus gibt es gar nicht, dem muss ich als männliche Krankenschwester mit meinem Zeigefinger einen riesen Vogel am Hirnkastl zeigen. Ja glauben diese Menschen wirklich, dass die ganze Welt, die in Kriegen, Wirtschaftsstreitigkeiten, politischem Hickhack und religiösem Fanatismus stets aufeinander losgeht, jetzt auf einmal aus heiterem Himmel ein gemeinsames und globales *Fake-Virus* erfindet? Wenn diese *Umsonst-Denker* wenigstens einen plausiblen Grund dafür nennen könnten:

- Damit die Stoff- und Modeindustrie ein neues Gesichtskleidungsstück produzieren kann;
- weil sich die Pharmaindustrie mit der Produktion von Antibiotika langweilt;
- weil alle Politiker auf der ganzen Welt zusammenhalten und unsere Angst in ihre Macht umwandeln;
- weil sich unser Gesundheitssystem, besonders die Intensiv-Einheiten sonst nicht rechnen;
- weil in irgendeinem Buch etwas vom Weltuntergang steht;
- damit die Wirtschaft zugrunde geht;
- weil sich Wissenschaftler, Laboranten, Professoren, Ärzte, Schwestern, Pflegefachkräfte und Reinigungspersonen im

Krankenhaus weltweit vernetzt haben, freiwillig stundenlang im Plastikanzug mit Schutzbrille und Mund-Nasenschutz herumlaufen und sich mithilfe hunderttausender Überstunden bereichern wollen.

Es ist nicht immer einfach!

***

„Hast du schon wieder neue Schuhe gekauft?", fragte mich die Großtante meiner Frau stets vorwurfsvoll, wenn ich ihr zweimal wöchentlich bei Besorgungen, dem Brennholzhacken und beim Kohleschleppen zur Hand ging. Sie war eine alte Frau, die die Notzeiten in ihrer Kindheit, ihrer Jugend und ihrem Erwachsenwerden keine Stunde ihres Lebens vergessen wollte. Ihr Vater besaß einen offiziellen Bettelausweis und auch die familiäre Kleinkeuschler-Landwirtschaft war kaum einträglich. Es reichte eben gerade zum Überleben. Und selbst als sie später eine kleine Pension vom Briefträger an der Haustüre in bar ausbezahlt bekam, machte sie es wie ihre Mutter selig, sie gab den Großteil davon Erlagschein-technisch der Kirche, der Mission, den Rosenkranzbruderschaften, verschiedenen Ordenshäusern, Blinden- und Gehörlosenvereinen, Kinderdörfern und hausierenden Menschen mit Migrationshintergrund. Ich glaube, sie hatte sich so sehr ans Armsein gewöhnt, dass sie gar nicht mehr anders konnte. Es war für sie stets ein Werk der Nächstenliebe, selbst dann noch, als sie zweimal von diesen Hausierern beraubt wurde und ich ihr die Winterration an Kohle, geldtechnisch gesehen, vorstrecken musste.

Meine geputzten Schuhe aber waren für sie scheinbar immer ein Stein des Anstoßes und ließen in ihrem verbalen Unterton stets eine gewisse Verurteilung erkennen. *„Nein, liebe Tante, sie sind nicht neu, sie sind nur frisch geputzt"*, antwortete ich, sofern ich auf ihre Frage überhaupt noch einging, denn schließlich sind meine Schuhe, auch die neuen, ja meine Sache. Weder brauchte ich mir Vorwürfe machen noch ein schlechtes Gewissen einreden lassen, wo ich doch als Alleinverdiener eine sechsköpfige

Familie ernähre, Kredite fürs Einfamilienhaus abbezahle, zwei angemeldete Jobs habe und ihr hier gratis zur Hand gehe, oder?

Sie hatte stets einen großen Topf mit Wasser am befeuerten Herd stehen. Damit kochte sie ihren Schachtelhalmtee zur Entgiftung des Körpers, damit wusch sie die Wäsche und sich selbst. Die Reihenfolge beim Waschen war dabei immer dieselbe, zuerst der Körper, dann die Schmutzwäsche. Die Seifenlauge diente als Waschmittel und Shampoo-Ersatz und einige Häferln reines Wasser riskierte sie zum Nachspülen. Und überhaupt hielt sie nichts vom täglichen Duschen, obwohl sie eine hatte, *aber warum zuerst die gesunde Hautfettschicht abwaschen und danach wieder eincremen.* Womit sie im Grunde ja recht behielt. Während ihrer wöchentlichen Reinigungsprozedur stand sie nackt im Wäschetrog und schöpfte die abgeronnene Wasserlauge immer wieder mit dem besagten Häferl heraus und begoss sich damit. Die installierte Dusche blieb unberührt!

Sie hatte überhaupt so manche Eigenheiten, die es uns *als junge Familie unmöglich machen würde, bei ihr zu wohnen,* wie sie selbst in einem Brief einmal an meine Frau und mich schrieb. Sie *verträgt die Strahlung eines Fernsehgerätes nicht, das Einatmen von Rauch, kein Fleisch, kein Obst, so und so keine neumodischen Sachen und der mittlere Bodenbalken in der großen Stube sei ebenfalls durchgemorscht, weshalb herumtollende Kinder bei ihr nicht sicher wären.* Warum wir diesen Brief kurz nach unserer Heirat bekamen, das wussten wir selbst nicht, denn den Anspruch, bei ihr im zugemüllten, mit Maus- und Rattengift gepflasterten, schimmelbefallenen, baufälligen Haus zu wohnen, hatten wir nie gestellt.

Aber gut, den Kontakt konnte man ja pflegen und damit eben auch gleich einmal das Holz richten, den Wald ausputzen, die Kohlen schaufeln, den Keller einräumen, ausräumen, die Äpfel ernten, die Trauben lesen, die Wassersiebe entkalken, die Friedhofsblumen setzen, gießen und pflegen und sonst noch so manche Kleinigkeiten für sie tun! Amtswege, Einzahlungen, Einkäufe, Kirchgänge, Wahlfahrten, alles so nebenbei, weil wir ja so eine soziale Ader und starke familiäre Verbindung haben.

Dass diese Arbeiten stets unentgeltlich erfolgten, war Ehrensache. Schließlich erhielt ich dafür das Recht, fünf Raummeter Brennholz pro Jahr aus ihrem Wald zu schlagen, und wurde mit Gemüse und Obst aus ihrem Garten belohnt. Jede Woche erhielt ich auch eine kleine Tasse mit Bäckermehlspeise oder Milchgebäck vom Kaufmann. Ab und zu hatte allerdings bereits die eine oder andere Maus an diesem süßen Backwerk genascht und einmal ist eine von ihnen sogar mit mir mit nach Hause gefahren. Da hat mir meine Frau aber …

Sie hatte einen großen Kübel in der Stube stehen, auf dem ein Brett mit einem Loch in der Mitte lag; sie hatte einen großen Berg zusammengeballtes Papier am Stubenboden liegen, weil ein Bronchialleiden sie marterte; sie hatte einen langen Fingernagel, mit dem sie kreuchendes und fleuchendes Ungeziefer eliminierte; und sie band sich im Sommer ein Tuch, besser gesagt einen grauenhaften Fetzen vom Hals bis zum Mund, weil sie die heiße Luft nicht vertrug und im Winter natürlich auch die Kälte nicht. Allein das reichte aus, warum die Kinder in ihrer unmittelbaren Nachbarschaft sie als Hexe bezeichneten und unsere Kinder nicht gerne und schon gar nicht freiwillig mit mir zu ihr fuhren. Und wenn sie es dann doch einmal taten, im Advent zur Herbergsuche, zu Weihnachten am Unschuldigen Kindertag, am Faschingstag, oder mit dem gesegneten Osterfeuer, dann blieben sie immer schon gut und gerne im Vorhaus stehen und sagten ihr Gedicht auf, ehe sie wieder im angrenzenden Obstgarten verschwanden. Denn bei der Großtante etwas essen oder trinken war keine Frage der Ethik, sondern eher eine Frage der grundsätzlichen Hygiene und der völligen körperlichen und geistigen Überwindung aus einem Glas trinken zu wollen, in dem ein Weberknecht seine Wohnung bezogen hatte, oder den angetrockneten Mäusekot am Teller zu akzeptieren.

Ich war all die Jahre bis zu ihrem Tod stets bemüht, ihr zu helfen, und habe mich bei Äußerungen über meine Schuhe diplomatisch zurückhaltend benommen. Selbst als sie mir Briefe schrieb, in denen sie mich beschuldigte, ihr vom Wald Äste gestohlen zu haben; mit dem ausgeliehenen Traktor nachts über ihre Wiese gefahren zu sein; dass ich meine Kinder im Auto eingesperrt hätte, während wir im Gasthaus zu Mittag aßen; ich sie abermals belogen hätte und mir der liebe und barmherzige Gott irgendwann einmal verzeihen würde, wenn ich ihn immer wiederkehrend ehrfürchtig und Sünden bereuend darum bitte würde.

Wahrscheinlich haben mich mein normal ausgeprägter Sinn für Gerechtigkeit und der normal anerzogene christliche Glaube meiner Eltern und Großeltern, der bildhaft dargestellte Religionsunterricht unserer liebenswürdigen Religionslehrerin und die offene Art unseres Dorfpfarrers über diese grob fahrlässigen, fanatischen und unzumutbar dummen Anschuldigungen der Großtante hinwegschauen lassen, anders kann ich mir dieses zehnjährige Werk der Nächstenliebe nicht erklären.

Einmal allerdings, einmal hat mich dann doch die innere Wut gepackt und der kleine Teufel, das *Es,* auf meiner linken Schulter davon überzeugt, ihr laut und deutlich zu sagen, dass die mutwillig selbst auferlegte Armut und das Werk der Barmherzigkeit seine Grenzen hat. Sie hatte nämlich wieder einmal ein symbolisches, aber stattliches Häufchen an zusammengeknülltem Papier, in das sie spuckte, am Boden liegen. Und wenn ihr dieses zähe Sekret nicht und nicht aus dem Bronchus weichen wollte, dann ergriff sie selbst die Initiative (…)

Und diese Initiative landete am Kohlenkübel. Ich kam am selben Tag zum gewohnten Holz- und Kohle-Bringdienst und wir sprachen einige Worte, ehe ich zu meinem Tragwerkzeug griff. Wobei zwei der vier Kübel am oberen Rand auch schon mit einem Stoffband umbunden waren, weil sie einen Riss hatten und sonst dem Gewicht und Druck der Kohle nicht mehr standhielten.

So griff nun der ahnungslose junge Mann mit der familiären sozialen Ader nach den Kübeln und (…)

Was dann folgte, war eine relativ adrenalingeladene Rede *an die verdammte Alte in ihrer Sturheit,* so hätte es wahrscheinlich auch Wilhelm Busch ausgedrückt, *die alsbald keinen so dummen Menschen wie mich mehr finden würde, der sich auf ihre selbst-*

verherrlichte Armut und zum Bersten ausgedehnte Demut herunterlasse, ... im Arbeitseifer gar in ihren hingespuckten Bissen tappt und aus reinem Ehrgefühl nicht sofort die Flucht ergreife...

Dann verließ ich stark übersäuert das Haus und wusch meine Hände in ihrem Wäschespülwasser der Regentonne.

Nach diesem Ereignis ereilte mich eine telefonische Rückrufaktion zur persönlichen Entschuldigung, die nicht mehr im ärmlichen Selbstmitleid badete, sondern auf einer sehr sachlichen und humanen Ebene ausgesprochen wurde. Der Papierhaufen landete schön verpackt in kleinen Müllsäcken und stand allwöchentlich abholbereit an der Eingangstür. Neue Eimer durften angeschafft, der nass-feuchte Weg zum Lagerplatz der Kohlen mit Brettern ausgelegt, der Dachtropf entlang des Hauses und des Stalles ausgehoben und mit Schotter befüllt werden. Wobei wir uns diese Kosten schön brüderlich teilten. Sie bezahlte den Schotter und den Transport, also das Material, und ich machte die Erdarbeiten und die Schotter-Befüllung gratis.

Von diesem Tag an blieben meine Arbeitsschuhe sauber, ihre am Herd angewärmten Filzpatschen trocken und meine frisch geputzten Schuhe zum Autofahren wurden nie mehr als Luxusartikel abschätzig von der Seite angesprochen.

Es ist nicht immer einfach!

***

Ein wahrlich schöner Sommermonat war der August 2006. Unsere Kinder wuchsen heran wie die kleinen Steckrüben im Garten, die wir für die Hasenzucht gepflanzt hatten. Es schien überhaupt ein sehr ertragreiches Jahr für die Landwirtschaft zu werden, vom Getreide bis zum Obst war alles auf gedeihen eingestellt.

Auch ich war nach einem schicklich kleinen und erholsamen FKK-Campingurlaub mit meiner Familie in bester Sommerlaune. Zumindest bis zum 14. August. Denn als am 15. dieses Monats mir mein Krankenschwesterngehalt überwiesen wurde, war ich sprachlos. Da fehlten doch tatsächlich sage und schreibe über tausend Euro auf der Nettoseite! Warum? Was hatte ich denn angestellt, dass man mir solche Abzüge machte? Eine bestimmte Zeile am Lohnzettel schien mir mit diesem Unrecht zu tun zu haben, die da lautete: *Rückvergütung der Pendlerpauschale.* Wie bitte? Rückvergütung? Pendlerpauschale? Ich dachte der-die-das Pendlerpauschale bekommt der Pendler? Mir allerdings wird da ein sehr großer Betrag nachträglich in Rechnung gestellt?

In solchen Fällen ist es immer gut, wenn man direkt bei der Lohnverrechnung anruft und nachfragt. Das habe ich dann am nächstfolgenden Werktag auch gemacht. Es meldete sich ein netter Herr gesetzteren Alters und ich gab ihm meine Personalzahl durch, mit der er meine Daten auf seinem Bildschirm abrufen konnte. Er las und murmelte und las und murmelte, dann meldete er sich wieder zu Wort. *„Ja, ich habe schon herausgefunden, worum es sich bei diesem Abzug handelt"*, sagte er freundlich. *„Sie haben vor Jahren der, die, das Pendlerpauschale beantragt und besitzen aber noch eine Dienstwohnung vor Ort, ist das richtig?"* Mit Dienstwohnung meinte er meine zweieinhalb mal vier Meter große ehemalige Depressionskammer in der Billrothgasse, die ich nach der Schule als ledige Krankenschwester bewohnte. *„Nein"*, antwortete ich ihm, *„das ist nicht richtig. Ich habe diese Dienstwohnung schon vor Jahren aufgegeben und rechtmäßig gekündigt."* *„Aha"*, war seine erstaunte verbale Reaktion, *„da muss ich genauer nachschauen, ich melde mich dann bei Ihnen"*, meinte er sorglos und beendete beamtentechnisch grüßend das Gespräch.

So sorglos wie da dieser Herr vom Lohnbüro war, war ich allerdings nicht, denn wir hatten Jahre zuvor ein Einfamilienhaus gebaut, in das wir zu sechst eingezogen waren und das auf Kredit. – Besser gesagt, fünf Kredite: den Landeskredit, den Bausparkredit, den Jungfamilienkredit, der Wohnbaubeihilfe des Landes in Form eines Lohnvorschusses und der Betriebsratsbeihilfe, wobei erstgenannter einen relativ großen „Brocken" darstellte, der halbjährlich am Letzten des Monats September einzubezahlen ist und war. *Bei Nichteinhaltung der Zahlungs-*

frist bezahlt der Kreditnehmer eine zusätzliche Gebühr … und so weiter und so fort. Von solchen Papieren mit Zahlungsvereinbarungen hatte ich damals einen ganzen A … ktenordner voll.

Am nächsten Tag rief der nette sorglose Herr aus dem Lohnbüro zurück und erklärte mir mit angenehmer, schmeichelweicher Stimme im höflichen Wortlaut, dass es sich in meinem Fall um einen unerklärlichen EDV-Fehler handle und ich mein mir zustehendes Geld spätestens mit November dieses Jahres wieder ausbezahlt bekäme. *„November?" „Sagten Sie November?"*, fragte ich entgeistert. *„Ja, pünktlich im November dieses Jahres"*, sagte er ruhig. *„Und wer, bitte sehr, wird im September den fehlenden Betrag für den Landeskredit begleichen oder die Verzugszinsen bezahlen?"*, war meine immer noch höfliche, aber besorgte Frage. *„Tut mir leid, Herr …, dabei kann ich Ihnen nicht behilflich sein. Alles Gute!"*

Na alles, was recht ist. Alles Liebe, alles Schöne, alles Gute! Und mit was, bitte, sollte ich nun im September die Rate bezahlen?

Houston, wir haben ein Problem, hieß es also ab dem 15. August 2006 und es sollte nicht das einzige bleiben. Denn aus Prinzip nicht zu älteren Familienmitgliedern betteln zu gehen und um dieses Geld *vorübergehend* zu bitten, fiel diese einfache Lösung schon einmal von vornherein weg. Immer und immer wieder müssen Eltern und Großeltern ohnehin zum Kindergartenstart, Schulbeginn, zu Weihnachts- und Ostergeschenken, Geburtstagen und Familienfesten etwas beisteuern. Nein, betteln kam nicht in Frage. Aber wie, wie sollte ich es aus eigener Kraft schaffen, diese Kreditrate neben meinem Vollzeitjob und der Nebenbeschäftigung im Pflegeheim aufzutreiben.

schweres
schweres kann nur
mit der richtigen
hebelwirkung im kopf
bewältigt werden

(Lorenz Maierhofer, in: „beziehungsleise")

Der August verging und die Zeit bis zum *Ultimo* wurde knapper. Außerdem begann meine Frau mit der Ausbildung zur Pflegehilfe, damit ich als Alleinverdiener alsbald entlastet würde, so hatten wir das zumindest geplant.

Dann entstand, aus der Not heraus, die saisonale, wie geniale Idee, bei bekannten Streuobstwiesenbesitzern nachzufragen, ob ich/wir ihre Äpfel ernten und sie als pauschalierte Landwirte abliefern dürften. Wir erkundigten uns natürlich in erster Linie bei solchen Leuten, die ihre Obstgärten aus Altersgründen oder Zeitmangel nicht mehr bewirtschafteten. Innerhalb einer Woche hatten wir sechs Obstgärten zum Abernten übernommen und wir gingen an die Organisation der Kinderbetreuung und der für die Ernte notwendigen Transportfahrzeuge. Auswärtige Obstgärten mit über zehn Kilometern Fahrtweg musste ich mit dem eigenen Auto samt kleinen Anhänger bewältigen, der maximal 500 kg Äpfel Ladefracht aufnehmen konnte. Ortsnahe Obstgärten befuhr ich mit dem Traktor eines Freundes, der zwar selbst mitten in der Kürbis- und Maisernte steckte, mir aber an meinen freien Tagen seinen alten Steyr-Traktor 768 mit kippbarem Anhänger und Hochsteckwänden entgeltlich verborgte. Er kam mir mit einem Sonderpreis von zehn Euro pro Erntetag sehr entgegen. Das hieß allerdings auch, dass ich hundert Kilogramm Äpfel pro Tag für die Transportkosten herunterschütteln, aufklauben, aufladen und abliefern musste. Außerdem verlangten die Obstgartenbesitzer so Kleinigkeiten wie 100 Liter Apfelmost mitpressen lassen, alte kaputte Apfelbäume um- und kleinschneiden, die tiefen Traktorspuren im Obstgarten wieder mit Erde befüllen und so weiter. Aber was tut man nicht alles aus der Not heraus!

In einem Obstgarten, in dem mir der Traktor nicht zur Verfügung stand, gab es keinen befahrbaren Weg. Ich konnte nur am unteren Grundstücksende mit dem Auto plus Anhänger stehen bleiben, mein Leergeschirr, Steigen und Kübel, auf meine lange Holzleiter laden und den Hang hinaufziehen. Zwölf Leersteigen hinauf, vier volle hinunter waren kein Problem. Nur am Abend, oder besser gesagt am nächsten Tag, fühlte ich mich wie einer, der im Raufhandel ganz unten zu liegen kommt, aber ehrlich! Ein frühpensionierter Mann kam an einem Nachmittag bei diesem Obstgarten vorbei und meinte, er müsse verbal etwas zur Apfelernte beitragen und sagte: *„Ja, ja, das Geld liegt auf der Straße, man darf nur nicht zu faul sein, um es aufzuheben, hab' ich nicht recht?"* Ich weiß heute nicht mehr, was ich ihm geantwortet habe, aber einen Eimer gab ich ihm in die Hand, soviel weiß ich noch. Er schaute mich an, schaute den Eimer an, schüttelte den Kopf und stellte den leeren Eimer auf den Boden. Dann schlich sich der Klugschwätzer.

Was mir gefällt? Gesunde Menschen, die arbeiten und mit guten Ideen Geld verdienen.

Was mir nicht gefällt? Gesunde Menschen, die nicht arbeiten, schlechte Ideen haben und mit ihrem Nichtstun Geld verdienen.

Ein Kompromiss: Menschen mit schlechten Ideen und solche, die nichts zu tun haben, helfen Menschen mit guten Ideen!

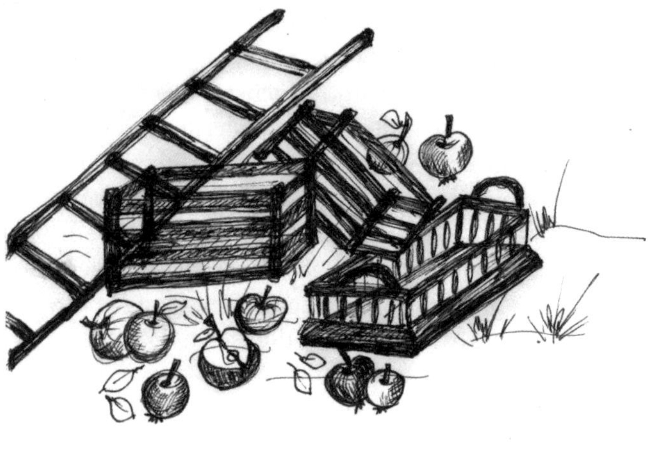

Auf der größten Streuobstwiese standen über hundert alte Bäume. Sie trugen nur teilweise Früchte, mussten aber alle abgeerntet werden. Einmal Anfang September, aus dem hohen Gras, dann mähte der Besitzer. Und schließlich im Oktober der Rest. Wobei das Wort *Rest* bei fast 10.000 kg ein anderes Gesicht beziehungsweise Gewicht bekommt.

Fleiß ist das Einzige auf dieser Welt,
wofür es sich lohnt,
Schweißperlen
auf seiner Stirn zu tragen!

Hochstammbäume sind, wie der Name schon erahnen lässt, hoch! Und in diesen sechs Gärten gab es vorwiegend Hochstammbäume. Eine Frau und Obstgartenbesitzerin auf der nördlichen, also schattigen Seite unseres Ortes, kochte uns während der Apfelernte eine Suppe und einen Tee, weil es gar so bitter kalt war. Die Kinder steckten im Schneeoverall und wir sahen aus, als gingen wir zum Schlittenfahren. Der Tee war gut. Früchtetee, Zucker und Rum. Süß und stark. Die Suppe war sehr scharf und pfeffrig. Also fünf Löffel Suppe für die Körperwärme, zwei Schluck Tee zum Löschen, fünf Löffel Suppe, zwei Schluck …!

Mit den bis zum 30. September abgelieferten Äpfeln und dem Rest vom Lohnzettel konnte ich die Kreditrate einzahlen. Gott sei Dank! Aber die Apfelernte musste versprochenerweise auch überall abgeschlossen werden, und *die Schöpfung Gottes muss man ehren,* sagte mir eine Obstgartenbesitzerin, die an einigen ihrer hohen Bäume noch Einzelstücke an Paradiesfrüchten zu finden wusste. Nun denn, her mit der vier bis fünf Meter langen Stange und auf in den Einzel-Abschüttel-Kampf.

Unser Patchwork-Sohn erlernte gerade das Tischlerhandwerk und meine Frau war in der Pflegeschule, deshalb nahm ich die Kleinen nach dem Kindergarten mit hinaus in den Obstgarten. Wenn ich auf der Wiese die abgeernteten Äpfel aufklaubte und zum Traktor trug, hatte ich die beiden ja ziemlich unter Kontrolle, aber wehe ich war mit der Stange auf die Leiter, auf einen Baum geklettert, dann waren sie wieder verschwunden. Aber was sollte schon geschehen, das Gelände war ja eingezäunt. Nur das geöffnete hintere Tor in Richtung Feld und Flur, wo ich aus- und einfuhr, stand offen. Und wie Rehe jede offene Stelle am Gartenzaun erspähen, um einzutreten und zu naschen, so erspähten unsere beiden Kids dieses Tor zur Freiheit. Sie nahmen die frisch aufgewühlte Erde der Maulwurfshügel und bemalten ihre Gesichter damit, danach ging es johlend über die neu gepflügten Felder. Gut, ich erkannte sie später noch als meine eigenen Kinder, aber das abendliche Badewasser war für den Herrn Pa-pa nicht mehr nachnutzbar, wie sonst so üblich. Aber geschlafen, geschlafen haben wir ...!

Irgendwie und durch irgendjemanden müssen meine Schwestern samt Familien von meiner Apfel-Notlage erfahren haben, denn an einem der Oktober-Wochenenden kamen sie angefahren. Aber nicht mit Geldscheinen, die mich beschämt hätten, nein, sie kamen mit ihren unterstützenden Händen. Mit Eimern und ihrer Muskelkraft und mit einem gesegneten Appetit, der keine Verdauungsprobleme auslöste. Mit ihrer Hilfe war es zu schaffen, diesen riesigen Obstgarten fertig zu bearbeiten. Gemeinsam waren wir ein „Flächenbrand“. Ein Flächenbrand der Effektivität. Nach dem Flächenbrand waren die Bäume leer, die Wiese leer und der Traktoranhänger mit seinen Hochsteckwänden über und über voll mit Äpfeln. Somit stand nach dieser Kredit-Apfelernte von insgesamt 14.800 kg Fallobst wieder ein Plus am Konto und dem Patchwork-Papa wieder ein Lächeln ins Gesicht geschrieben!

Es war nicht immer einfach!

Brüderlichkeit

Was bleibt von MIR – Was bleibet von DIR?

Ich-du-er-sie-es-wir-ihr-sie-dem-diesen-deN

Gedanken

Bilder
Skulpturen
Erinnerungen
oder auch nichts.
Damit müssen wir
leben können.

(G. St.)

Muse

Alle Kunst des Schreibens
bleibt im Nichts,
wenn sie nicht durch das Auge
des Lesers entdeckt wird
und
in Erscheinung tritt.

(G. St.)

Persönlichkeit

Mein
ICH
entsteht
im
DU

(Franz Rosenzweig)

Realität

Egal,
welch unerschöpfliche Liebe
sich durch des Menschen Herzen
gegenüber der Kunst öffnet;
die gesamte Kunst
bleibt im Dunkel verborgen,
ehe sie
im Rampenlicht des Geldes
auf dessen große Bühne tritt.

(G. St.)

Gegenwart

Ohne die Kunst
ist alles Geld der Welt
nichts wert.

(G. St.)

Hausbesuche

Zwei Männer, die sich lieben, zwei Frauen, die ein Paar sind, eine Frau und drei Männer, die in Form einer Polyamorie-Verbindung zusammenleben, … viele Arten von Lebenspartnerschaften gibt es und sie funktionieren gleich gut oder gleich schlecht, wie die der Hetero-Beziehungen, mit und ohne Trauschein. Das mag zwar kirchlichen Gesetzen widersprechen und für viele Menschen zu liberal klingen, aber für die männliche Krankenschwester ist das die gelebte Realität. Schwierigkeiten, Probleme, Eifersucht, Gewalt und exzessive Lebensweisen gibt es bei Heteros und bei Homos gleichermaßen. Und außerdem steht nirgendwo geschrieben, dass *normale* Hetero-Beziehungen sich über Tausende Jahre so sehr bewährt hätten. Auch wenn in Machokreisen dementsprechende Sprüche und Witze darüber kursieren. Selbst die Prostitution hat, als eines der ältesten Gewerbe der Welt, seit vielen Jahrhunderten ihre Berechtigung, wenn es um zwischenmenschliche Beziehungen mitsamt ihren triebhaften Verhältnissen geht.

So ist es für uns Pflegenden ganz selbstverständlich, dass wir es mit Menschen aus unterschiedlichsten, zum Teil sogar verzwickten Beziehungen zu tun haben. Selbst Frau und Freundin eines früher bekannten und renommierten Restaurant-Kochs trafen sich am Krankenbett zum ersten Mal. Und es war nur meiner Neugierde geschuldet, dass wir von der Pflege von den beiden Frauen darüber Bescheid wussten.

Er hatte über einige exzessive Jahre zu tief ins Glas geschaut und seine Leber damit zu sehr beleidigt. Seine Krankheit war bereits soweit fortgeschritten, dass er sich nicht mehr selbst auf den Beinen halten konnte, geschweige denn, sich selbst versorgen. Nachmittags kamen immer Damen zu Besuch, einmal ältere, einmal jüngere. Deshalb fragte ich ihn während der abendlichen Pflegetätigkeit: „*Wer war denn die junge Dame, die gestern zu Besuch bei Ihnen war?*“ Er meinte: „*Das war die Tochter meiner Frau.*“ Daraufhin fragte ich erneut: „*Und wer war dann die junge Dame von heute?" „Die Tochter meiner Freundin"*, sagte er zurückhaltend leise, aber bekennend. *„Ja, ja"*, konterte ich und wollte ihn aus der Reserve locken, *„Sie haben eine Frau und eine Freundin, mit beiden ein Kind und niemand weiß vom andern, oder wie?"* Dann war er für kurze Zeit still und schließlich antwortete er kurz und prägnant: *„Ja, so ist es!"*

In seinem Fall war das Krankenbett fast so etwas wie eine neutrale schützende Zone, denn beim Aufeinandertreffen der beiden Frauen wurde es sehr laut, und wäre er dabei nicht als schwer Kranker im Bett gelegen, hätten sie ihn sicher ...(!). Die Töchter schlichteten schließlich den Streit und sorgten für eine gute Aufteilung der Zuständigkeit. Und er, er hatte schon bei Zeiten dafür gesorgt, dass keine der beiden Töchter finanziell zu kurz kommt.

Ein anderes Mal veröffentlichte die Lebenspartnerin einer Patientin Fotos, die zwar von guter Qualität, aber mit sehr privatem Hintergrund und deshalb nicht für jedermann beziehungsweise jede Frau bestimmt waren. Und weil sie die Nummer ihrer Freundin *unterdrückt* geschaltet hatte, bekamen wir die Anrufe der mit Vorwürfen überhäuften Lebensgefährtin herein. Sie weinte und schluchzte und es tat ihr alles *so sehr* leid. Ja, meine Liebe, *sölba tan, sölba lad*, hätte ich sagen können, tat es aber nicht. In solche beziehungsstrategischen Auseinandersetzungen mischt man sich nämlich nicht ein. Weder als männliche noch als weibliche Schwester, egal welcher Beziehungsstruktur. Ob die Zeit auch diese Wunden zum Heilen brachte, konnte ich nicht weiterverfolgen.

Einmal allerdings wurde ich von unserer alles umblickenden Chefschwester gefragt, ob ich nicht einen Patienten, der zu dieser Zeit noch stationär war, aber nach seiner Entlassung in der Nähe meines Wohnortes vorübergehend Quartier bezog, nachbetreuen könnte? Am Anfang täglich, vor oder nach dem Krankenhausdienst, und später *nur mehr (!)* jeden zweiten bis dritten Tag. Phhuuu! Hausbesuche mit Verbandswechsel an jener besonders heiklen Stelle waren eigentlich nicht meine

Lieblings-Freizeitbeschäftigung, aber wenn es sonst niemand machen kann, na dann ...!

Natürlich gab es die Hauskrankenpflege damals schon, na selbstverständlich. Nur wurden gewisse Infektionskrankheiten, die Lokalisation der Wunde, der spezielle Beziehungsstatus und die besonderen räumlichen Umstände damals tabuisiert. Und dem Patienten selbst war die anfangs täglich zweistündige Autofahrt zum Verbandswechsel in die Großstadt nicht zumutbar. Außerdem konnte sich sein Freund keinen Pflegeurlaub nehmen und am Land war dieses Thema sehr heikel, um nicht zu sagen *ein heißes Eisen.*

„Gut, ich mach's, schau ma mal wie's läuft", war meine ehrliche Meinung und zugleich Antwort der Chefin gegenüber, die genau wusste, dass sie mir so eine Arbeit nicht aufzwingen konnte, aber zugleich erleichtert war, dass ich es tat. Verbandsmaterial mussten die beiden in der Apotheke besorgen, Einmalhandschuhe brachte ich selbst mit. Und so begannen wir ungezwungen und tageszeitlich abhängig von meinem Dienstplan zu kooperieren. Und es gelang anfangs recht gut. Bis dann ein vorerst kleinzelliger Disput der beiden sich zu einem extremen Beziehungsstreit auswuchs und der Lebensgefährte seinen nicht besonders mobilen Freund im ungeheizten Haus unversorgt zurückließ. Na das war eine kalte Überraschung, als ich an diesem Vormittag zum Hausbesuch auftauchte. Schon der Einlass ins Haus gestaltete sich nicht besonders einfach, da die Haustür verschlossen und der junge Mann nicht imstande war, mir aufzusperren. Bei einem Fenster reichte er ihn mir schließlich heraus, den Haustorschlüssel für die alte Holztür. Vor dem Haus lag frischer Schnee und die Eiszapfen hingen von der Dachrinne herunter. Es war wirklich bitter kalt. Auch im Haus ähnelten die Temperaturen der unterkühlten Stimmung, kamen also über die frostigen plus zehn, zwölf Grad Celsius nicht drüber, was in so einem altehrwürdigen Haus mit hohem Raumniveau und schlechter Dämmung durchaus schnell erreicht und einem Menschen im Krankenbett, der sich wenig bewegt, nicht beson-

ders förderlich ist. Herzerwärmend leidvoll sah er aus in seiner Strickjacke, der Haube und den fingerlos gestrickten Handschuhen. Und weil er nur die Pyjamahose und keine Socken trug, beeilte er sich fröstelnd, so schnell als möglich wieder ins Bett zu kommen.

Ich beschloss, den Verbandswechsel erst dann durchzuführen, wenn ich eingeheizt hatte. Nur dass zu diesem Zweck ein geschnittenes, gehacktes, vorbereitetes Brennholz vonnöten gewesen wäre. Aber nichts da. *„Wir haben gestritten und deshalb hat er nichts hergerichtet"*, sagte der junge Mann und bat mich, ein paar Stück Feuerholz für ihn hereinzuholen. Die Hacke wäre bestimmt in der Nähe des Hackstockes und das Holz …! So wurde aus einem pflegerischen Hausbesuch ein Schneeschaufel-Dienst, ein Brennholzhack-Dienst, ein Brennholzhereintrage-Dienst und ein Ofeneinheiz-Dienst. Mir war schon beim Holzhacken warm geworden, dem jungen Mann erst beim Einheizen. Ich stellte Wasser auf den Herd und kochte uns einen Tee. Einen Früchtetee mit einem Schuss Holundersirup und Zitrone. Herrlich! Beim Verbandswechsel hatten wir schon zirka 18° Celsius im Haus. Als dann der Freund in seiner Mittagspause heimkam, gab es *Versöhnung, Friede, Freude, Eierkuchen …* und durch die gehackte Menge Scheitholz auch wieder zwanzig Grad.

Dass ihm die Situation und die Innentemperaturen peinlich waren, muss ich wohl nicht erwähnen. Zum Glück heilte die Wunde schneller als der Vorfrühling ins Land zog, außerdem wurde der junge Mann mit fortschreitender Wundheilung wieder mobiler, sodass meine Hilfe nicht mehr länger vonnöten war. Deshalb endeten meine Hausbesuche auch, bevor die Gänseblümchen auf der Wiese blühten.

Streit, Eifersucht und Versöhnung. Liebe, Lust und Leidenschaft. Ganz egal – ob Homo, Hetero, Bi oder Poly –, es ist überall dasselbe.

Lachen ist gesund

Dass es im Spital auch lustig zugehen kann und Lachen im Allgemeinen den Heilungsprozess unterstützt, beweisen nicht nur unsere Rote Nasen Clowns, sondern auch wir Schwestern sowie die meisten Ärzte. Wobei, und so viel Wahrheit verträgt das Alter, die fettesten Witze mit den saftigsten Pointen, bei denen man zuerst schluckt und dann erst lachen kann, erzählten uns Patienten im großväterlichen beziehungsweise großmütterlichen Alter. Sie hatten keine streichelweichen Osterhasen-Witze auf Lager, nein, es ging meist um die direkt genannte Geschlechtlichkeit mit allen dazugehörigen Einzelheiten: das *Summserl, das Funserl, das Pimperl, das Gehänge, das Gemächt, das Paradiesfleckerl, das Froscherl, die Wunde, die Fu…* und den sonst so liebevoll gerufenen Katzennamen „*Muschi*", die mir oftmals die Schamesröte ins Gesicht trieben, über die so manche Bettnachbarin der Witzeerzählerin schon vor der Pointe lachte. Es waren solche Witze, die ich zu Hause nicht erzählen konnte.

Außerdem sahen und sehen wir das Resultat: *Wie wohl ein tätowierter Spruch, ein Herz, eine Rose auf der Haut einer Zwanzigjährigen in fünfzig Jahren aussehen wird?* Die kleine Rose auf der Po-Backe wird zur Langstielrose, das Nabeldekor wirkt nach einigen Schwangerschaften leicht unästhetisch und der dreimal überstochene und gelaserte Name der Ex-Freundin auffällig unschön. Ein besonders lustiger Typ aus der geilen Szene hatte sich zum Beispiel fünf Zentimeter unterhalb des Nabels folgenden Spruch eintätowieren lassen: „*Spiel für Frauen.*" Und damit es zu keinen Verwechslungen kommt, sicherheitshalber auch noch einen Pfeil, der nach unten zeigt.

Allerdings hat uns Schwestern weniger dieser vulgäre Verkehrshinweis amüsiert, als vielmehr der Umstand, dass der Bauch des Patienten mittlerweile nicht nur den sexistischen Hinweis, sondern den gesamten *Spielplatz* verdeckte.

Auch Spaß muss sein

Gelacht haben wir oder besser gesagt, hätten wir auch in jener Sommernacht im Jahr zweitausend nach Christus, wenn sie so, wie ich sie erzähle, vorgefallen wäre.

Nehmen wir an, es gab auch in arbeitsreichen Nachtdiensten Zeiten und Stunden, in denen unsere gut versorgten und gepflegten Patienten in ihren wohlig warmen Betten schliefen und von uns Schwestern nichts benötigten. In solchen Stunden konnten wir uns stationsweise gegenseitig besuchen und fachlich austauschen (!) oder eben einfach nur blödeln. Was an sich noch nichts Verbotenes oder Verwerfliches beinhalten würde.

Nun kam in solchen Stunden der guten Laune dem einen oder anderen schon einmal der Einfall, die nette, ahnungslose und gutgläubige Kollegin von oberhalb zu veräppeln. Man könnte doch in einem Krankenzimmer dieser Nachbarstation die Rufglocke betätigen und sich im Bad verstecken. – Könnte man! – Und wenn diese eine Kollegin dann Nachschau hielte, wäre es keiner gewesen, oder? – Genau! – Und selbst wenn man es dreimal hintereinander machen würde, käme sie immer noch arbeitseifrig und sorgetragend angelaufen und würde fragen: „*Wer hat denn schon wieder geläutet?*" Sie war eben eine besonnene, eher ruhige und fürsorgliche, ältere Pflegehelferin. Ein gutmütiges, sanftes, geduldiges, streichelweiches Wesen, ohne eine einzige willkürliche Muskelfaser von Neid, Egoismus oder Boshaftigkeit. Und sie konnte spaßhafte Streiche vertragen, selbst wenn sie auf ihre Kosten gingen.

Deshalb trieben wir diese Rufglockenattacke, wäre sie so vorgefallen, auch in eine finale Richtung. Sommer war's und die Zimmerfenster standen offen. Fenster, die damals noch zweiflügelig und – wie bei Kastenfenstern meist üblich – in der Mitte noch einen Längsbalken hatten. An jenem Längsbalken befestigten wir drei zusammengebundene Leintücher, ließen diese an der Außenwand hinunterhängen und legten unweit des Fensters ein zerknülltes Patientenhemd am Boden hin. Dann hätten wir wieder geläutet, wenn es so geschehen wäre, und uns abermals im Badezimmer versteckt. Dann wäre unsere ahnungslose, aber dienstbeflissene Frau Ilse wiedergekommen und hätte abermals gefragt, wer denn da geläutet hat. Und weil sie dann – oh Schreck – eins und eins zusammengezählt hätte und früher wirklich von Mal zu Mal Patienten bei Nacht und Nebel abgehauen sind, so musste sie nun die eingeweihte Nachtschwester rufen. Und wie sie sie gerufen hat! Leise, um niemanden zu wecken, aber voll Sorge um die möglicherweise geflohene Person. Geleuchtet hat sie mit der Nachtdienst-Taschenlampe, mit der der Herr Oberarzt sonst den Rachen und die Mundhöhle inspiziert und untersucht. Aber sie hat niemanden entdeckt, der da zur nächtlichen Stunde das Weite gesucht hätte und geflohen wäre. Den vermeintlichen Fluchtweg gesichert und alles weggeräumt hat sie. In allen Patientenzimmern Nachschau gehalten, wer, laut Stationsliste, abgängig sein könnte. Die anderen Schwestern auf den Nachbarstationen waren vom Vorfall unterrichtet und ließen sie bereitwillig alle Zimmer untersuchen.

Und weil ein Blödsinn selten alleine kommt, hätten wir gleich darauf noch eine andere Idee gehabt und in die fiktive Tat umgesetzt.

Es wäre da ein *besonders heikler Fall* auf unsere Station gekommen und deshalb die Verlegung einer Isolier-Patientin wiederum auf Irmis Station vonnöten. Die Patientin war in Effektengewand aus dem Nachlass von Verstorbenen gekleidet, das nie abgeholt wurde, und zu ihrem Schutz trug sie eine Gesichtsmaske, eine OP-Haube, Stülper-Strümpfe und Bandagen. Nur dass die Patientin keine Patientin war, sondern die männliche Krankenschwester vom ersten Stock, die damals nur knappe 60 Kilogramm Lebendgewicht auf die Waage brachte und somit keine eindeutigen testosteronverdächtigen Züge aufwies.

Ich wäre also auf jenem kleinrädrigen Leibstuhl gesessen, wenn die Geschichte war wäre, der dann von Frau Irmi abgeholt wurde. Ich hätte sogar eine ausgefüllte Fieberkurve, einen Patientenakt und die dazugehörigen, damals neu entwickelten Namensetiketten auf meinem Schoß liegen gehabt. – Wenn es so gewesen wäre.

Gewimmert hätte ich, mit hoher Stimme, und wenn die kleinen Räder am Liftspalt hängen geblieben wären, hätte ich sogar ganz laut gewimmert! Entschuldigt hätte sie sich bei mir, in ein eigens hergerichtetes Einzelzimmer gebracht und ins Bett geholfen ebenfalls. Mich zugedeckt, eine zweite Decke geholt und überzogen, einen Kniepolster geholt und untergelegt. Extra einen frischen warmen Kamillentee gekocht, gebracht und, weil zu heiß – gerührt und abgekühlt und ein wenig gezuckert, hätte sie. Mich frisch gebettet, zugedeckt und gute Nacht gewünscht, obwohl ich dann gleich darauf wieder angeläutet und mittels wimmernden Lauten, *„lulu, lulu“*, um die Leibschüssel gebeten hätte.

Und stets freundlich geblieben wäre sie!!! Selbst die raffiniert mitgeknipste Fotodokumentation der Schwesternkollegin mittels Polaroidkamera hätte Frau Irmi nicht verwundert. Schließlich wurde die Pflegedokumentation ständig modernisiert und wir waren mittels „Foto-Dok“ im ersten Jahr des 21. Jahrhunderts angekommen. Erst die allerletzte Gegenwehr meinerseits, beim Hinunterziehen meiner Hose ihrerseits zum *„Lulu gehen“*, hätte dann den Fall offengelegt und sie mit den Worten: *„Du Hundling du“* und *„Es' Luadern es' blöden“*, gekrönt.

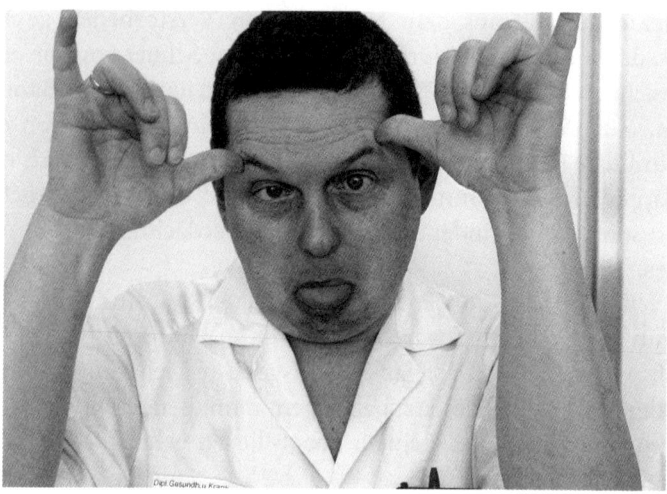

Dass dann auch eingeweihte Mitwisser plötzlich vor der Patientenzimmertür anwesend waren und sich vor Lachen den Bauch hielten, wäre verständlich gewesen, wenn sich die Geschichte so zugetragen hätte. Dass wir mit Frau Irmi auf diese Sommernacht angestoßen hätten, wäre ebenfalls Ehrensache gewesen. Dass sie aber alle Fotos einkassierte und diese zur Erinnerung an eine Nacht voller Humor farbkopieren ließ, davon weiß ich heute nichts mehr, oder ist da in der unteren Schublade doch noch ein Beweisstück von … auch Spaß muss sein?

***

Lustig empfanden zwei meiner Kolleginnen damals auch den Umstand, dass sie in meinem Namen und mit meiner richtigen Telefonnummer eine Annonce in einer Gratis-Wochenzeitung für mich aufgaben.

Ich war gerade in eine neu sanierte Altbauwohnung hinter dem Schloss Eggenberg eingezogen, weil unsere Abteilung aus dem Uni-Klinik-Gelände auszog und auf der anderen Seite der Stadt in ein neues Gebäude übersiedelte. Deshalb machte auch ein privater Umzug Sinn. Solo, Single und allein war ich damals nicht. Ich hatte nämlich eine recht extravagante Bekanntschaft gemacht, die sich zu einer sehr kostenintensiven Freundschaft entwickelte und mich schlussendlich in eine insolvente Kurzbeziehung führte. Hätte das Ganze länger gedauert, wäre ich heute noch im Privatkonkurs. Die letzte *„gemeinsame Anschaffung“* von **meinem** Gehalt war das zwei mal zweimeterzwanzig große Wasserbett im französischen Stil. Für die damalige Zeit etwas Außergewöhnliches und für mein Gehaltskonto ebenso.

Bestellt hat sie es, angeliefert die Firma, in die Wohnung getragen hab’ ich es. Aufgestellt hat es ein Monteur, der es mit so und so viel hundert Liter Wasser befüllte. Zwei Tage lang über die Steckdose aufgewärmt und frisch bezogen hab’ ich es und drinnen gelegen bin ich dann allein. Die junge Dame hatte sich unterdessen schon wieder einen *anderen Stil*, samt dazugehöri-

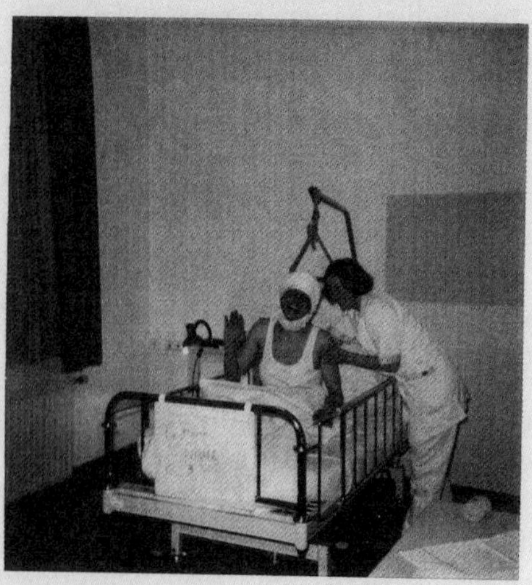

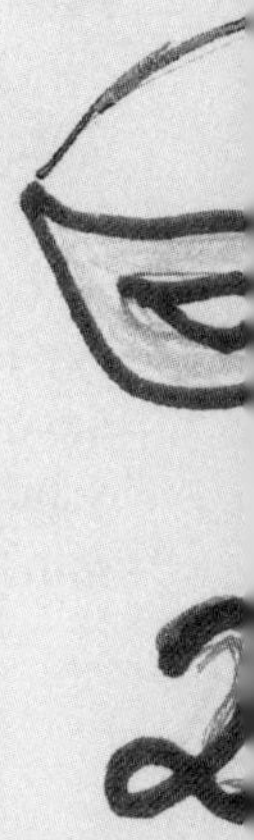

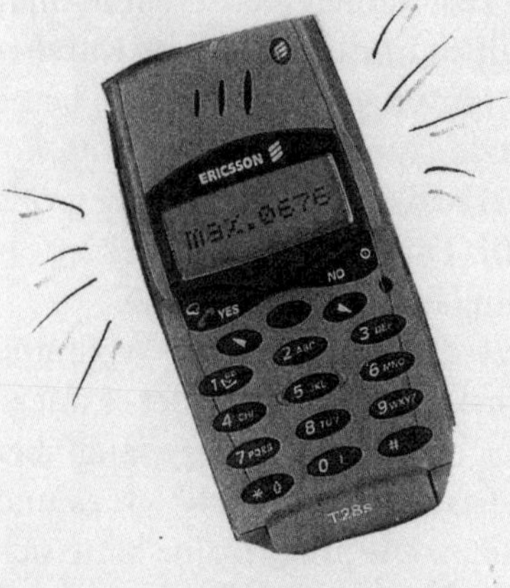

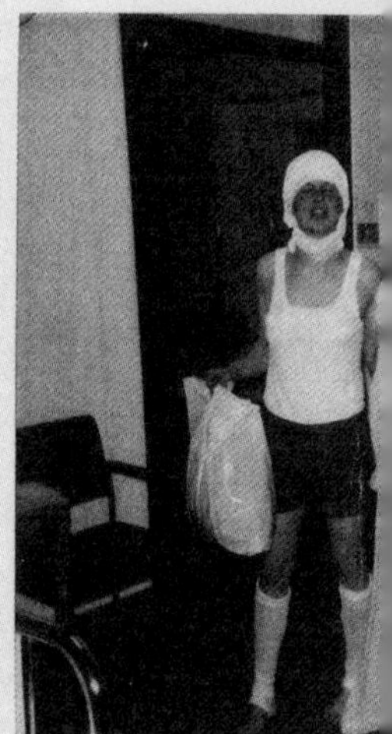

Faschingsscherz

Eine nächtliche
Station 2 – zur
Der Zugang war „Pfl

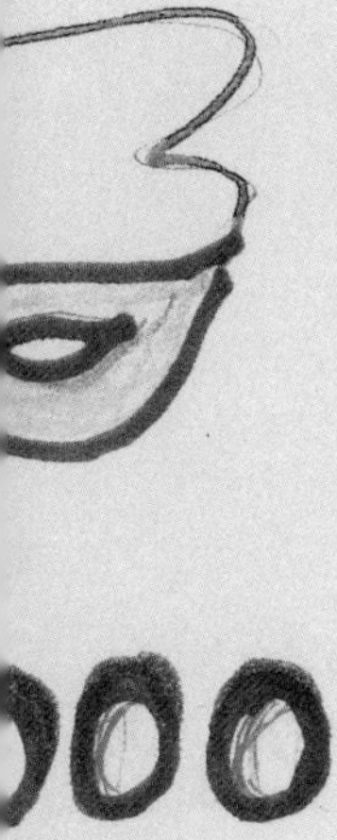

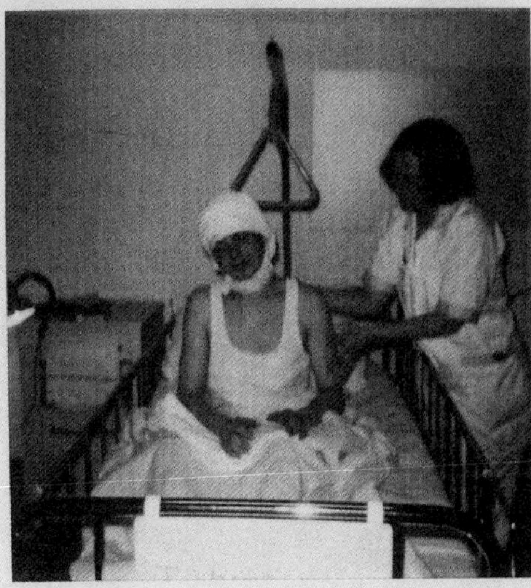

SHD
Irmi

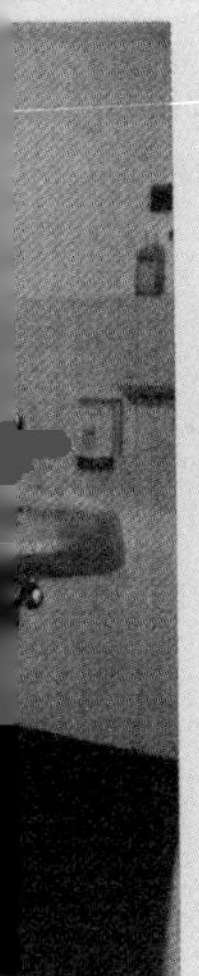

2000
auf die

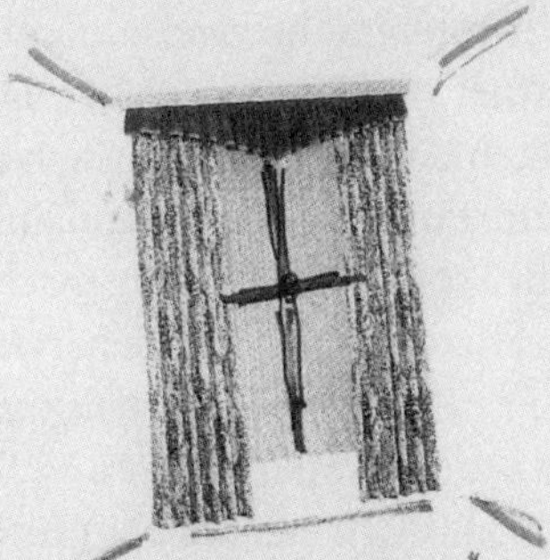

„Fenster flucht" und
„Scherz läuten".

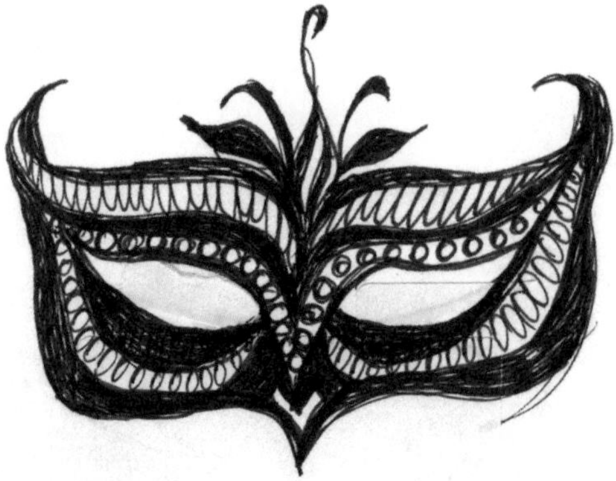

gen Bankmanager zugelegt. Einen von der … Bank, na das hab' ich ihr dann nach der … Affäre wiederum vergönnt!

Und weil dann vorübergehend, kurzfristig *solo*, kamen nach der feuchtfröhlichen Einweihungsfeier mit acht Kolleginnen zwei davon auf die Idee, sie könnten mir einen lustigen Gefallen tun, und schrieben:

Alleinstehende männliche Krankenschwester, Anfang zwanzig – mit Wasserbett, sucht Damen zum Verwöhnen. Ruf an unter 0664/…

Den ersten Anruferinnen hab' ich noch mit Bedauern mitgeteilt, dass sie sich in der Telefonnummer geirrt haben müssen. Die Schüchternen unter ihnen haben es auch kein zweites Mal mehr versucht, aber die hartnäckig nach Befriedigung Suchenden wurde ich interessanterweise nicht so schnell los. Sie versuchten es immer und immer wieder. Da macht man sich dann schon Gedanken darüber, ob man sich diese Damen nicht vielleicht unter Umständen doch einmal anschauen sollte?

Ja, Tatsache, solche Gedanken macht man sich in so einer Situation. Als allerdings Angebote hereinkamen wie: *„Ich möchte Sie meiner Frau zum 40. Geburtstag schenken und selbst dabei zuschauen"*, wurde aus Spaß Ernst und Ernst rief auch um 02.00 Uhr und um 03.00 Uhr nachts bei mir an und erkundigte sich nach der Temperatur im Wasserbett. Und ich, ich musste um 05.45 Uhr in den Frühdienst gehen.

Ich erzählte einer Kollegin von diesen, einerseits nach einem Liebhaber suchenden, andererseits obszönen Anrufen. Dabei fiel mir auf, dass sie etwas verschämt zu Boden blickte und verhalten lächelte. Ich erzählte so manches Detail der frivol-erregenden, Fetisch angehauchten, animalisch-schmutzigen, sadomasochistischen Wünsche meiner ruhestörenden aufgegeilten lieben Anrufer. Plötzlich lachte sie laut auf und hielt sich die Hände vors Gesicht.

„Die Manu und die Angi waren das", sagte sie undeutlich und leise hinter ihren vorgehaltenen Händen. *„Wie bitte, sag' das noch einmal und schau mich dabei an"*, entgegnete ich etwas erbost. *„Na, wir haben bei deiner Einweihungsfeier gut gegessen und etwas zu viel getrunken, und während du wieder und wieder eine Flasche Wein im Keller geholt hast, haben wir darüber gesprochen, wie schade es doch sei, dass du so ganz alleine in dieser tollen Wohnung mit dem geilen Wasserbett lebst. Und irgendwann ist uns die Idee gekommen, wir inserieren für dich und warten ab."*

Na lustig! Dass ich durch diese Veröffentlichung mit meiner richtigen Telefonnummer dann aber zur einzigen männlichen Hure mit Wasserbett im Bezirk Eggenberg avancierte, soweit haben sie ihre guten Gedanken und lustigen Ideen nicht zu Ende gedacht.

Bleibt die Frage offen: Was wäre gewesen, wenn ich die Nische dieser Marktlücke gefüllt hätte? Wäre dann eines Tages plötzlich ein recht großer, starker Mann mit Goldketterln und Hawaiihemd vor meiner Haustür gestanden und hätte mich gegen *„Bares für Rares"* beschützen wollen?

Für mich war nach dem Umtausch meines Telefons und der dazugehörigen Telefonnummer auf jeden Fall der nächtliche Spuck von Angebot und Nachfrage beendet. Und Adressenbüchlein hatte ich keines geführt. Für meine Kolleginnen gab es ab sofort ein striktes Verkuppelungs- und Veröffentlichungsverbot.

Paradox: Heutzutage werden auf *Facebook* und *Insta* Dinge veröffentlicht, die gerade einmal die Intimität einer Schneeflocke aufzuweisen haben, dagegen war meine Handynummer-Affäre damals ein echter *Lärcherl-Schaß!*

Knoblauch zum Frühstück

„Und all' das könnten wir schon seit Jahren genießen", sagte ein Mann zu seiner Frau, als er gemeinsam mit ihr in den Himmel kam und sah, wie wunderbar es dort ist, *„lauter fröhliche Seelen, die besten Speisen und Getränke, den ganzen Tag Musik, Halleluja, Glanz und Gloria, aber du mit deinen blöden Knoblauch-Kapseln immer!"*

Ja Knoblauch, sagt der Volksmund, macht munter und verlängert die Lebensdauer. Gut, bei einer Sache hat der Volksmund sicherlich recht, wenn nämlich jemand mit gesteigertem Knoblauchkonsum neben mir sitzt oder steht, bleib ich munter, ob ich will oder nicht. Seine Ausatem- und Umgebungsluft reicht aus, um Vampire, alle bösen Hexen und Geister und auch mich zu vertreiben.

Botanisch und im groben Ganzen gesehen ist der Knoblauch eine Gemüseart aus der Gattung Lauch. Klein geschnitten, gehackt oder gedrückt dient er uns als Gewürz.

Meine beiden Großväter mütterlicherseits waren, so wie ich sie kannte, ganzheitlich dem Knoblauch als Lebenselixier zugetan. Natürlich hatten sie auch andere Weisheiten, wie man unter Umständen hundert Jahre alt werden könnte, nämlich indem man täglich einen *wachsen* (starken) Schnapstee oder ein Achtel Rotwein zu sich nimmt. Letzteres konnte auch auf zwei rote Mischungen aufgerechnet werden.

Was aber den Knoblauch betrifft, so hatten die beiden eines gemeinsam, nämlich relativ resolute Ehefrauen, die darauf erpicht waren, ihre Männer gesund altern zu sehen und nicht jahrelang als Pflegefall im Bett zu betreuen. Außerdem waren sie Konsumenten von *Dreier-Tschick* und deshalb mit einem konstriktiven, also verengten Gefäßstatus gesegnet, dem der Knoblauch entgegenwirkte. Er senkte den Bluthochdruck und war somit gleichzeitig präventiv tätig, indem er das möglicherweise hierarchisch impulsive Temperament, als Gegenreaktion der Großväter, gleich im Keim ersticken sollte. Und das funktionierte teilweise auch. Außerdem vermindert der Knoblauchgenuss die Blutfette und wirkt somit mehrfach der Arteriosklerose entgegen. Ja, die beiden Frauen meiner Großväter mütterlicherseits hatten ihre Ehemänner, trotz ihrer ungleich berechtigten Stellung als Frau, voll im Griff!

Aber wieso eigentlich zwei Großväter mütterlicherseits? Hat man nicht jeweils einen väterlichen und einen mütterlichen Großvater? Ja hat man, aber in meinem Fall war der eine der zeugende Vater und der andere der erziehende Vater meiner Mutter. So einfach ist das!

Auf jeden Fall ging die Knoblauch-Manie des erziehenden (Groß-) Vaters soweit, dass er nicht nur auf ein Leberpasteten-, Schmalz- oder Grammelbrot Knoblauch gab, nein, er steckte sogar in den ungefüllten Krapfen oder Straubenkrapfen eine Zehe, nahm einen großen Bissen und zerkaute genüsslich dieses kräftigende, süßlich-scharfe Gemisch.

Mit Vierundsiebzig musste man ihm zwar wegen eines Gefäßverschlusses ein Bein amputieren und den Zigarettenkonsum verbieten, aber Knoblauch war, nebst meiner kleinen Großmutter, dem täglichen Schnapstee und dem Achtel Wein, sein Ein und Alles. Er wurde vierundachtzig Jahre alt.

Der zeugende (Groß-)Vater hatte vor seiner Pensionierung als Wagner, Karosseriebauer, Bautischler und Vollblut-Casanova eine Gehirnblutung. Seine Frau, meine Taufpatin, hatte ihn fortan voll und ganz unter ihre kulinarisch-diätologische Fuchtel genommen. Keine Zigaretten mehr, so gut wie keinen Alkohol (Most und Rotwein waren nach alter Bauernregel allerdings weiterhin erlaubt), weniger Fleisch (das er zuvor kilo- bzw. stangenweise ohne Brot verzehren konnte) und mehr Bewegung an der frischen, staubfreien Luft (also wöchentliche Ausflüge auf die Alm). In der Früh gab es fortan täglich ein Stamperl eines selbst angesetzten Gebräus aus Rotwein, Lauch und Honig. Uns Kinder ekelte bereits der Anblick des Glasgefäßes, in dem sich das Gebräu befand. Ebenfalls täglich bekam er schon zum Frühstück zwei von ihr vorgerichtete Scheiben Schwarzbrot mit Butter und darauf verteilt, kleinwürfelig geschnitten, drei Zehen Knoblauch. Nah wohl bekomm's!

Ob nach so viel Knoblauch zum Frühstück das Küssen noch unter der Rubrik *Genuss* zu finden war, ist mir nicht überliefert. Zumindest hab' ich damals wenig bis gar nichts vom Liebes- und Sexleben der Großeltern mitbekommen!

Er starb inmitten des zweiten Lockdowns mit neunzig Jahren an einer Gallenblasenentzündung und Corona.

Fazit: Ich bin einer Meinung mit Wentila De La Marre, wenn sie sagt: „*Und wäre morgen mein letzter Tag, ich würde heute noch einen Apfelbaum pflanzen!*" Aber eines würde ich niemals tun, egal wie sehr mich meine Frau auch dazu drängen sollte: Knoblauch esse ich – egal wie alt ich werde – sicher nicht zum Frühstück!

Schlafen

Wenn ich Freunden oder Bekannten davon erzähle, dass meine Frau und ich seit Jahren getrennte Schlafzimmer haben, schütteln sie den Kopf. Sie meinen sogar, unsere Ehe wäre zerrüttet. Meine Frau und ich behaupten allerdings das Gegenteil. Wir wären nicht mehr verheiratet, wenn wir nur ein gemeinsames Schlafzimmer hätten.

Begonnen hat auch unsere Ehe, besser gesagt unsere Beziehung, in ein und demselben Schlafzimmer, na klar! Dann zogen wir aus unserer Kellerwohnung ins geräumigere Erdgeschoss. Mit der steigenden Anzahl an Kindern wurde auch dieser Wohnraum zu klein und wir bauten mit Hilfe von Freunden, einer absolut fachkundigen Baufirma, der Familie und der freundlichen Unterstützung der kreditgebenden Bank ein Einfamilienhaus für sechs Personen. Drei Kinder, meine Frau, die Großmutter meiner Frau und ich. 150 m^2, dividiert durch drei Generationen im Alter von 1a, 3a, 15a, 27a, 32a und 81a, multipliziert mit drei Krediten und zwei Gehaltsvorschüssen, die im Verhältnis zu einem Alleinverdiener stehen, ergibt eine patch*workende* Rasselbande, einen Möbelstil der Marke *Misch-Masch* und ein Haus ohne Innentüren, aber mit Vorhängen. Die Innentüren waren allerdings nicht der fehlenden Zahlungsfähigkeit des Kreditnehmers geschuldet, sondern den Lieferschwierigkeiten der zuständigen Firma. Aber was soll's, sie wären ja doch die halbe Zeit offen gestanden. Ein Phänomen, das dann auftritt, wenn ein oder mehrere Kinder im Haus wohnen. *„Tür zu"*, das haben schon meine Eltern und Großeltern uns Kindern nachgerufen.

Dann vergingen die Jahre, wo unsere Kinder wegen ihrer schlechten Träume aus dem Elternbett ein Massenquartier machten, und es kam die Zeit, wo durch ***Anfang und Ende*** das Zimmer der Urgroßmutter frei wurde. Ausgerechnet in diesen Jahren, wo der Ruheplatz eigentlich wieder größer und bequemer wurde, begann mich die Schlaflosigkeit zu quälen. Einerseits durch die Unruhe unserer Hündin *Nala,* andererseits durch das laute Schnarchgeräusch meiner lieben Frau. Und wer das empfindsame Schlafverhalten einer Krankenschwester im Wechseldienst kennt, der weiß, da ist die Eskalation vorprogrammiert!

Geistig erfüllt und körperlich müde,
soll der Mensch zu Bett gehen.
Sein Schlaf ist Seligkeit!

Wir gehen zu Bett, denn morgen müssen wir wieder früh aufstehen. Meine Frau schläft problemlos ein und beginnt leise, aber emsig zu schnarchen. Die empfindsame männliche Krankenschwester dreht sich mehrmals hin und her und schließlich in die verträgliche Schlafposition. Dann geht's los! *Krrrrr, frrrrr, krrrr, frrrr, … krrrr, frrrr, krrrr, frrr, …* Eine Hand trifft die andere. Der Schnarcher, also sie, dreht sich auf die Seite. – Gut, jetzt aber schnell einschlafen. … *Zchch – Krrrr, frrrr, krrrr, frrrr, …* Wieder ein Puffer auf die lärmende Seite. … Ruhe! Andere Liegeposition, schnell schlafen. … *Zchch – Krrrr, frrrr, …* Beim wiederholten Stupsen wird die Schnarchende schließlich munter und bedankt sich ihrerseits fürs Aufwecken, … puff. *„Hör auf!" „Aber ich schnarche ja gar nicht, ich hab' noch gar nicht geschlafen!"* Ein Blick auf die Uhr: na super, kurz vor Mitternacht. Nur noch fünf Stunden Schlaf! … *Zchch – Krrrr, frrrr, … Puff!* … Retour puff! Licht an… *„Was ist denn mit dir?" „Lass mich schlafen!" „Lass mich in Ruh'!"* … Licht aus. … *Zchch, krrrr, frrrr, …* Ohrenstoppel wären super, aber dann hör' ich den Wecker morgen, pardon heute, nicht. *Krrrr, frrrr, krrrr, …* Und weil, nach eins nicht mehr viele erholsame Schlafstunden zu erwarten sind und die Nerven ziemlich blank liegen, schnappt man sich seinen Wecker und die Bettwäsche und schläft die verbleibenden Stunden auf der Spielmatratze im Kinderzimmer oder in der Wohnstube auf der Couch. Aber auch für den schnarchenden Partner, den man öfter muntergepufft hat, reduziert sich die Schlafzeit.

Das funktioniert auf die Dauer nicht. Da muss man sich dann etwas überlegen. Schließlich braucht jeder seinen erholsamen Schlaf.

Meine Frau und ich haben uns ausgesprochen und obwohl sie anfänglich nicht so begeistert war, wissen wir heute beide, dass es anders nicht mehr lange funktioniert hätte. Sie bezog das Zimmer der verstorbenen Urgroßmutter im Erdgeschoss und die empfindsame, schlafgestörte männliche Krankenschwester blieb im Ehebett allein zurück. Kein *Zchch,* ... kein *Krrrr,* ... kein *Frrrr* mehr!

Das war nun vor über zehn Jahren und wir sind immer noch verheiratet, geben uns täglich einen *Gute-Nacht-Kuss,* denn ungeküsst soll man nicht schlafen gehen, kommen uns regelmäßig hausintern besuchen, schlafen in aller Ruhe und wünschen uns ein ausgeruhtes *„Guten Morgen!"*. Mehr ist dazu nicht zu sagen und wer's nicht glaubt, soll's selbst ausprobieren, er wird über die Wirkung erstaunt sein. Denn ...

... ich freue mich aufs Schlafengehen.
Ich habe mich tagsüber körperlich ertüchtigt
und war geistig gefordert.
Ich bin bereit.
Ich lasse alles Schwermütige und Bedrückende fallen.
Ruhe, Stille.
Angenehm!
Innere Ruhe, innere Stille.
Augen zu.
Dunkelheit,
Sphäre, Atmosphäre.
Das Umfeld wirken lassen
im unbegrenzten Raum.
Meine Umgebung
beginnt und ist doch unendlich.
Die Luft bewusst
einatmen und ausatmen.
Den Körper spüren,

fühlen,
mein gesamtes ICH.
Meine Hände, meine Füße,
meine Brust, mein Rückgrat,
meine Mitte, meinen Kopf.
Schwere.
Mein Gehirn, meine Gedanken,
mein Geist.
Hören, Stille hören.
Den Herzschlag,
das Leben, die Natürlichkeit.
Grenzenlosigkeit,
Leichtigkeit,
Seligkeit.
Mein Bewusstsein verschwimmt, versinkt
in angenehme Dunkelheit,
ins Nichts.
Zeitlos ist meine Seele, scheinbar gefühllos
und atemlos.

... Wir wandern mit großen Rucksäcken auf die Alm? Ich halte einen Haselnussstecken mit einem aufgebundenen kleinen Kreuz in meiner Hand? Ah, ... die Wallfahrt nach ..., wo sind wir da eigentlich? Junge Burschen gehen oberhalb der Baumgrenze vor mir in Richtung Gipfelkreuz, man sieht es schon. Wir begehen ein Schneefeld, ... der morgendliche dichte Nebel zieht bergwärts. Alles weiß. Unten weiß, oben weiß, rundherum nur weißer Nebel. Wir marschieren hintereinander in einem gerade noch erkennbaren Pfad im Schnee und halten uns beim Vordermann am Hosenbund an. ... Jetzt gehe ich plötzlich als Erster voran.

Die Sonne geht auf und durch die strahlende Wärme zieht es den sichtraubenden gefährlichen Nebel wieder talwärts. ... Wir kommen zum Gipfel, freie Sicht, es ist sehr früh am Morgen und kühl. Gämsen sind zu sehen, zwei fremde Wanderer kommen aus einer anderen Richtung zum Gipfel. Wir halten uns an den Händen, ... ich lese aus einem Büchlein vor, ... von Schwester Sonne und Bruder Mond … aha, der Sonnengesang von Franz von Assisi, … und wir singen das Vaterunser-Gebet … schön …!

Dann endet der bildhafte Zustand abrupt. Was ist los? Wo bin ich? Liege ich im Bett? Ja. Ich habe geträumt. Geträumt von einer Wallfahrt mit Firmlingen. Damals, in dem Jahr, als der Vater eines Firmlings, Clemens hieß er, am Faschingssamstag an einer Asbestose verstarb. Eine Berufskrankheit. Er war noch keine fünfzig Jahre alt. Am Faschingsdienstag haben wir für ihn gemeinsam gebetet und ihn am Aschermittwoch begraben. Die sechs Burschen der Firmgruppe haben die Gebetsstunde und die Verabschiedung mitgestaltet. Gelesen, vorgetragen, mitgetragen, mitgeweint. (…) Was wir auf dieser viertägigen Fußwallfahrt alles erleben durften! Alle Wetterkapriolen, Hitze – über 30° im Schatten, Gewitter im Gebirge, Schnee, Regen, Blasen an den Füßen, eine Flasche Bier am Abend, … wir haben gesungen, gepfiffen, geredet, gestritten, gebetet, geflucht, sind gemeinsam gewandert, … und angekommen. Alle sechs. Als dann alle Verwandten von Clemens, die Mutter, die Geschwister, Großmutter, Großvater, Onkel, Tanten und Cousins, auf der Treppe zur Basilika standen und bei unserem Eintreffen geklatscht haben, waren wir nicht nur heilfroh, angekommen zu sein, sondern auch tief BERÜHRT.

Von scheinbarer Atemlosigkeit
und Gefühllosigkeit
vom Nichts,
aus angenehmer Dunkelheit
ins Bewusstsein auftauchen.
Von der Seligkeit,
Leichtigkeit
und Grenzenlosigkeit
zurück zur Natürlichkeit.
Der Herzschlag wird spürbar.
Stille, ich höre Stille.
Der Geist, die Gedanken, das Gehirn.
Schwere.

Mein Kopf, meine Mitte,
mein Rückgrat, meine Brust,
meine Füße, meine Hände.
Mein ICH, als Gesamtes,
fühlt und spürt
den Körper.
Atmet bewusst
ein und aus.
Riecht die Umgebung.
Unbegrenzter Raum
wirkt auf mein Umfeld.
Atmosphäre, Sphäre.
Aus der Dunkelheit heraus,
Augen auf.
Ruhe, innere Ruhe.
Angenehm!
Nichts Schwermütiges, nichts Bedrückendes.
Ich bin bereit
für körperliche
und geistige Ertüchtigung, …
denn ich bin wieder erwacht!

Jedes einzelne Wort, jede Zeile davon, wird in der täglichen Einschlaf- und Aufwachphase spürbar. Mehr oder weniger bewusst und unbewusst. Je nach körperlicher Verfassung überspringen wir einzelne Schritte. Im Grunde aber verläuft das Einschlafen nach einem gewissen Schema und spiegelt sich in der Aufwachphase wider. Lenken und steuern können wir nur weniges davon. Wir wissen aber sehr genau, dass wir diesen Zustand immer wiederkehrend herbeiführen müssen und dringend nötig haben. Ohne Schlaf keine Erholung, ohne Erholung keine Gesundheit. Und Gesundheit, da sind sich männliche und weibliche Krankenschwestern einig, ist wohl das höchste Gut!

UND DANN KAM WIEDER EINMAL EINE PANDEMIE!

Herz ist Trumpf

Hand aufs Herz, ein Date ist keine Affäre und ein „*One Night Stand*" kein Liebesbeweis. So viel Erfahrung hat auch eine mitten im Eheleben stehende männliche Krankenschwester. Und wer glaubt, dass nur er selbst in puncto Partnersuche erfolglos ist und sich stets den falschen angelt, der irrt gewaltig. Ich kenne da einen, der hat vor seiner Ehe 38 verschiedene Frauen glücklich und unglücklich gemacht, ehe er sich für *die Richtige* und für die Ehe entschied. Und wer kann schon von sich behaupten, dass er selbst oder sein Partner der/die Richtige, der Traumprinz, die perfekte Frau ist?

online
ich habe dein profil
online gefunden.
nun hoffe ich deiner ganzen
persönlichkeit zu begegnen. face to face
heart to heart
(lorenz maierhofer)

Bereits hinter der Demarkationslinie der Pandemie – „*... und dann kam wieder einmal eine Pandemie*" – waren Dating-Plattformen aktuell und ein eventueller Partner problemlos und bequem von zu Hause aus zu erreichen. Eine liebe Verwandte von mir hat ihren Mann schon vor über fünfzehn Jahren so kennen und lieben gelernt. Online Dating: „*... Wir verlieren täglich Kunden, aber wir verlieren sie paarweise ...*", so der Werbeslogan einer dieser Firmen im TV-Hauptabendprogramm. Und ob das Ganze seriös abläuft, entscheiden *Adam & Eva* nicht beim *Nackt-Dating* auf einer fernen Trauminsel, sondern der Partnersuchende selbst, indem er ALLES oder nur wenig von sich preis gibt.

Wenn man sich allerdings auf Facebook, Instagram oder TikTok mit relativ freizügigen Bildern oder Videos in Interaktion begibt, dann kann schon mal ein hormonell gesteuertes, schlüpfriges Date in der Tiefgarage eines Möbelhauses dabei herausschauen.

Womit wir schon wieder zurück in der Berufsgruppe der Krankenschwestern wären, denn die sind ja, ihrem Klischee nach zu urteilen, *besonders leicht zu haben!* Stimmt nicht, behaupte ich, aber es gibt Ausnahmen und Ausnahmen bestätigen bekanntlich die Regel.

Was allerdings die Sehnsucht nach Partnerschaft und die Erfüllung dieser Sehnsucht angeht, durchleben manche ständig wiederkehrend den Wonnemonat Mai … *und täglich grüßt das Murmeltier.* Andere wieder sitzen im Dunstkreis des nebeligen Novembers auf ihrer depressiven Stimmung fest. – Und schuld ist stets ein anderer.

einsam auf bergen
oft sitzen wir
einsam und ratlos
auf bergen unserer
gegenseitigen erwartungen
(lorenz maierhofer)

Na klar gibt es Mütter, die ihre Söhne deshalb verwöhnen, damit der Burli nach seinem ersten Auszug von zu Hause darüber nachdenken kann, wie schön er es eigentlich bei der Mama hatte! Und Väter, die ihre kleinen Prinzessinnen bis ins hohe Alter beschützen wollen und sie gegen den Willen der Tochter vor dem bösen, zu muskulösen, zu gut gekleideten und aberwitzigen *Eindringling* bewahren.

Am produktivsten waren für uns junge Männer stets festliche Gegebenheiten, wo man sich vor dem Alkoholgenuss kennengelernt hat, sich zurückhaltend, aber charmant benahm und den interessierten Blick immer wieder in „ihre" Richtung lenkte. Dann aus Unachtsamkeit einen vermeintlich unbeabsichtigten kurzen Körperkontakt herstellte. Und dazu gehört sicherlich nicht, dass man der weiblichen Krankenschwester auf den Hintern greift. Sicherlich nicht! Umgekehrt war auch ich nicht besonders angetan, wenn dieser zarte Körperkontakt allzu plump und maßlos erwidert wurde.

Ja, es stimmt, Zurückhaltung ist eine Tugend, aber unser Job ist es, auf Menschen zuzugehen, allerdings sollte Mann und Frau seine/ihre Grenzen kennen.

Wer tanzen kann, der tanze, wer singen kann, der singe, wer spielen kann, der spiele, wer küssen kann, der küsse, ... JETZT ..., und solange, ... plimm, ... weder eine neue Nachricht noch ... linge-linge-ling ...ein neuer Anruf „zwei Zentimeter vor eins" den vielleicht wichtigsten Moment deines Lebens stört! Wer allerdings nur trinken kann, der übe sich dann doch in Zurückhaltung.

Interessanterweise verspürt man erst nach dem Kennenlernen, nach dem ersten Date, das wirkliche Verlangen, die Sehnsucht, die Lust, den Wunsch, den anderen wiederzusehen. Vergleichbares passiert in einer Beziehung, Lebenspartnerschaft oder Ehe, wenn der Partner über längere Zeit nicht da ist. Durch seine Arbeit, die Ausbildung oder durch Krankheit. So war es in der Patchwork-Familie der männlichen Krankenschwester, als die Bandscheiben und so manch andere Leiden zu einem ausgedehnten Spitalsaufenthalt führten. Zwei bis drei Wochen war meine Frau dadurch öfters nicht zu Hause. Einmal aber waren es sogar vier Monate! Vier Monate keine Mama zu Haus, vier Monate keine Frau, vier Monate lang dreimal die Woche auf Krankenbesuch, vier Monate lang abends vor dem Schlafengehen telefonieren. Das ist ein Drittel eines Jahres! Da spürt man das Verlangen, die Sehnsucht, die Lust und den Wunsch nach seinem (Ehe-)Partner. *(Ehe man sich nach ihm verzehrt.)*

Eine Zeit lang hab' ich den 150 m^2 Haushalt, seine Bewohner, die nähere Umgebung und zwei Jobs ja bewältigt. Eine ehemalige Krankenschwesternkollegin kam eine Woche zu uns und die Firmpatin unseres Sohnes fegte mit dem Besen, dem Putzkübel und den Kindern durchs Haus. Manche Nachbarn glaubten, bei uns wäre schon die Neue eingezogen. Dann hab' ich aber meine Eltern um Hilfe gebeten, eine Bekannte gefragt, ob sie bei uns einmal die Woche sauber machen würde, und schließlich um eine Familienhelferin bei der Caritas angesucht. Sie haben mir auch prompt eine zugesagt und sie war innerhalb weniger Tage einsatzbereit, nur meine Familienhelferin war im siebenten – ***beziehungs**weise* – achten Monat schwanger! Allerdings war sie eine sehr liebe, herzliche schwangere junge Frau und die Kinder nannten sie gleich beim Vornamen. Die Schmutzwäsche trugen wir ihr in den Wäschekeller, die nasse zum Trocknen in den Garten und die getrocknete stellten wir auf einen Sessel neben dem Bügelbrett. Gekocht hat sie das, was ich besorgte und wir uns am Vortag ausgemacht hatten. Und nebenbei erwähnt, die Teller waren stets leer gegessen (!) Was die nette Familienhelferin allerdings nicht konnte, sie konnte verständlicherweise Mama und Partnerin nicht ersetzen. Wie auch?

Erst der Therapieerfolg auf der Rehabilitation brachte uns unsere *Mama* wieder nach Hause. Und es braucht nicht viele Worte, um diese Wiedersehensfreude zu beschreiben:

befreiend
liebe befreit
in umarmung

(lorenz maierhofer)

PS: Frauen: Mut zum Womenizer. Männer: raus aus dem Macho-Arschloch-Denken. Es muss wieder Liebe, Lust und Leidenschaft geben, um eine Generation entstehen zu lassen, die uns das nachmacht, was wir LIEBE nennen! Denn … die Liebe, die Liebe ist bekanntlich eine Herzensangelegenheit und Himmelsmacht.

Pause

Früher:

Zwei bis drei Stunden Pause bedeutete für uns Schwestern, dass wir uns im Aufenthaltsraum *aufs Ohr hauten.* Da stand ein alter ausgemusterter Divan an der Wand und den teilten wir uns. Wo die Füße der Kollegin, da mein Kopf und umgekehrt. Andere saßen beim Tisch und spielten Karten. Alle, fast alle, ob sie saßen oder lagen, sie rauchten ein Zigaretterl, entspannten ihre Muskeln und Nerven und ruhten. Ein durchaus angenehmes Gefühl, wenn ich mich recht erinnere und … vor allem stressfrei.

Heute:

Wenn heute jemand zwei bis drei Stunden Pause beziehungsweise Freizeit hat, dann plant er sich in diese Zeit etwas ein. Und ich rede da nicht von Familienvätern oder Müttern, die ihre Kinder von A nach B und zu X bis Y bringen und wieder abholen. Nein, es sind Kolleginnen und Kollegen, die einfach nur für sich selbst sorgen. Bei ihnen steht dann auf der App ihres Smartphones, die auch Ort, Wegstrecke und Zeit, samt Kalorienverbrauch berechnet, wann sie sich wo und warum befinden sollen. Weicht die Strecke – sagen wir einmal um einen Meter – von der gestrigen Wegstrecke ab, so wird diese neue Art der Wegführung in einer anderen Farbe markiert und neu berechnet. Das funktioniert auch beim Radfahren oder Skifahren. Puls und andere Messungen eingeschlossen.

„Wer viel misst, misst Mist!"

Also nun los, eine Stunde Fitnesstraining, zur Gesunderhaltung des Körpers, zweimal Outfit wechseln, dann ein Meeting im Kaffeehaus mit einem Freund. Diskussion über die Pandemie und Besprechung von Beziehungsproblemen dienen der

Gesunderhaltung des Geistes. Ein schwarzer Kaffee, denn Milch ist ungesund, und ein kleines Stück Schokoladentorte, als Balsam für die Seele. Einige Telefonate unterbrechen zwar die Unterhaltung, aber das regt dazu an, darüber nachzudenken, über was man zuvor gesprochen hat. Schnell die Neuigkeiten von WhatsApp-Freunden durchschauen und Anfragen beantworten. Die Schokotorte nicht in die Kalorienbilanzierung mit eingeben, schaut besser aus! Erinnerungsklingelton für die Gratulation zum Geburtstag der Schwiegermutter, – vorgegebenen Text abschicken. Erinnerungsklingelton, … abendlichen Einkauf nicht vergessen! Erinnerungsklingelton des Freundes vis-à-vis, – das Kaffeehausgespräch ist beendet. Bezahlen per App. Trinkgeldfrei. Zurück zur Arbeit, es verbleiben noch 14 Minuten. 14 Minuten, in denen man dann nicht so recht weiß, was man damit anfangen soll. 14 Minuten? Ach ja, genug Zeit, um nachzuschauen, wo heute Abend ein verbilligtes oder gar Gratismenü, das scheinbar umsonst gekocht wurde und ich vor der Kompostierung rette, übrig bleibt. So ein Glück! Zwei Gerichte stehen zur Auswahl: Entweder Reis mit knuspriger Ente oder eine Asia Nudelpfanne. Tolle App! Ab 19.30 Uhr fertig und abholbereit. Allerdings hat da die kalorienzählende App auch noch ein Wörtchen mitzureden, denn schließlich will man die täglichen 10.000 Schritte nicht umsonst gegangen sein. Dasselbe gilt für das freizeitsportliche Bewegungsprofil. Wenn die Radtour, die Lauf- und Walkingstrecke oder die Skiabfahrt nicht denselben Effekt wie gestern erzielt, dann wird's nichts mit dem Einkehrschwung! … upps! … Jetzt verbleiben nur noch fünf Minuten zum Umziehen, … hoffentlich kommt der Lift gleich …!!!

Klingt schräg, ist es auch. Ich kenne Schwestern, die hüpfen während des abendlichen Fernsehprogramms am Zimmer-Trampolin, um abzunehmen und fit zu bleiben. Ich kenne Menschen, die sitzen am Home-Trainingsgerät, sehen am Bildschirm vor ihnen eine Bergstrecke, die sie gerade befahren, und sprechen über *Bluetooth* mit ihren Trainingskollegen, mit denen sie quasi *gemeinsam unterwegs* sind.

Da muss irgendwo etwas passiert sein? – Ach ja, Corona!

Private Ansichten einer gesunden Krankenschwester

Sind wir ehrlich, wir haben uns bereits vor der Pandemie des 21. Jahrhunderts zu weit nach vor gelehnt und das *schöner Leben* überreizt! *„Unsere Kinder sollen es einmal besser haben als wir"*, ist auch kein optimal sinnvoller und wünschenswerter Zukunftsgedanke, wie wir in den letzten glorreichen Jahren festgestellt haben, oder? Wie auch immer: Wir tragen die Verantwortung dafür ja selbst in unseren eigenen Händen und versuchen das Beste daraus zu machen.

<u>Trotzdem</u>

Er musste bei beiden Weltkriegen seinen Kopf hinhalten, heiratete, jung verwitwet, noch ein zweites Mal, brachte als Frächter zuerst mit zwei Pferden, dann mit dem Traktor Sand, Schotter und andere Baumaterialien zu Häuslbauern, blieb kinderlos, unverzagt und hoffnungsvoll. Er trank täglich seinen Schnapstee, aß zu Mittag oft nur eine Suppe und war Wind und Wetter ausgesetzt. Vor seinem 60. Geburtstag musste man ihm – als beständig filterlosen 3er-Tschik-Raucher – das rechte Bein amputieren. Was den Stellenwert des Achsel-Stützkrückengehers in der Großfamilie nicht minderte. Der Zusammenhalt und die Liebe seiner Frau haben ihm Lebensmut und Kraft gegeben. Dieser Mann lehrte uns (angeheirateten) Enkelkindern das Kartenspielen, die Geduld und die Genügsamkeit.

Er war gelernter Maurer und konnte in jenem Jahr, nur drei Tage bei seiner Familie verbringen. Aber nicht, weil ihn ein *eiserner Vorhang* oder eine Pandemie von seinen Lieben trennte, nein, er war im Ausland und wollte das Geld für ein kleines Häuschen verdienen, die Heimreisen wären ihm zu teuer gekommen. Heute ist er in Pension und von den Arbeitsjahren gezeichnet. Er kann zwar keine Suppe mehr essen, weil

seine Hände zittern, aber das Häuschen hat er für seine Familie gebaut.

Sie hat zu ihren Kindern und Enkelkindern ins Grab geschaut und uns Schwestern Trost zugesprochen, wenn es uns nicht besonders gut ging.

Er wurde als Kind von seinem Vater mit dem heißen Bügeleisen am Rücken gebrannt und mit dem Mostschlauch so sehr verdroschen, dass seine psychische Entwicklung darunter litt. Er wurde bei meiner gastfreundlichen Großmutter untergebracht, ging als 50-Jähriger noch Weihfeuertragen, am Unschuldigen Kindertag mit der Rute von Haus zu Haus und bastelte für uns Kinder Rechen, Holzspielzeug und kleine Brunnen. Er wurde 83 Jahre alt.

Er verlor im Krieg das ganze rechte Bein, bekam eine Prothese und konnte als kräftiger, muskulöser, lebenslustiger Zimmermann wieder seinen Brotberuf ausüben. Vielen Menschen verhalf er zu einem Dach über dem Kopf und machte bei einer Dachgleiche einen Kopfstand am First!

Sie wurde im Krieg von Soldaten mehrfach vergewaltigt und konnte dann keine eigenen Kinder mehr bekommen. In der Gemeinschaft ihrer Großfamilie war sie eine aufopfernde Kindertante, die diplomatisch tadelte, vorsichtig verwöhnte und stets ein offenes Ohr hatte. Aus den Kindern wurden Erwachsene, die sie bis über ihren Tod hinaus verehrten.

Sie hatte in der Zwischenkriegszeit wegen einer Knocheneiterung im Alter von elf Jahren fast ein ganzes Jahr im Krankenhaus verbracht und wurde mit einer offenen Wunde und versteiftem Bein als *„nicht geheilt"* entlassen und in die Obhut der Pflegemutter übergeben. Diese kaufte mit dem Eiergeld Verbandstoffe, sammelte Kräuter und behandelte die Wunde weiter. Sie verheilte langsam, aber sie verheilte. Aus dem Mädchen wurde eine junge Frau. Für die Ausbildung zur Handarbeitslehrerin war kein Geld vorhanden und so erhielt sie als Zivilinvalide einen gesicherten Arbeitsplatz bei der Post. Sie bekam ein lediges Kind (der Kindesvater war um vierzehn Jahre jünger), heiratete einen siebzehn Jahre älteren Postillion, der ebenfalls

ein bewegtes Leben hinter sich hatte, und verstarb schließlich im 99. Lebensjahr selig im Familienkreis. – Unsere kleine Oma!

Kleine positive Gedanken
in Verbindung mit einem maßvollen Mundwerk
und leistungsstarken Händen
sind wie ein Sonnenaufgang;
sie lassen Gutes vermuten.

Sternstunden des Lebens

Ein solides Elternhaus;
Ein gutes Wort;
Ein offenes Ohr;
Ein streitbarer Partner;
Lachende Kindergesichter;
Eine helfende Hand;
Freunde, die meine Meinung akzeptieren
und nicht alles im Netz suchen und verbreiten;
Die Hände meines Masseurs;
Die ungezähmte Natur;
Das Beobachten der Tiere;
Ein gutes Glas Wein;
Frisches Brot und Butter –
und der liebe Gott.

Corona-Tagebuch

Jänner:

Die Silvesternacht mit Freunden beim Kartenspiel verbracht, ausgelassen gefeiert, Wein, Bier (jeder bringt was mit), großes kaltes Buffet; … fünf, vier, drei, zwei, eins, null. Prosit Neujahr! Wuuusch, tiiieeetz, bumm, Feuerwerk, Sekt *** Neujahrstag, neue Vorsetze, weniger rauchen, weniger essen, (…) Neujahrskonzert (…) Ruhe! *** Tagdienst im Krankenhaus *** Ein neues Virus kursiert in China, ganze Städte werden von der Außenwelt abgeriegelt, unvorstellbar! *** Erste Übungen für einen möglichen Ernstfall *** Ganzkörper-Isolationsanzüge werden ausprobiert (…) Wir sehen aus wie die *Minions,* nur in groß *** Die ersten Schwestern kollabieren, trotz integriertem Belüftungsmotor in den Iso-Anzügen *** Das Virus verbreitet sich schnell auf allen Kontinenten und nähert sich Europa *** Die ersten Verdachtsfälle kommen auf Station *** Die ersten 34 Überstunden fallen für mich an *** Laborergebnisse unserer Patienten: Negativ, negativ, negativ …

Februar:

Wir rüsten auf, Räume werden für den Fall der Fälle umgestaltet – adaptiert, die Lager mit Isolationsmaterial aufgefüllt *** Noch sind wir nicht betroffen und Ebola ist ja schließlich auch nicht über den *großen Teich* gewandert *** Verdachtsfälle bleiben Verdachtsfälle, Laborergebnisse bleiben negativ *** Überstunden bleiben Überstunden, die ersten Bereitschaftsdienste beginnen *** In China stirbt jener Arzt an Covid-19, der die Öffentlichkeit vor diesem Virus gewarnt hatte *** Fasching *** Opernball – *alles Oper …* – Sekt, Brötchen, Champagner, Lachs, Kaviar und … alles Walzer *** *Selbst ich, die männliche Krankenschwester, gehöre zu diesem Zeitpunkt zu jenen Menschen, die ruhig und gelassen in der Menschenmenge Fasching feiern. – Ein Fehler? Wir verkleiden uns als Arzt und Schwestern und verteilen selbstgemachten Schnaps gegen das Corona-Virus. – Ein Fehler?*

Wir amüsieren uns. – Ein Fehler? Wir essen vom gemeinsamen Buffet und tragen nur unsere Faschingsmasken. – Ein Fehler? *** *Schwestern sind auch nur Menschen* – keiner von uns hat sich angesteckt, Gott sei Dank *** 29. Februar: der erste bestätigte Covid-19-Patient liegt bei uns auf Station *** Jetzt wird's ernst.

März:

Die Anzahl an Corona positiven Patienten steigt *** Die Menschen bekommen Angst, sie hamstern, Klopapier wird Mangelware.

Trotz zahlungskräftiger Kundschaft
ist Geld der Hauptgrund für den Ausverkauf.

Zu Hause, im ländlichen Bereich, keine Spur von Covid-19 *** Was jetzt? Spaß oder Ernst? *** Samstag, 16.38 Uhr Einberufung zum Ernstfall. – Einem zuvor noch selbstständig agierenden Patienten, der mit einer Reisegruppe unterwegs war, geht es nicht gut – Monitoring – sein Zustand verschlechtert sich weiter – Verlegung auf die Intensivstation, um 0.20 Uhr bin ich wieder zu Hause *** Sonntag: Geburtstagsfeier mit der Verwandtschaft – 11 Personen an einem Tisch, drei Tage später erkranken zwei Familienmitglieder, haben Fieber – Hilfe!!! – Negativ getestet – Weitere vier Geburtstage werden nicht mehr gefeiert *** Zum ersten Mal ein staatlich verordneter LOCKDOWN *** *Alles schließt, einsam wacht* *** Unsere Kinder kommen nach Hause, *Full House.* Alle Plätze am Familientisch sind besetzt, alle Betten belegt. Viele Meinungen, Ängste und Einstellungen treffen aufeinander. Streiten, singen, lachen *** Ich erhalte als Landesbediensteter und Krankenhausangestellter einen Freifahrtschein. Bin nun systemrelevante Schlüsselperson mit Stempel, Datum und Unterschrift. Der Begriff *Alleinverdiener* bekommt wieder eine andere Bedeutung – *Alles schläft, einsam wacht* *** Kein Händeschütteln zur Begrüßung, keine Umarmung mehr. Dafür beginnen die zu Hause Bleibenden täglich um 18.00 Uhr zu klatschen und von den Balkonen ihrer Wohnungen zu musizieren *** Ein gewisser *Heldenstatus* ist spürbar und die Schlag-

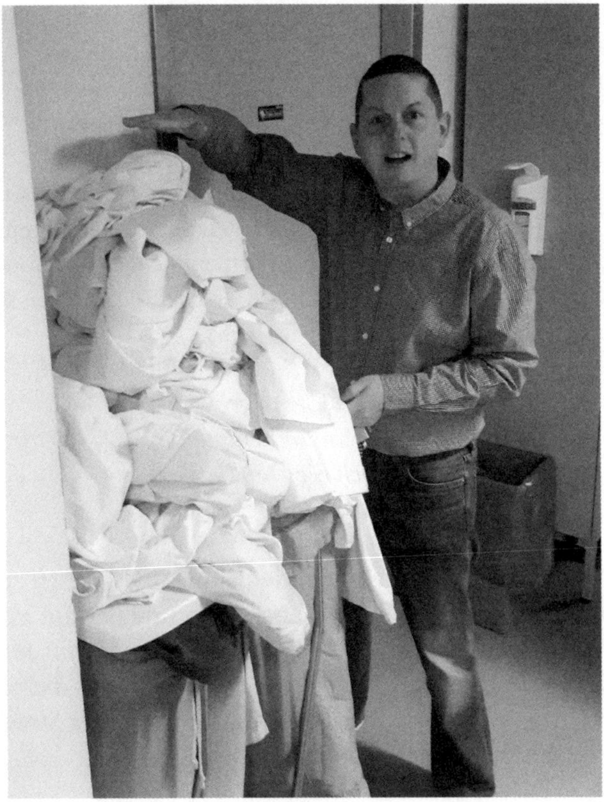

wörter *„Wir schaffen das!"* machen den Leistungsdruck samt Angst vor der Ungewissheit ertragbar.

April:

Das Gelände rund um unser Corona-Krankenhaus ist abgeriegelt. Rot-weiß-rote Absperrbänder umgeben unser Tun und Handeln. Abgetrennt von und inmitten der geisterhaft stillen Stadt *** Nur Rettungsfahrzeuge kommen an und fahren ab *** Narzissen blühen, der Bärlauch wächst, der Osterhase staunt über die leeren Straßen und Plätze *** Die Kirchenmaus vereinsamt in großen christlichen Häusern. Zum ersten Mal seit dem Kriegsende 1945 gibt es wieder stille Messen oder gleich gar keinen Gottesdienst *** Fleischweihen werden nach Anleitung eines Zeitungsartikels im Kreis der Familie abgehalten *** *„Keine Zusammenkünfte, keine Ansammlungen über zwei Personen.“ „Zuwiderhandlungen werden bestraft.“* – Frohe Ostern!!! *** Seit März sieben Wochenenden hintereinander gearbeitet *** Das Isolationsmaterial geht uns aus. Wir teilen mit den Intensivstationen unsere Masken und Mäntel *** Wir verstecken bereits einzelne Utensilien im Spint *** Beruflich entsteht eine emotionale Mausefalle, nur privat scheint alles *easy-cheesy-chillig* zu sein.

Ein Teil meines Soldes steht zwar am Lohnzettel,
aber der vorwiegend größere Teil
meines Tun und Handelns
wird durch die Dankbarkeit
der Patienten belohnt.

*** Im Obstgarten beginnen die Bäume und Wiesen zu blühen. Man gewöhnt sich an den Lockdown und besinnt sich auf die Worte von Don Bosco: *„Fröhlich sein, Gutes tun und die Spatzen pfeifen lassen.“* *** Ich weiß zwar nicht, was dieses Jahr noch bringen wird, beginne aber Kräuter auf unserer Streuobstwiese zu sammeln, weil es mich beruhigt ***

<u>Mai:</u>

Der Mai ist gekommen, die Bäum' schlagen aus … – Wir sind stolz auf unsere vollbrachten Leistungen im Krankenhaus *** Schwierige Zeiten schweißen zusammen. Zumindest wenn es Aussicht, auf eine gewisse Normalität gibt *** Also zurück in die Zukunft der Normalität? *** Normalität, die noch keine Veranstaltungen zulässt und keine Betriebsausflüge *** Allmählich wird klar, es wird kein **nach Corona** mehr geben, nur mehr ein **seit Corona** *** Bis jetzt 148 Überstunden *** Personalaufstockung – dadurch weniger Überstunden *** In diesem Monat hätten wir unser 20-jähriges Bestehen im Neubau gefeiert; hätten …! *** Muttertag im engsten Familienkreis *** Während die

Infektionszahlen in anderen Ländern explodieren, sinken unsere langsam *** Wir bekommen eine Torte, ein kleines Dankeschön unserer PDL zum Zwanziger. – Danke!

Juni:
Urlaubsgedanken eines Vorgesetzten: „*Wozu braucht ihr euren Urlaub, ihr könnt sowieso nirgendwo hinfahren.*" *** Ich beginne mit der Errichtung einer *Homework*-Werkstatt *** Vatertag *** Freunde kommen zum Kartenspielen, das ist wieder erlaubt *** Baden gehen. – An heißen Tagen sind diese wegen Überfüllung gesperrt *** Hochzeitstag Beef Tartar *** Teilweise Schulbetrieb *** Keine Fronleichnamsprozessionen.

Juli:
Die Heumahd, mein 25-jähriges Berufsjubiläum, ein Frühstück am See und eine Woche Urlaub sind die Höhepunkte des Sommers *** Überstunden, Rufbereitschaften *** Es gibt sehr viel Beerenobst *** Schulferien.

August:
Gedanken kreisen: *Zuerst beklatscht, dann belobigt, später bei Laune gehalten und Schluss endlich doch betrogen* *** Überstunden fließen in die Brutto-für-Netto-Abzüge! *** Wehrmutstropfen: Eine kleine, aber sehr feine private Hochzeitsfeier am 28. August. Wir tanzen und singen wieder: „*Let's dance!*"

September:
Sieben Nachtdienste, eine Stadtführung, einmal Eis essen, 24 Überstunden *** Die erste *positive* Meldung seit Monaten: zwei unserer Schwestern sind Covid-19 positiv *** Die Verhandlungen über die politisch zugesicherte Einmalzahlung für außerordentliche Leistungen im Corona-Dienst stecken fest *** Dann werden sie uns als Freizeitausgleich angeboten und schließlich offiziell revidiert *** Wegen anhaltendem Protest schlussendlich doch und ausnahmsweise zugestanden. DANKE!

Oktober:

Die Obstbäume brechen unter der Last ihres Ertrages zusammen *** Trauben hängen massenhaft an den Reben *** Die Infektionszahlen steigen erstmalig auch im ländlichen Bereich an. Viele Todesfälle *** Wieder Covid-19 positives Personal *** Schule auf, Schule zu, Schule …

November:

Lockdown: *„Killing me softly"* *** Allerheiligenfeste ohne Verwandtenbesuche *** Der Mund-Nasenschutz bleibt fixer Bestandteil des sozialen Miteinanders *** 2. Lockdown – diesmal *„hart, aber herzlich."* *** Ein symptomloser Covid-19-Positiver lässt sich aus einem anderen Staatsgebiet einfliegen und belegt bei uns ein Krankenbett. – Nestroys Kometenlied wäre zeitgemäß, denn: *„Die Wölt steht auf kan Fall mehr lang, lang, lang, lang, lang, die Wölt steht auf kan Fall mehr lang."*

„Ich treffe im Laufe eines Lockdown-Tages sehr viele Menschen, aber an manchen dieser Tage sehr wenig Menschliches."

47 verschiedene Kräuter, Blüten und Blätter habe ich über den Sommer gesammelt, getrocknet und in Gläser gefüllt. 47 verschiedene Teesorten, unzählige Mischungen nur von unserer Streuobstwiese am Waldrand. Wir beginnen die Lockdown-Abende zu genießen *** Eingeheizter Kachelofen, volles Haus, Tee und unsere Gemeinschaft *** Ungewohnt schön.

Dezember:

Meine Lockdown-Geburtstagsfeier am Familientisch *** Keine Adventkonzerte, kein Nikolausfest, keine Adventmärkte, keine gemeinsamen Spaziergänge zur Rorate im Schnee, keine Kirchgänge *** Unser Großvater erkrankt, kommt ins Spital und infiziert sich dort mit Covid-19 *** Adventfeiern zu Hause, wie vor 30 Jahren, Kerzenlicht. Wir beten für den erkrankten Großvater im Spital. – Lesen und singen; Lebkuchen und Rotwein – Kartenspielen *** Weihnachten im Ausnahmezustand: Vier

Schwestern wurden dringend auf anderen Dienststellen benötigt, deshalb versetzt. Zwei wurden ersetzt, nachbesetzt. Mehrleistung des Personals wird offiziell gefordert – und bezahlt! *** Zu den Weihnachtsfeiertagen mach ich viermal Nachtdienst *** Teilzeitkräfte stocken Dienstverhältnisse auf, Pensionisten werden einberufen *** Der Gesundheitszustand des Großvaters verschlechtert sich *** Mittlerweile sind Besuche zur Verabschiedung im Krankenhaus wieder erlaubt. 15-Minuten-Besuche in voller Schutzkleidung *** Ich besuche ihn. Rede mit ihm. Bete mit ihm. Singe mit ihm. – Er ist verunsichert, will nach Hause *** Nach wenigen Tagen der dritte harte Lockdown *** Erster Weihnachtsnachtdienst *** Letzter Besuch beim Großvater, zwischen den Nachtdiensten, am Tag des Heiligen Abends. Wieder beten, singen, reden und … rasieren *** Zweiter Nachtdienst / Heiliger Abend *** Dritter Nachtdienst / Christtag *** Stefanitag: Der Großvater stirbt allein im Krankenhaus. Die Schlaftablette für den Tagschlaf bereits intus, erreicht mich die Todesnachricht aus dem Krankenhaus. Ich überbringe die Nachricht der Familie und wir kommen zum Totengebet zusammen. Tränen – Rosenkranzgebet – Weinen – Rosenkranzgebet – ein Glas Rotwein – drei Stunden Schlaf, … vierter Nachtdienst *** Unschuldiger Kindertag, kein Kind kommt ins Haus. Unser erwachsener Sohn schlägt mich *frisch und g'sund* *** Die Erde erbebt, der Christbaum zittert, die Lampen schwingen hin und her, Josef und Maria samt dem Jesuskind stehen unter dem Christbaum und sind im wahrsten Sinne des Wortes *„erschüttert"*. Erdbeben in Mitteleuropa *** Kein Musikverein mit Neujahrswünschen, keine Sammlungen der Feuerwehr oder der Rettung von Haus zu Haus, selbst die Heiligen Drei Könige schaffen es wegen der Quarantänebestimmungen nicht rechtzeitig über die Grenze *** Die Corona-Totenstatistik steigt *** Silvesterfeier im Familienkreis eines Haushaltes *** Die Patchwork-Familie spielt Karten. Keine Freunde, keine Verwandten, kleines kaltes Buffet, Bier, Wein, Schmerztabletten … fünf, vier, drei, zwei, eins, null: Prosit Neujahr! Wuusch, tiiieeeetz, bumm.

Neujahrsvorsätze, ein halbes Glas Sekt. Eine Ischialgie

zwingt mich ins Neujahrsbett. Überlastung! Es war zu viel! *Alles Gute, das wird schon wieder! Ein neues Jahr, ein neues Glück!!!*

Bilanz des Jahres: *Wenn das so weitergeht, dann (...)* Corona-Maßnahmen-Gegner und Corona-Leugner gehen auf die Straße, um für ihre Freiheitsrechte zu demonstrieren. Mehr oder weniger zivilisiert. Mit oder ohne Mund-Nasenschutz. Manche bespucken Polizisten *** Wir wohnen, dank Kurzarbeit, Arbeitslosigkeit und Homeschooling wieder zu sechst unter einem Dach. Das kann schön sein, muss es aber nicht. Sechs Erwachsene, sechs Meinungen! *** Aus welcher Perspektive ich es auch betrachte, privat oder beruflich, langsam gehen mir die positiven Ansätze für die prognostizierte „*Kopf hoch*"-Situation aus. Nichts ist mehr planbar. Kino, Theater, gemeinsame Sportveranstaltungen, große Hochzeiten, Geburtstage, Taufen, selbst Verabschiedungen von Toten werden *auf später* verschoben. Und wann wird später sein? *** Müssen wir am Ende wirklich wieder lernen, alles aufs Kleinste herunter zu brechen und uns mit weniger zufrieden zu geben?

Meine persönliche Bilanz: So kann's nicht weitergehen, sonst (...) Unser betagter Vater möchte Ostern im Familienkreis feiern. Das heißt, dreizehn Personen aus vier verschiedenen Haushalten sitzen an einem Tisch! Das ist laut Verordnung untersagt. Egal, es ist sein Wunsch, denn: „*Wer weiß, ob es nicht meine letzten Ostern sind*", verkündet er und propagiert die Selbsttestung aller Familienangehörigen. Und obwohl die männliche Krankenschwester erklärt, dass es sich dabei nur um eine Momentaufnahme und keineswegs um eine sichere Präventionsmaßnahme handelt, hält er an seinem ausdrücklichen Wunsch fest. Unsere Mutter hat einen voraussichtlichen Termin für eine notwendige Knieoperation, meine Frau ist gesundheitlich angeschlagen, wird vom Hausarzt behandelt, unsere Tochter im fünften Monat schwanger und unser Sohn möchte am selben Abend seinen 18. Geburtstag mit fünf Freunden feiern.

Alles in allem also die besten Voraussetzungen für ein fröh-

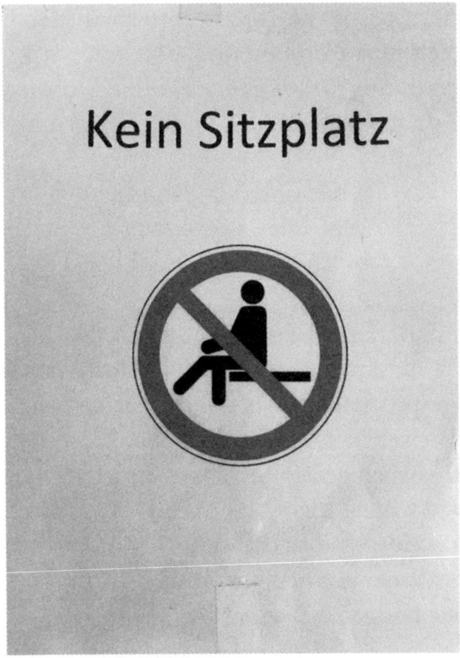
Kein Sitzplatz

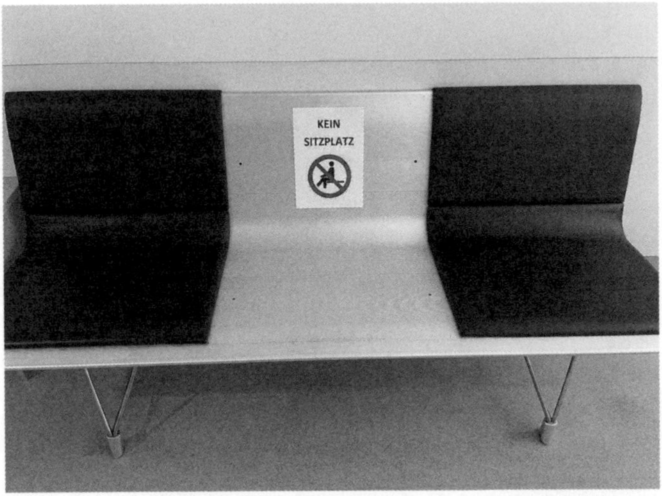
KEIN
SITZPLATZ

liches Osterfest, denn die *Oldies* wittern in der Geburtstagsfeier des Enkels eine *Corona-Party* und sind strikt gegen diese *bewusste Gefährdung für die ganze Familie,* wollen aber paradoxerweise mit dreizehn getesteten Gästen Ostern feiern!?

Wer oder was bin ich,
dass alles, was mein ist,
so sehr sein muss?

Globale Bilanz: Es wird so weitergehen, bis (...)

Der weltweite Applaus ist zwar verklungen und die zuvor übereilt ausgesprochenen Worte, „*Wir schaffen das!*", werden vorsichtshalber seltener verwendet. Aber diese Pandemie lehrt uns, dass wir ehrlich gesagt nicht wissen wie es weitergeht! Das Virus ist zwar winzig klein, aber die Welt der Mutationsmöglichkeit grenzenlos. Und selbst wenn wir in Erfahrung bringen, woher dieses Virus wirklich gekommen ist und wir Lockdown an Lockdown hängen, ... *es bleibet dabei, das Virus ist und bleibt frei!*

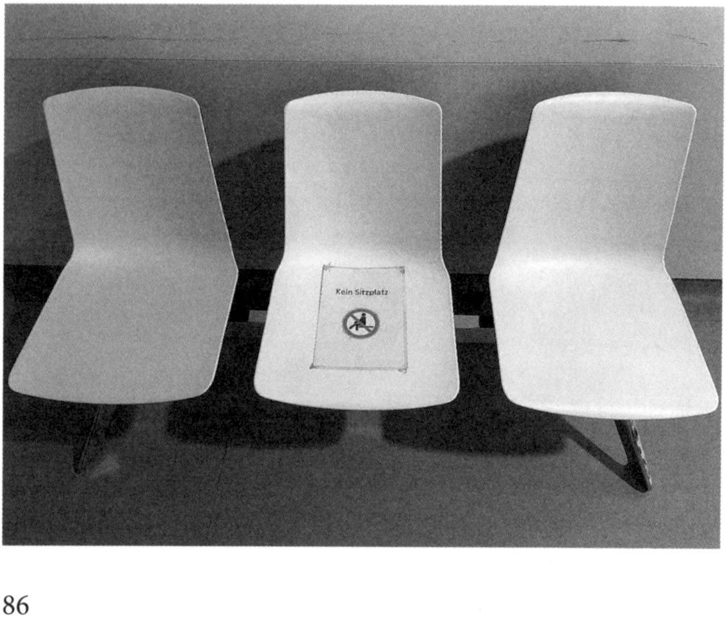

Wie lange noch?

Von wegen, seit der Pandemie ist alles schlimmer geworden! Schlimm und schlimmer wurde es schon zuvor Tag für Tag. Immer mehr Druck, immer weniger Mensch.

„Wie lange noch bis zum globalen Burnout?" Wie lange noch bis zum Aktiencrash?", waren berechtigte Fragen, aber ohne genaue Antworten. Und so schlimm eine solche Pandemie auch ist, manch getriebenen Menschen hat sie zur verordneten Ruhe gebracht. Von der Hochkonjunktur in den Familienverband innerhalb weniger Tage. Nur dass die existenziellen Fragen offen bleiben, die Arbeitslosigkeit stumpf macht und Resignation und Melancholie schürt.

Wie lange noch?

Die Angst vor dem Tod begann nicht mit Corona,
sie wurzelt vielmehr im trostlosen Leben ohne Gott.

„Wie lange muss ich noch hierbleiben", fragten mich Patienten vor der Pandemie. Jetzt stecke ich täglich im anonymen, atmungsinaktiven Isolierschutzanzug und werde gefragt: *„Glauben Sie, werde ich das überleben?"*

Und immer mehr und immer öfter komme ich drauf, dass ich keine Antwort auf diese Frage weiß. Wie soll ich als Krankenschwester tröstende Worte finden, wenn ich selbst trostlos bin? Wie die Menschen beruhigen, wenn ich, gedankengetrieben von Infektions- und Inzidenzzahlen, selbst nicht zur Ruhe komme? Erst gestern haben wir unseren x-ten Exitus in die Pathologie gebracht. Keine geile Lockdown-Beschäftigung, auch wenn es im abendlichen Fernsehprogramm nur so von Leichen wimmelt. Jede Sendung, jeder Film Tod und Verderben im 45- beziehungsweise 90-Minuten-Takt! Was wiederum meine These bestätigt, nämlich: *„Schlimm war es schon vor der Pandemie."* Apokalyptische Action- und Horrorfilme, Krimis, historische Kriegsfilme, CSI, ICS, Soko … und Tatort sind ein Beweis dafür, wie sehr wir Menschen nach Gewalt und Chaos lechzen. Mord und Totschlag, Blut, Gehirn, Gedärm und andere Bestandteile des menschlichen Körpers sind sehr realistisch geschminkt und im unappetitlichen Großformat zu sehen. Wir haben also schon vorher der absoluten Brutalität, unwichtigen Nebenbeschäftigungen und dem schnöden Mammon mehr Bedeutung zukommen lassen als spielenden, lachenden Kindern oder einem Zitronenfalter auf dem Gänseblümchen.

Wie lange noch?

Wie lange noch, hätte unser Planet unsere Wünsche und Sehnsüchte ausgehalten? Wie lange noch wären wir immer älter und älter geworden und hätten in Flora und Fauna *verbrannte Erde* hinterlassen?

Und jetzt? Wie lange noch?

Wie lange werden sie noch auf den Balkonen klatschen und musizieren, während wir Schwestern mit unserer, zwar amtlich bescheideten, aber bescheidenen Schlüsselfunktion im Krankenhaus Corona-Dienst machen?

Wie der Lebensmittelhandel, die ebenso oft heillos überforderte Rettung, die Polizei, die Bäcker, die Fleischer und alle, die Dienst tun, um das gewohnte Leben aufrechtzuerhalten. Auch die Männer und Frauen der Strom-, Heiz- und Kläranlagen, ohne die es in kürzester Zeit mehr Tote gäbe, als es dieses kleine Virus im Stande ist, zu produzieren. Von wegen Killervirus! Wie lange wird dieser *Maskenball* noch dauern, bevor wir das Lachen, das Weinen und die zum Kuss gerichteten Lippen wieder sehen werden?

Wie lange noch?

Das Virus ist schlau! Es ist winzig klein und für unser Auge unsichtbar. Es passt sich an und verändert sich, so wie der Mensch. Es liebt den Menschen als Wirt scheinbar so sehr, dass es ohne ihn nicht leben will. Zumindest nicht ohne Pandemie. Und wie bei allem, was sich liebt, kann das mehr oder weniger auch Jahre lang ganz gut gehen. Auch Jahrzehnte.

Wie? So lange noch?

Lockdowns sind keine zeitlich eingrenzbaren, gut vorausberechenbaren Abschnitte, wie wir mittlerweile wissen. Und wenn wir im Zusammenhang damit die kommenden zwei bis drei Jahre betrachten, so mag uns das lange vorkommen. Wie relativ schnell vergleichsweise vergingen hingegen die letzten zehn Jahre unseres Lebens?

Wie lange noch?

Wie lange noch, bis zur nächsten Pandemie, wäre eine ebenso berechtigte Frage, aber ich will sie mir bewusst nicht stellen! Dann schon lieber: Wie lange wird die Sonne noch scheinen, bevor uns das Sommergewitter überrascht? Wie lange werden unsere Kinder noch zu Hause wohnen, ehe sie sich in die Welt der Selbstständigkeit begeben, ihren Zielen nachjagen und von Zeit zu Zeit tränenbeladen wieder zur Tür hereinkommen? Wie lange werde ich mich noch ohne fremde Hilfe versorgen und (ver)pflegen können? Wie lange werden mich meine Füße tragen, mit denen ich in alle Himmelsrichtungen wandere? Wie lange meine Hände werken? Wie lange noch wird der wunderschöne Schmetterling auf meinem gelben T-Shirt sitzen, ehe er bemerkt, dass ich ihm keinen Nektar spende?

Wie lange noch?

Wie lange noch werden wir Menschen, werden unsere Wissenschaftler dem Virus hinterhereilen, Impfungen und Medikamente herbeizaubern, die unser Überleben sichern können? Sie sind schnell mit ihren Forschungen, undenkbar schnell. Sie wissen, sie müssen das Virus überholen. Die schnellen Mutationen überholen, um brauchbares Material zu erzeugen, das uns wirklich gesund erhält.

Doch solange durch unser unkontrollierbares Verhalten die Mutation schneller ist als der Fortschritt der Wissenschaft, bleibt das Wunder Mensch etwas reduziert. Und wenn in den asiatischen Staaten, in denen fast unsere gesamte Antibiotika-Billigproduktion stattfindet, die Neuinfektionen zu einem Fiasko führen, dann gute Nacht, du Harnwegsinfekt, du Lungenentzündung, du Angina, du Colitis und wie unsere täglichen Erkrankungen alle heißen, die eine Antibiotika-Therapie notwendig machen.

Vielleicht schaffen wir dann wieder Ressourcen im eigenen Land und setzen unsere gescheiten Köpfe wieder ein. Zwar wird der Spaß dann etwas teurer sein, aber Antibiotika wachsen schließlich nicht auf Bäumen!

Nach Hause

„Endlich zu Hause, Sonne, Ruhe!…“, schrieb unsere Tante Frieda auf einen Zettel, als sie nach einem wochenlangen Krankenhaus-Aufenthalt mit der Diagnose *Bronchialkarzinom* heimkam. Sie lebte allein, weil ihre zweijährige Tochter in den 1950er-Jahren an einer Gehirnhautentzündung und ihr Mann drei Jahre später an Tuberkulose verstarb. So, und nun war sie todkrank. Ein Jahr zuvor hatten wir ihren 80. Geburtstag gefeiert. Und ja, mit achtzig ist man alt, man hat sein Leben gelebt. Das war für sie auch kein Problem, selbst die Diagnose nicht. Achtzig Jahre waren für sie zufriedenstellend.

„Endlich zu Hause, Sonne, Ruhe!“

Niemand hat es eiliger, als Patienten, die wissen, dass sie nach Hause fahren können. Manche sitzen am Entlassungstag beim Frühstück bereits fix fertig gewaschen und mit Straßenkleidung beim Bett, andere erstmalig beim Tisch, denn das Krankenbett gehört den Kranken und sie selbst sind ja jetzt gesunde Heimkehrer. Sie können es gar nicht mehr erwarten, ihre Papiere, den Arztbrief und die Aufenthaltsbestätigung ausgehändigt zu bekommen und abzuhauen. Einerseits eine gute gesunde Einstellung, andererseits eine lästige Angelegenheit für uns Schwestern. Denn kein anderer Patient schleicht so oft ums Apothekenzimmer herum wie der „zu Entlassende“. Und jeder, ich betone jeder, der in seine Nähe kommt, auch wenn man versucht, einen großen Bogen um ihn zu machen, wird gefragt: *„Sind meine Papiere schon fertig?“*

Selbst wenn es alle schon tausend Mal gesagt, ausgerichtet und weitergeleitet haben, dass der Arztbrief nicht vor dreizehn Uhr fertig sein wird, weil der Herr Oberarzt vorher noch die Blutwerte, den Vergleichsbefund, seine Ambulanzpatienten, die Visite und vieles, vieles mehr zu bearbeiten hat und es dann noch darauf ankommt, wann die Rettung eintrifft, wird beständig weitergefragt. Vielleicht hilft's ja doch was? Vielleicht geht's dann doch etwas schneller?

Jetzt ist die serbokroatisch sprechende Reinigungsdame dran. Sie hat zwar noch weniger Zeit als wir Schwestern, weil ihre Arbeitszeit von der nicht gerade gut zahlenden zuständigen externen Subreinigungsfirma auf Minuten vorgerechnet und geplant wird, aber sie will auch nicht unhöflich sein. Obwohl ihr, man möge es nicht für möglich halten, sehr oft, um nicht zu sagen täglich, von Patienten eine gewisse Art Unachtsamkeit vorgeworfen wird. *„Du, da putzen!"* *„Tisch noch schmutzig sein."* *„Dusche auch nicht sauber."* *„Toilette du immer noch nicht geputzt!"*..., sagen Menschen, deren Staatsbürgerschaft nicht am Standes- oder Asylamt beantragt wurde. Es ist das Deutsch, das man jenen zumutet, die richtig Deutsch lernen sollen und wollen. Glücklicherweise geben wir unserer Reinigungsfrau den nötigen Rückhalt, dass sie diesen, nur schlecht deutschsprechenden Inländern daraufhin sagen kann: *„Entschuldigung, mein Deutsch ist zwar nicht so perfekt wie das Ihre, aber ich verstehe Sie und werde noch einmal saubermachen."* Die meisten sind dann meist etwas verlegen und still. Einzelne Ungustln werden natürlich auch präpotent und ausfällig, die kommen dann im Prioritätenstapel der Schwestern ganz nach (...)! Oft wirkt aber auch die verbale Lynchjustiz der eigenen Zimmerkollegen beziehungsweise die scharfe Zunge der zuständigen Zimmerschwester. Wobei die Worte: *„In dieses Krankenhaus setze ich keinen Fuß mehr"*, mit den Gedanken *„Gelobt sei Jesus Christus"* beantwortet werden und somit eine Art Drohung zur Erlösung wird.

„Endlich fährt der Ungustl nach Hause, Sonne, Ruhe!"

Es geht manchen Menschen eben nicht schnell genug. Und deshalb gehen sie dann auch. Die einen ohne ihr bestelltes Rettungsfahrzeug, die anderen ohne ihre Papiere und wieder andere auf Revers, also bevor sie wirklich entlassungsfähig sind.

Ich hatte eines Nachts so einen Krankenhausflüchtling, der nach dem letzten morgendlichen Pflegedurchgängen einfach abgehauen ist. Sang- und klanglos, ohne auf Wiedersehen zu sagen. Nur, dass er zu den leicht dementen Patienten gehörte und von irgendeiner Angst getrieben war, von der nur er selbst Bescheid wusste. Gott sei Dank war es eine Sommernacht, in der er – mit einer Inkontinenzhose und einem Patientenhemd bekleidet – barfüßig über das hintere Stiegenhaus verschwand, denn beim vorderen wäre er unserem Wachdienst aufgefallen. Er benutzte keinerlei öffentliche Wege oder Straßen. Er lief querfeldein durch den Park, stieg über den Maschendrahtzaun des Spitalgeländes, weiter über Privatgründe und durch mehrere Hecken und Büsche, wo dann das Krankenhaushemd hängen blieb. Dann kam er zur Bushaltestelle vor der Algersdorfer Schule und blieb stehen.

Von seiner Flucht gekennzeichnet, also mit blutigen Striemen am ganzen Körper, wie der gegeißelte Jesus Christus, fand ihn eine Physiotherapeutin, die gerade in den Frühdienst radelte. Sie sprach ihn an und konnte mit dieser, seiner Ausnahme-Situation gut umgehen. Ihre ruhige Stimme und ihr Erscheinungsbild erweckten in ihm ein gewisses Vertrauen. Sie nahm seine Hand, legte diese auf ihren Fahrradsattel und ging, mit ihm sprechend, los in Richtung Krankenhaus. Anhand des Erkennungsarmbandes konnte sie feststellen, wer er war und wohin er gehörte. Und so kamen sie schließlich Hand in Hand zurück zum Ausgangsort der nächtlichen Flucht.

„Wieder zu Hause, Sonne, Ruhe!“

Eine ruhelose, demente Covid-19 positive ältere Frau war an ihrem Entlassungstag getrieben von der fixen Idee, nicht mehr länger auf ihr Taxi warten zu wollen, und so marschierte sie im Minutentakt aus dem Krankenzimmer und ohne Mundnasenschutz schnurstracks auf den Ausgang zu. Es gelang der zuständigen Kollegin nur schwer und unter lautem Protest, sie immer wieder ins Zimmer zurückzuführen. Ich mischte mich ins turbulente Geschehen ein und begann sie zu befragen. Befragen über ihre Kindheit, ihre Jugendzeit und ob sie auch so gerne singen würde wie ich. Dann war ich schon beim zweiten Takt:

„Das schönste Blümlein auf der Welt, das ist das Edelweiß“, … und sie setzte beim dritten Takt ein, *„es blüht versteckt auf steiler Wand, ganz zwischen Schnee und Eis…“.* So sangen wir teils einstimmig, teils zweistimmig, sehr zum Gefallen der anwesenden Mitpatientinnen, die nach jeder einzelnen Strophe applaudierten. Wir vermischten zwar zeitweise Textzeilen der verschiedenen Strophen, aber egal, gesungen haben wir. Bis das Mittagessen serviert wurde. Ich blieb bei ihr im Isolierzimmer. Während der Suppe konzentrierten wir uns auf den Löffel und auf jene Personen, für die wir die Suppe brav aufaßen. – *Einen Löffel für den Peter, einen Löffel für die Susanne…* Bei der Hauptspeise auf Messer und Gabel und die Technik des *schön Essens.* Selbstverständlich wurde vor jedem Schluck, den sie aus dem Teeglas nahm, zuvor die Serviette benutzt. Dies zeugt schließlich von gutem Benehmen! Zwischen der Hauptspeise und der Nachspeise versuchten wir uns am *Lindenbaum* von Schubert. Dann mit dem Lied: *„Übers Bacherl bin i g'sprungan, übers Wieserl bin i grennt“*, und weiter im alpinen Volksliedrepertoire bis hin zur Landeshymne. – *„Wo sich lieblich groß eine Stadt erhebt, hart am Atlasband der grünen Mur, wo ein Geist der Kunst und des Wissens lebt, dort am hehren Tempel der Natur, … ist mein liebes, teures Heimatland.“* Dann ging die Tür auf und die Rettung war da. Die Rettung im doppelten Sinne des Wortes. Wobei sich die Rettungsleute über so viel sängerische Heimattreue und dieses einzigartige Entlassungsmanagement sicherlich etwas gewundert haben. *„Ja, wo ein Geist der Kunst und des Wissens lebt, …!“*

„Jetzt aber nach Hause, Sonne, Ruhe!“

Gesungen hab' ich auch mit einem musikalischen Flugzeugtechniker und einem ehemaligen Oberförster eines großen Klosters, beide aus der alpinen Hochsteiermark, die am Ende der ersten Corona-Welle, im ersten Lockdown, bei uns gelegen sind. Der Jüngere, der Flugzeugtechniker, war durch einen *Schlaganfall* gelähmt und musste voll gepflegt werden. Der Ältere (94a), der sonst kerngesunde Oberförster, war zwar nicht mehr Herr über seine körperlichen Ausscheidungen, fand aber Gefallen an fülligeren Schwestern, selbst dann, wenn diese im Isolationsgewand steckten. Immer wieder wanderten seine Hände während der Pflege in Richtung der seitlich am Bett stehenden Damen. Anscheinend benötigte er diesen festen Halt an Hüfte und Po, zumindest zeigte er es stets im Ausdruck eines verschmitzten Lächelns, denn: „*... So fühle ich mich sicherer.*“ „*Ich muss mich wo anhalten, sonst falle ich ja aus dem Bett, Schwester!*“

Der dritte im Bunde des Corona-Männer-Zimmers war ein älterer kunstsinniger Maler, der zwar weder von der Muse der Musik noch des Gesanges geküsst worden war, aber die Kunst der akustischen Harmonie doch sehr schätzte. Und so stimmte ich beim Essen eingeben wieder an:

„Da Summa is außi, olls muaß obi ins Tal,
pfüat di Gott schiane Alma, pfüati Gott tausendmal,
schen stad is's schon woarn ja,
koa Vogerl singt mehr ja
und es waht schon da Schneewind,
vom Wettastoan her ja, ...

Es Felswänd, es Gamsberg, pfiad enk Gott all' mitnand.
Es tausend schene Bleamaln, so liab und bekannt.
Mei Hütterl, mei kloans ja, geht ma nit aus dem Sinn ja,
wo i oftmals so traurig, so glücklich g'west bin ja, ...“

Da waren wir gedanklich nicht mehr im Corona-Männer-Zimmer, da waren wir alle vier ganz woanders! In einer heilen Welt der frischen Luft, der Berggipfel, der Almen und ... emotionalen Erinnerungen. Dann telefonierten wir von ihren Apparaten aus mit ihren Angehörigen. Sie erzählten ihnen vom gemeinsamen Gesang, was es gutes zum Essen gab und dass es ihnen schon ein bisserl besser ginge ... Die Angehörigen, meist die Gattinnen, redeten ihnen stets gut zu und meinten, sie sollen brav essen und trinken, auf die Schwestern hören und alles tun, was der Herr Doktor sagt. Dann würden sie schnell wieder gesund werden, denn, so die Frau des 65-jährigen ehemaligen

Flugzeugtechnikers: *„Wissen Sie, ich liebe meinen Mann und ich brauche ihn dringend noch ein paar Jahre, wirklich!“*

Die Augen der Männer glänzten nach dem Singen und auch nach dem Telefonieren. Vereinzelt kullerten Tränen über ihre Wangen. Der Oberförster nippte am Mittagsbier in seinem Glas und der Flugzeugtechniker an der eingedickten Weißweinmischung aus dem Schnabelbecher. Dann verfielen sie meist in ihren gewohnten Mittagsschlaf und dösten dahin. Der freischaffende Künstler lauschte dem gesamten Geschehen, im Querbett sitzend, andächtig zu. Er war der Einzige der drei, der nach Wochen der Isolation wieder nach Hause gehen konnte, die beiden anderen traten Tage danach ihre letzte Bergwanderung an.

„Und miasst i gar bald scho,
zur Erd’ und zur Ruah ja,
dann deckts mi mit Felsstoa
und Almbleamaln zua ja …“

„Nicht mehr nach Hause, Sonne, Ruhe.“

Für einige Infektionspatienten, denen es zwar wieder etwas besser ging, die aber gerade noch so infektiös waren, dass sie andere anstecken konnten, wurde im Eilzugstempo ein aufgelassenes, ehemaliges Spital aufgemotzt und mit Personal bestückt. Dorthin kamen unter anderem Corona-Patienten, die zum Schutz der Angehörigen und der daheim pflegenden Personen gerade noch nicht nach Hause gehen konnten, weil ihre Viruslast noch zu hoch war. Sie wurden von uns und einem Rettungssanitäter vom Infektionszimmer zum Infektionstransportauto, also zur Rettung, begleitet.

Eine dieser Patientinnen begann vor Freude über ihre überstandene Corona-Erkrankung im Zimmer zu singen: *„Fahr ma huam, fahr ma huam, von der Ålma ins Tal …“* Diesmal war ich es, der im dritten Takt einsetzte und die zweite Stimme sang – über den Gang auf Station, vorbei am Schwesternzimmer und hinaus zum Lift. Hinunter ins Erdgeschoss und hinein bis ins

Rettungsauto sangen wir, und wenn es nach uns beiden gegangen wäre, wären wir singend und klingend nach Hörgas gefahren.

„Endlich hinaus, Sonne, Ruhe!“

Es gibt natürlich auch einen Heimweg, der nicht nach Hause führt. Jener Heimweg nämlich, der sich für Menschen auftut, die sich nicht mehr selbst versorgen können und deshalb in eine stationäre Pflegeeinrichtung umziehen müssen. Es ist ein emotional schwieriger Weg, alles das aufzugeben, für das man sich ein Leben lang abgemüht hat. Ins Heim fahrende Menschen, machen meist kein fröhliches Gesicht, setzen kein dankbares Lächeln auf, wenn sie in den Rettungssessel sitzen.

„Leider nicht mehr nach Hause, Sonne, Ruhe!“

Anders allerdings sind jene, die schon vom Pflegeheim, der Seniorenresidenz, der geriatrischen Einrichtung kommen und wieder dorthin zurückkehren. Sie haben es wieder: das Lächeln im Gesicht, die Freude, nach Hause zu fahren.

„Ein angenehmes zu Hause, Sonne, Ruhe!“

Sei es wie es sei, ich fahre nach jedem Dienst liebend gerne nach Hause. Küsse meine Frau, werde von Nala, unserer Hündin, bellend begrüßt, streichle die Katzen, lege mich in die Hängematte oder setze mich in meinen Ohrensessel und träume von den vielen … Enkelkindern!

„Endlich zu Hause, Sonne, Ruhe.“

Jeder Tag ist einzigartig

* *„Stecken sie mir die Erbsen in die Ohren"*, sagte eine Patientin zu mir, während eine andere genüsslich aus ihrem Harnbecher den selbsteingeschenkten Kamillentee trank.

* Frau S. probiert allmorgendlich die Zahnprothesen der Mitpatientinnen, aber: *„Diese verflixten neuen Zähne, sie passen nicht und passen nicht!"*

* Der umtriebige Herr M. (82a) verwechselte den bettlägerigen Herrn Viktor im Nebenbett, den er nächtlich bestieg, mit seiner längst verstorbenen Frau. Es war gar nicht so einfach, ihn zur mitternächtlichen Stunde wieder von Herrn Viktor herunter zu bekommen.

* *„Das werd' ich meiner Mama sagen, dass ich hier nichts zu essen bekomme"*, meinte die 94-jährige Frau Theresia nach dem dreigängigen Mittagessen.

* *„Hören Sie …"*, fragte uns Herr Florian, als wir ihn im ärgsten Gewitter bei Blitz und Donner im Park suchend auf einer Kellertreppe sitzend fanden, *„… hören sie die Schüsse? Wenn wir nicht still sind, dann holen uns die Soldaten und bringen uns weg!*

* *„Kennen Sie meinen Bruder, den Franz vom Bahnhof?"*, oder: *„Darf ich noch ein paar Tage dableiben? Ich bin auch wirklich brav!"*, fragte uns Herr Josef ständig, wenn wir ins Krankenzimmer kamen. Und *„nein"*, wir kannten seinen imaginären Bruder nicht, und *„ja"*, er durfte noch ein bisserl länger bei uns bleiben, denn er wurde zu Hause missbraucht!

Jeder Tag, jede Stunde ist einzigartig, erst recht, wenn man mit demenzkranken Menschen zu tun hat. Jeder Tag, jede Stunde ist zugleich aber auch schwierig und für die Erkrankten sowie die Pflegenden oft schwer zu ertragen. Ihre Ruhe- und Rastlosigkeit, die Tag- Nachtumkehr oder die im Krankenhaus ungewohnte, fremde Umgebung, können einen Dementen schon mal aus der Bahn werfen und sein näheres Umfeld ins Chaos stürzen.

Verständlicherweise reagiert ein ruhebedürftiger fiebernder

Zimmernachbar eines demenzkranken erbost und außergewöhnlich heftig, wenn er nach einer schlaflosen Nacht am Stationsgang wütend und zornig schreit: *„Sperrt's ihn endlich weg, diesen Idioten!"* Schließlich hat er ja um zwei Uhr morgens in den Kasten uriniert und sich dann zu ihm ins Bett gelegt. Die ganze Nacht war für alle Beteiligten furchtbar. Nur das mit dem Einsperren ist leichter gesagt als getan. Es ist eine zu hinterfragende, ethische Sache, auch bei Gefahr in Verzug. Vorübergehende Maßnahmen, zum Schutze des Patienten und der Mitpatienten, ja, aber eben nicht kontinuierlich. Denn erstens ist das eine freiheitseinschränkende Maßnahme und somit gegen das Gesetz, und zweitens muss alles nachvollziehbar, protokolliert, dokumentiert und durch psychiatrische Gutachten belegt werden. Also, von wegen, ... *sperrts den Idioten weg!*

Außerdem kann es morgen unsere Großeltern, später unsere Eltern und irgendwann auch uns betreffen. Morgen – später – irgendwann ... oder **jetzt**?

„Hiiilfe, hiiilfe, Polizeiii! Hiiilfe, hiiilfe, Polizei!", schreit ein Patient im dritten Stock seit einer Stunde. Ärzte und Schwestern sind ratlos. Die verordnete Medikation bringt nicht die erwünschte Wirkung. Was tun? Die anderen Patienten können wegen der nächtlichen Ruhestörung nicht schlafen, auch wenn sie als Erkrankte diesen Schlaf überaus notwendig hätten. Sie beschweren sich mit Recht, nämlich mit dem Recht auf ihre Nachtruhe!

Und doch hat die Sache hier einen Haken. Denn **wenn,** und ich betone, **wenn** nun eine erweiterte Medikation zur Schaffung der Nachtruhe zum Einsatz käme, so gäbe es sofort eine Gegenbeschwerde von Angehörigen, die ihre schläfrigen (Groß)Mütter, (Groß)Väter, Onkel, Tanten beim nächsten Besuch schlafend (volkstümlich: *„niedergespritzt"*) vorfänden. Sie würden sich sofort und ohne zu zögern mittels der aufliegenden Formulare bei allerhöchster Stelle beschweren, denn sie kennen schließlich den Herrn Primarius! – Den wir als unseren Abteilungsleiter übrigens auch kennen!!!

Aber wenn's blöd läuft, dann wehe dem, der die Verantwortung trägt! Arzt, Schwester oder …, egal. Egal wer oder warum, es wird geklagt! Zu Hause ist die Pflegesituation zwar unzumutbar, das Personal im eben zuvor bezogenen Pflegeheim untragbar, aber im Krankenhaus, … im Krankenhaus erwartet man sich schließlich Kompetenz. Und wenn die liebe Erbtante Berta, die nächtliche Querulantin, tagsüber schläft, dann hat das wohl nichts mit Kompetenz zu tun, oder? Also wird ohne Umschweife geklagt, na klar! *Aber was hilft's der Tante Berta?*

Drei Damen sitzen an einem Tisch. Das Personal trägt das Mittagessen auf. Nur jeweils eine Speise wird aufgetischt, damit können demente Menschen besser umgehen. Sonst vermengen sie das Püree mit dem Pudding und schütten ihren Saft dazu. Heidi, eine geduldige Pflegefachassistentin, setzt sich zu den drei Damen und unterstützt sie. Als Frau Roth den ersten Löffel der Tomatensuppe kostet, beginnt sie zu schreien und wirft Frau Heidi den Suppenteller an den Kopf. Darüber ist die Sitznachbarin, Frau Süß, so erschrocken, dass sie beginnt auf Frau Roth mit ihrem Suppenlöffel einzudreschen. Sie verwendet dabei auch verbale Waffen wie: *„Du Drecksau, du Rabenvieh…"* und zwei-, dreimal, *„… du Luder"*. Die Dritte im Bunde, Frau Matti, zieht unterdessen das Suppenteller von Frau Süß zu sich, holt die würzig rote Suppe löffelweise aus dem Teller und bespritzt alle Anwesenden mit den Worten: *„Eins-zwei-drei, Feuer frei und bumm, bumm, bumm."*

Wer in diesem Moment das Zimmer betritt, und das kann ich mit Fug und Recht behaupten, weiß nicht so recht, was er zuerst tun soll.

Nun, ich hab' auf jeden Fall zuerst Frau Heidi aus der Gefahrenzone gebracht und mithilfe einer anderen Kollegin die Tomatensuppenschlacht beendet, indem wir die Damen samt ihrem Sessel vom Tisch und damit aus der Gefechtszone gezogen haben. Keine Munition, kein Krieg!!! Danach wurden sie einzeln betreut. Zwar in der Ausführung sehr personal- und zeitaufwendig, aber durchaus begründbar und notwendig.

Zwei Pflegepersonen, der Herr vom Reinigungsdienst und ein Maler, beseitigten später die neue farbenfrohe innenarchitektonische Gestaltung des Zimmers und stellten den faden Urzustand des desinfiziert/steril wirkenden weißen Patientenzimmers wieder her.

Jeder Tag ist einzigartig!

Wenn wir demente Menschen pflegen und behandeln, stoßen wir sehr oft an unsere physischen und psychischen Grenzen. Es belastet! Wenn zu dieser speziellen Pflege dann allerdings auch noch die aktuelle Situation der Pandemie erschwerend hinzukommt, werden Tage nicht nur einzigartig, sondern auch gefährlich. Dafür gibt es kein Lehrbuch. Da verlieren Worte wie *richtig* oder *falsch* in ihrer Definition an Bedeutung. Da ist guter Rat oft wirklich teuer, wenn sie nicht im Bett, nicht in ihrem Sessel sitzen bleiben oder ohne Mund-Nasenschutz von Zimmer zu Zimmer laufen. Auf allen Vieren am Boden kriechen und ihren kindlichen Unfug treiben. Dann ist nichts anzufangen mit der Pflege, wie sie vorgekaut im Buche steht, dann wird *„Eins, zwei, drei im Sauseschritt und die Herta…, die fährt mit“* wichtiger als alles andere.

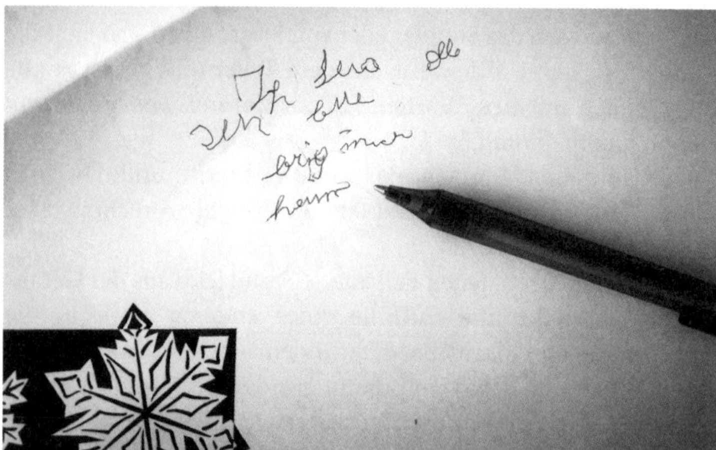

„Ich lieb euch alle – bitte bring mich heim.“

Herta hieß auch die 94-jährige Pflichtschullehrerin, die auf die Frage hin, „*Can you speak English*", den ganzen Nachmittag nur noch *British-English* sprach und uns erklärte, warum die Briten gerne „*A Soup*" aßen. Auch sie wollte, im Bett liegend, immer nur aufstehen und im Sessel sitzend zurück ins Bett. Und als wir im ständigen Hin und Her bei ihr am Krankenbett saßen, sie mit Wortspielen ablenkten und ich ihr ihren rosaroten Plüschelefanten aus dem Demenzfundus in die Hand gab,. versuchte sie mich an der Nase zu zwicken. Doch …, da war gar keine Nase, da war nur dieses weiße Etwas in meinem Gesicht, für das sie keinen Namen fand. Sie hätte dieses weiße Etwas eigentlich auch aufsetzen und tragen sollen, aber sie akzeptierte es nicht. Ebenso wenig wie den Venenzugang, den sie spätestens am frühen Nachmittag selbst entfernte und fein säuberlich, am Schlauch hängend, um den Infusionsständer wickelte.

Nun gut, wir saßen da und meine Nase war nicht greifbar. Da umklammerte sie eben meinen Oberarm und lehnte ihren Kopf an meine Schulter. Dann sagte sie leise: „*Ich hab' dich lieb. Und mein Papa, der ist auch lieb, aber der hat keine Geduld mit mir.*" Ich fragte sie: „*… und die Mama?*" „*Die Mama …*", meinte sie, „*… die Mama ist oft auswärts, aber ich hab' sie auch seeehr lieb.*" Dann begann sie leise zu wimmern und zu weinen. „*Wie heißt denn der Papa?*", fragte ich. „*Friedrich – der ist soooo lieb!*", antwortete sie. „*Und die Mama, wie heißt die?*", fragte ich erneut? „*Die heißt, … die heißt Elisabeth*", war ihre Antwort. Sie zog mich am Ärmel und sagte: „*Komm, steh auf, der Papa holt uns mit dem Auto ab.*" „*Aber Herta*", erwiderte ich, „*du bist jetzt im Krankenhaus.*" „*Nein*", sagte sie energisch, „*ich bin ja nicht krank, und deppert bin ich auch nicht, dass du es weißt!*"

Wenn sie bei Tisch saß, beschäftigten wir sie mit Zeitungen und Illustrierten, mit Schreib- und Zeichenmaterial. Sie schrieb: „*Ich lieb euch alle – bitte bring mich heim.*"

Ich gab ihr meine, in Handschuhen verpackte Hand und sagte: „*… Wir haben dich auch lieb.*"

Denn, … Einzigartigkeit ist besser als Lehrbuch-Perfektion!

Licht am Ende des Tunnels

Es gibt nichts, was es nicht gibt! Ein Satz, der mindestens so viel Widerspruch beinhaltet wie Wahrheit. Hollywood zeigt es uns täglich, bei Netflix können wir sie Tag und Nacht abrufen: die Storys und Dramen über den mehrmals täglichen Weltuntergang, wenn uns Schauspieler, in atemberaubenden Szenen, vor überdimensional großen oder mikroskopisch kleinen Gefahren retten. Die ganze Welt brennt, vereist, vertrocknet, wird überflutet, von einer fremden Lebensart überfallen, durch eine Cyberattacke bedroht – und fast, fast wären wir alle gestorben, hätten uns diese Helden, die ihr Leben für uns aufs Spiel gesetzt haben, nicht in letzter Minute gerettet…, und… Werbung zwischendurch.

So gesehen, wirkt es doch verständlich, wenn Menschen sich in Zeiten der Pandemie aus zum Beispiel jenem Grund nicht impfen lassen wollen, weil sie fest daran glauben, mit diesem Serum auch einen Mikrochip in den Körper implantiert zu bekommen. Und weil sie, wie in Dutzenden Science-Fiction-Filmen gezeigt, nicht durch diesen Mikrochip manipuliert oder gesteuert werden wollen, lassen sie sich auch nicht impfen. Und aus!

Nun gut, es ist ja immerhin noch *jeder seines Glückes Schmied* und die Impfpflicht der politisch autoritären Zeiten auch vorbei. Und wer weiß, vielleicht haben die nicht Geimpften in baldiger Zukunft einen Vorteil, vielleicht aber auch einen Nachteil. Wir wissen es nicht! Auf jeden Fall ist laut Experten schon *ein Licht am Ende des Tunnels* zu sehen. Um welches Licht es sich dabei handelt, hat man uns allerdings nicht verraten. Etwa ein rotes Licht, wie auf der Verkehrs- oder Corona-Ampel, für den verordneten Lockdown oder für Stopp? Ein oranges Licht für: *„Achtung, Vorsicht erhöhte Gefahr!"* und *„… wir werden sehen, in welche Richtung es weitergeht!?"* Ein grünes Licht für: *„Und auf geht's, Jubel?"* Oder gar ein Blaulicht, mit dem ein 58-jähriger Mann damals eingeliefert wurde, weil der, Wochen zuvor implantierte Defibrillator zu Hause einen Elektroschock ausgelöst hatte. Der Mann war beim Gartengießen plötzlich bewusstlos zusammengebrochen. *„Er ist einfach umgefallen. Regungslos im Garten gelegen und dann hat dieser Apparat den Schock ausgelöst"*, berichtete uns später seine Gattin.

Ich persönlich hatte bis zu diesem Zeitpunkt zwar schon Patienten bei uns auf Station betreut, behandelt beziehungsweise gepflegt, die einen solchen implantierten „Defi" hatten, aber diesen noch nie in Aktion gesehen. Auf jeden Fall wurde der Garten gießende Herr Helmut bei uns mit dem Notarzt eingeliefert und vom Ambulanzteam erstversorgt. Bei seiner stationären Aufnahme war er wieder halbwegs beschwerdefrei und konnte selbst auf die Toilette gehen. Ein Mann, dem man diese *Status post autodidakte Reanimation* nicht ansah, außer vielleicht an den etwas lividen Lippen, aber die haben viele Lungen- und herzkranke Menschen.

Es war zirka am vierten, fünften Tag, Herr Helmut hatte gerade Besuch von seiner Frau, da leuchtete seine Zimmernummer am Patientennotruf-Display auf. Ich ging hinaus auf den Gang, wo mir bereits seine Frau, selbst geschockt, aber nicht von einem Defi, mir entgegenrief: *„Er hat schon wieder ausgelöst! Helmut hat sich nicht besonders wohl gefühlt, dann ist ihm schlecht und schwindelig geworden, sodass er sich ins Bett gelegt hat. Als ich ihm die Brechschüssel bringen wollte, hat der Defi schon den ersten Schock ausgelöst."* Ich überzeugte mich davon, ob der Patient wirklich im Bett lag und sah, wie der Defi zum zweiten Mal schockte. Ein ungewohnt spektakuläres Bild, wenn man so etwas zuvor noch nicht gesehen hat. Und da es sich dabei um ein Notfallszenario handelt, lief ich zurückhinaus auf den Gang und schlug mit der Faust auf den *Pumper.* Das ist ein großer roter Druckknopf an der Wand, mit dem man automatisch Herzalarm auslöst. Dadurch werden Intensivmediziner wie Kardiologen, Anästhesisten und die stationseigenen Dienstärzte übers Handy alarmiert. Und als wir Schwestern mit dem Notfallwagen ins Zimmer fuhren und das Nachbarbett zur Seite schoben, war die gesamte Notfallmannschaft eingetroffen. Alle Spezialisten des Hauses waren beim Patienten und wir legten los. Wobei wir in diesem Fall mehr Personen waren, als notwendige Maßnahmen gesetzt werden mussten, denn der Patient hatte nach kurzer Zeit wieder einen Sinusrhythmus und konnte mit uns kommunizieren. Das ist zwar laut Kardiologen nicht der Regelfall, aber in gewissen Situationen möglich und medizinisch betrachtet der Sinn und Zweck eines implantierten Defibrillators.

Herr Helmut war also von der körpereigenen Medizintechnik, dem implantierten Defibrillator ins Leben zurückgeholt worden und wir mussten nur unterstützend, medikamentös eingreifen.

Nach und nach verließen die Intensivmediziner den *geschockten* Einsatzort, seine Frau aber blieb bei ihm im Zimmer. Er war müde, sehr müde und schlief auch fast die ganze Zeit bis zu meinem Dienstende. Beim letzten Kontrollbesuch erzählte er von einem angenehmen Zustand, einem schmerzlosen, sorglos erfüllten Zustand, den er nur sehr schwer beschreiben konnte und über den seine Frau nicht viel wissen wollte. *„Denn schließlich möchte ich mit dir alt werden"*, wie sie sagte, und *„jetzt brauchst du an den Tod, ans Sterben noch nicht zu denken, jetzt wo die Ärzte dich mit der besten Gerätschaft ausgestattet haben. Ruh' dich aus und schlaf ein wenig."* Deshalb hab' ich auch, obwohl ich extrem neugierig auf seine Ausführungen gewesen wäre, nicht mehr näher nachgefragt, wie dieser Zustand für ihn war, was er dabei gefühlt und gesehen hatte. Nur eines weiß ich noch: *„Es war … wie ein schöner heller Traum"*, meinte er, bevor er sich zur Seite drehte und wieder einschlief.

***

Ein anderer, aber nicht weniger spektakulärer Vorfall ereignete sich in einem Wochenend-Spätdienst bereits Jahre zuvor. Damals lagen in den fünf Isolationseinheiten, das sind fünf Zweibettzimmer, bei Bedarf auch Sonderklasse-Patienten. Eine von ihnen war eine sehr nette, wenig auffallende Dame, so um das damalige Pensionsalter. Zwischen 55 und 58 Jahre alt.

Wir waren mit dem Ausspeisen des Abendessens beschäftigt, da läutete die Bettnachbarin an. Wir kamen ins Zimmer und sie meinte, sie hätte sich gerade mit der Nachbarpatientin unterhalten, dann griff diese sich auf ihre Brust und redete nicht mehr mit ihr. Und deshalb habe sie jetzt geläutet.

Für uns war die Situation schnell klar. Sie saß mit erhöhtem Oberkörper im Bett, der Kopf war seitlich gesenkt, bläulich verfärbt und die Zungenspitze hing aus dem Mund. Keine Atmung, kein spürbarer Puls. HERZALARM!!! Einer stellte die flache Liegeposition im Bett ein und begann zu reanimieren, der andere holte Hilfe und den Notfallwagen.

Noch während unserer ersten Reanimationsversuche begann die Patientin nicht nur zu atmen, sondern erwachte wieder bis ins Bewusstsein. So etwas habe ich zuvor und danach nicht wieder erlebt.

Wir gaben ihr eine Sauerstoffbrille auf die Nase und stellten den Oberkörper wieder hoch. Wir sprachen sie an, fragten nach, ob sie uns wohl hören könne, und sie fragte uns, was denn passiert sei. – Und während wir ihr die Situation erklärten, ... wumms, sackte ihr Kopf wieder nach vor. ATEMSTILLSTAND, kein PULS, Bett in Liegeposition, Reanimation! – Klappe, die zweite!

Dann kamen unsere diensthabende Oberärztin und die Turnusärztin angerannt. Damals gab es noch keinen *Pumper* für den Herzalarm, da telefonierten wir unsere Ärzte herbei. Ich erklärte die etwas ungewöhnliche Situation und was sich zuvor abgespielt hatte und die Bettnachbarin ergänzte einige unwichtige Einzelheiten. Dann suchte sie aus Platzmangel am Gang das Weite. Nach wenigen Minuten spielte sich dieselbe Szene ab wie zuvor. Die Patientin erwachte ins Bewusstsein und atmete. Diesmal sprach sie unsere Oberärztin an und versuchte, sie *munter* zu halten. Wir fragten sie Dinge, die sie wissen sollte. Namen, Geburtsdatum, Arbeitsplatz, ... *„Ich habe jahrelang am Bankschalter gearbeitet"*, sagte sie, *„bei der Bawaaaag"*, ... und weg war der Kontakt. Dabei schloss sie jedes Mal ihre Augen, der Mund blieb offen und der Kopf senkte sich. – „*Reanimation*“, rief die Oberärztin und telefonierte umgehend mit einem Intensivmediziner. Dieses Hin und Her zwischen Bewusstsein und Bewusstlosigkeit wiederholte sich viermal. Da erzählte sie dann auch von *Lichtbildern* und *der schönen Gegend,* in der sie sich befand. Was wir zuerst als Verwirrtheit abgetan und erst später so richtig realisiert haben, war vielleicht einer dieser *Licht am Ende des Tunnels*-Momente.

Nach dem vierten Mal war der Intensivmediziner da und wir machten uns mit der Patientin auf in Richtung Intensivstation. Am Gang kollabierte sie uns ein fünftes Mal. Diesmal kam es zwar auch gleich wieder zu einem eigenen Herzschlag und einer selbstständigen Atmung, aber zum Bewusstsein kam sie nicht mehr. Die Turnusärztin berichtete später davon, dass sie im Lift wieder und im Eingangsbereich der Intensivstation wieder, … dann haben die Kardiologen übernommen, sie stabilisiert, untersucht und therapiert.

Die Schalterdame der Bawag lag eine gute Woche bei uns auf Intensiv, kam anschließend auf eine kardiologische Station und hat sich in dieser Zeit sogar einmal nach ihren *Schutzengeln* vom vierten Stock erkundigt und uns *herzliche,* liebe Grüße ausrichten lassen. – Und wir ihr auch!

Und selbst wenn auf politischer Fachebene
keine Einigkeit herrscht,
so geben uns Nahtoderfahrungen die Gewissheit,
dass es nach dem endgültigen „Lockdown“
ein Licht am Ende des Tunnels gibt.

Würde

„Eine Berührung mit guten Worten bringt die Seele zum Tanzen."

Im gesamten Umfeld der Corona-Berichterstattung werden Negativ-Berichte in den Vordergrund gerückt. Nicht Behandlungserfolge erscheinen täglich in allen Medien, sondern Misserfolge, die würdelos als Kollateralschäden bezeichnet und abgestempelt werden.

Und ja, es gibt ihn, den Misserfolg. Die Terminverschiebungen, einmal, zweimal, dreimal, … Aber keine bewusst würdelosen Entscheidungen. Der Mensch bleibt auch im Krankenhaus ein Mensch, ein Patient mit Geburtsdatum, Folgenummer und ja, ab und zu auch mit einem Sterbedatum.

Würde sich niemand darum kümmern,
so wäre das würdelos.

Selbstverständlich suche ich mir bei einem bestimmten Leiden den dementsprechenden Facharzt des Vertrauens. Ich wähle ja schließlich auch je nach Gusto und Geschmack das jeweilige Restaurant oder den Heurigen aus. Und dann vertraue ich dem Koch, der Küche. Finde ich kein Haar in der Suppe, ist der Salat nicht versalzen, das Fleisch saftig und der Kellner nicht zu schnippisch, dann komme ich wieder.

Zwar nicht mit demselben Enthusiasmus, aber der grundsätzlichen Einstellung und Erwartungshaltung gehe ich als Patient zum Arzt, ins Krankenhaus.

Mein Körper hat ein Leiden. Ein Teil von **mir** hat ein Gebrechen. **Mein** Ich benötigt Hilfe. Und sie alle nehmen sich **meiner** an, arbeiten zusammen für **meine** Genesung: Der Hausarzt, das Notarztteam, die Sanitäter, die Berg- und Wasserrettung, der Hubschrauberpilot, der Portier, die Rezeptionistin, Verwaltungsdame, die Triagen- und Ambulanzschwestern, der aufnehmende Arzt, die Radiologie-Assistentin, der Radiologe, die

Laborantin, der Botendienst, der Techniker, die Kantinenfrau, der Patiententransportdienst, die Schwestern auf der (Intensiv)Station, die Pflegeassistenten, die Schwesternschülerin, der Praktikant, die Physiotherapeuten, die Reinigungsdame, die Stationssekretärin, das Küchenpersonal, der Turnusarzt, der Stationsarzt, der Oberarzt, der Primararzt, der Konsiliar- und Facharzt, die Medizintechnik, die Hygieneschwester, der Psychologe, der Sozialdienst, der Masseur, die Logopädin, der EDV-Fachmann, die Damen in der Schreibstube, die Damen und Herren der Seelsorge, der Herr Pfarrer und im Falle des Falles eben auch der Pathologe.

Alles in allem sind es unzählige Fach- und Hilfskräfte, die ein einzelner Patient in Bewegung setzt. Es wird ständig operiert, therapiert, transplantiert, infundiert, korrigiert, reanimiert. Vom ersten Atemzug und Schrei bis zum letzten. Vor Corona, seit Corona und in alle Ewigkeit oder zumindest solange wir alle unsere Krankenkassenbeiträge brav einzahlen.

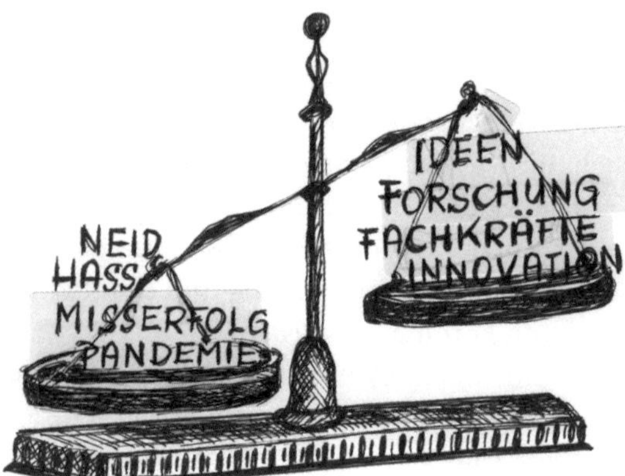

Jede einzelne Schlüsselperson im Sozialsystem trägt dazu bei, dass aus den menschlichen Misserfolgen, die es immer und überall geben wird, kein weltweit flächendeckendes Drama entsteht! Denn dann würden wir Menschen uns unserer Evolution gegenüber als tatsächlich unwürdig erweisen.

Evolution – Würde – Hürde – Ehre – Sinn des Lebens.

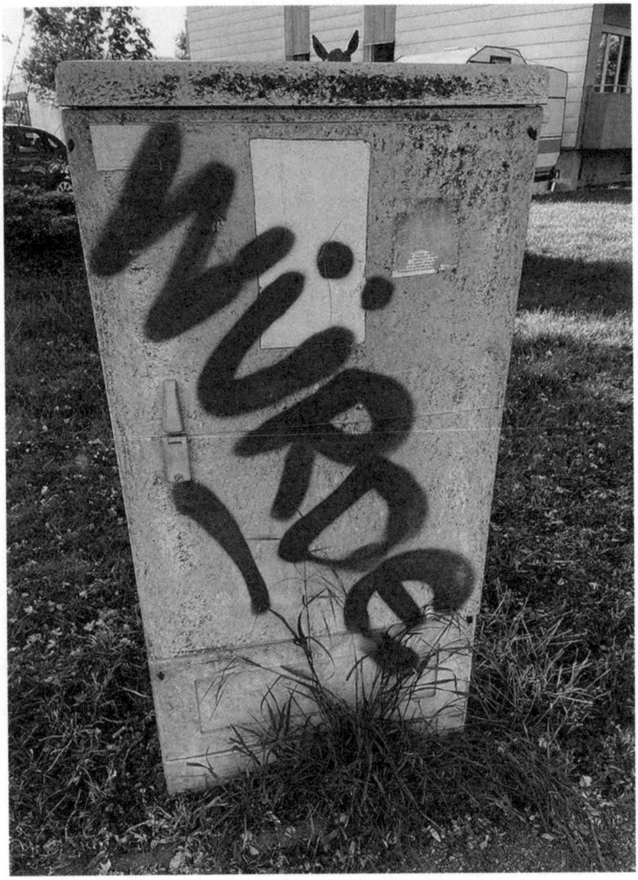
Würde

Pflege an sich

Arbeitsleben oder tiebrasnebeL?
Beruf oder gnufureB?
Alltagsversorgung oder retlA mi gnugrosreV?
Sorge oder egrosrüF?
Vorsorge oder egroschaN?
Ganz einfach.
Pflege an sich!

Zwei oft gestellte existenzielle Fragen verschmelzen zu einer gemeinsamen, nämlich: *Wer wird einmal auf uns schauen, uns pflegen, wenn wir alt sind? – Und macht es einen Sinn, Kinder zu zeugen?*

Heben wir unsere Würde empor, zeigen uns kämpferisch und pflegen jede einzelne Zelle dieser Erde!

Es ist an der Zeit

Es ist an der Zeit, aufzuwachen
und sich über sich selbst zu erheben.
Es ist an der Zeit, den Verstand zu gebrauchen,
um alles wahrzunehmen.
Es ist an der Zeit, standhaft zu bleiben
und sich dazu zu bekennen.
Es ist an der Zeit, aus Fehlern zu lernen,
um sich wehren zu können.
Es ist an der Zeit, das Schweigen zu brechen
und sprechen zu lernen.
Es ist an der Zeit, das Leben als solches
voll anzuerkennen.
Es ist an der Zeit, wieder mit Würde
ein Mensch zu sein.
Es ist an der Zeit.

(Wentila De La Marre)

Wie es wird

Das Foto in einer Tageszeitung vom 3. April 2021, das die zweite und dritte Seite zierte und mit der Überschrift *Rätselhafte Verhüllung des Todes* betitelt wurde, weckte in mir schaurige Erinnerungen.

Man sah darauf ein Krankenzimmer, genauer gesagt ein Krankenbett, auf dem ein in Plastik eingewickelter Corona-Toter lag. Man hatte ihn zuerst in einem gelben Leichensack gelegt, danach mit transparenter Verpackungsfolie mumienartig eingewickelt und aufs Totenbett gelegt. Wie in einem Kokon aus Plastik eingesponnen, gruselig!

Ein Bild der Erinnerung! Kein Déjá-vu, sondern die Erinnerung an eine Tatsache. Die Erinnerung an eine Arbeitsweise, wie wir sie vor 25 Jahren angeordnet bekamen. Wir haben unsere HIV- und AIDS-Toten genauso in Plastik eingewickelt, weil man damals der Meinung war, man müsse die Infektionstoten so verpacken und begraben oder verbrennen. Aus heutiger Sicht war es unnatürlich und geschmacklos. Ethisch und moralisch unanständig, weil eben – unerforscht. Kein schöner Anblick.

Und auch wenn der Reporter dieses Artikels vom 3. April 2021 den Vergleich zur Metamorphose zog, wo eine Raupe sich im Kokon verpuppt, stirbt und als wunderschöner Schmetterling wiedergeboren wird, so hat das Plastikbild mich doch an etwas Ungutes erinnert. Wie auch immer, wir handelten laut Vorschrift, bis diese Vorschrift durch die Erkenntnis, dass von Leichen keine Infektionsgefahr mehr ausgeht, widerlegt wurde und somit nicht mehr Vorschrift war. Und so wie diese, haben sich über die Jahre viele Verordnungen relativiert.

(Nur das mit dem Kondom war und ist immer noch wichtig, wichtig, wichtig, und … es macht trotzdem noch Spaß!)

Gleichzeitig beruhigte mich der Gedanke, dass alles, was anfänglich etwas streng und überzogen wirkt, nach einer gewissen Zeit wieder relativiert und verändert wird. So werden seit Corona aus luftdichten und mechanisch belüfteten Ganzkörperschutzanzügen normale Schutzkleidungen, aus Mumien normale Leichen und selbst aus Vorschriften eine vergessene Plastikrolle, ganz hinten im Kasten des Stationsbades.

Aus Spaß wurde Ernst,
aus Ernst wurde Sorge,
aus Sorge wurde sogar Angst!
Aus Angst schließlich eine Art Besonnenheit,
aus Besonnenheit ein Gemisch aus Toleranz und Ignoranz.

Und aus diesem Gemisch wurde wider Erwarten Routine
… und aus dieser Routine wächst wieder eine gewisse –
neue Normalität.

Diesseits vom Jenseits

Großen Auftritten folgen *After Show Partys*, einer würdigen Verabschiedung ein Totenmahl. Bei uns am Land bezeichnet man es als Bestattungsmahl, umgangssprachlich abgekürzt *B'stattung* oder eben etwas makaber *Leichenschmaus*.

Was es ausmacht, sich nach einem großen Familienfest nicht mehr an einem Tisch zusammenzusetzen und diesen Leichenschmaus in memoriam beziehungsweise zur Ehre des Verstorbenen abzuhalten, zeigte uns diese Pandemie. Wir erleben Taufen, Erstkommunionen, Firmungen, Hochzeiten, Jubiläen, Begräbnisse und Verabschiedungen ohne das übliche Ende, nämlich das Essen und die damit verbundenen Gespräche über das verstorbene Familienmitglied.

Auch das sehr würdevolle Begräbnis unseres an Corona verstorbenen Großvaters endete für uns an seiner letzten Ruhestätte. Ja natürlich endete sein Leben nicht in dieser tiefen, kühlen, betonierten Gruft, sondern bestimmt auf einer Wolke im Himmel, aber für uns hatte dieser Corona bedingte Abschied ein sehr abruptes Ende.

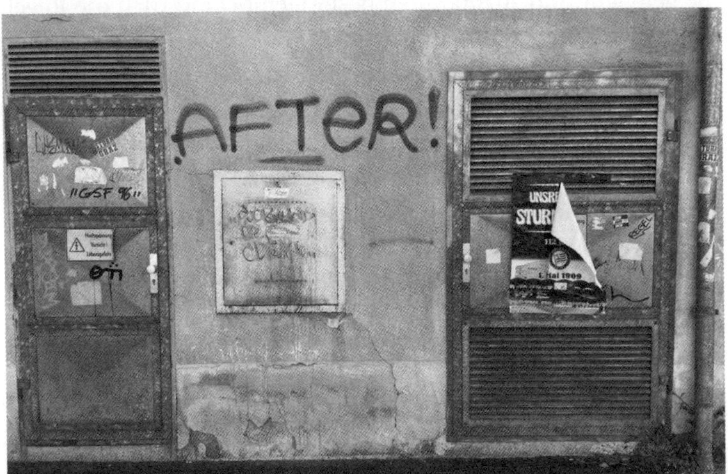

Lieber ein Ende ohne Schrecken, als ein Schrecken ohne Ende? Ein Schrecken ohne Ende wäre es geworden, wären wir danach nicht im kleinen Kreis zu Hause zusammengesessen und hätten bei Schinken-Käse-Toast mit Ketchup und einem Glas Bier oder Wein auf unseren gesellschaftlich höchst aktiven Großvater angestoßen. Hätten! Es war nämlich laut staatlicher Verordnung verboten!

Hätte sich dabei, Gott behüte, jemand von uns angesteckt, so hätte man beim *Contact Tracing* unseren kleinen Leichenschmaus aufgedeckt und als gesetzeswidrig deklariert. Dann wäre unser Totenmahl zur Coronaparty und eventuell zum Anlassfall für ein weiteres Totenmahl geworden. Nicht auszudenken!

Geburt und Tod sind etwas
Natürliches;
Nur das Dazwischen
ist es nicht.

Alle Menschen sind gleich, manche sind gleicher. Eigentlich, normalerweise, im Regelfall…, aber wir hatten eine Ausnahme gemacht und Ausnahmen bestätigen bekanntlich die Regel. Eine Ausnahme, die ein ungewolltes Ende hätte nach sich ziehen können. Unangenehme, ungewollte und traurige Konsequenzen, wie die der Geburtstagsfeier von Frau Huber auf Zimmer 5. Alle Kinder und Kindeskinder haben sich an ihrem Ehrentag getroffen und eine ebenso kleine, feine Feier organisiert. Mit ihr gegessen und getrunken und auf ihren Neunziger angestoßen haben sie, mehr nicht. Leider hat sie sich dabei angesteckt, ist erkrankt und zu uns ins Krankenhaus eingeliefert worden. Zuerst war sie relativ orientiert und bemüht, wieder gesund zu werden, am siebenten Tag aber hat sich ihr Zustand rapide verschlechtert. Dann gab es wieder eine oder mehrere Ausnahmen. Ihre Kinder kamen trotz Besuchsverbot der Pandemie zu ihr, um sich zu verabschieden. Moral hin, Moral her; Gewissen hin, Gewissen her. Ganz egal, wer hier wen angesteckt hat, es braucht in dieser Situation keinen Schuldigen. Man hat sich getroffen, ihren runden Geburtstag gefeiert und sie ist im hohen Alter von neunzig Jahren friedlich eingeschlafen.

Ja, natürlich, vielleicht wäre sie vereinsamt und (ver)ordnungsgemäß allein gelassen auch zweiundneunzig Jahre alt geworden, aber wer weiß das schon?

Was waren wir vor unserer Geburt?
Etwa tot?
Und wenn ja, warum fürchten
wir uns vor dem Tod?

Zu Ende denken, neu beginnen, war so ein Leitgedanke meiner kleinen Großmutter, deren *After Show Party,* also Totenmahl, bis nach 21.00 Uhr gedauert hat. Alle haben gegessen, getrunken, von ihr und über sie erzählt. … *Es wird ein Fest sein! … (Psalm 126 nach Martin Gutl)* Und es war ein Fest, ein Fest mit mehreren hundert Menschen. Ein Fest der Familie, der Verwandten, der Freunde, der Nachbarn und Dorfleute. Ihre Lieblingsmehlspeise wurde aufgetischt und viele Gläschen Wein getrunken. Ganz in ihrem Sinn. Und obwohl sie außergewöhnlich lange im Siechenbett gelegen ist, und ich rede in ihrem Fall bewusst vom Siechenbett, denn sie hat trotz aufopfernder Pflege unserer Mutter nichts mehr vom Leben rundherum mitbekommen, reden wir heute noch oft über all' ihre Lebensabschnitte: von ihrer schweren Kindheit, ihrer Jugend mit einem ledigen Kind; ihrem, um siebzehn Jahre älteren, späteren Ehemann – unserem dritten Großvater; ihren guten und schlechten Eigenschaften, die auch in uns stecken; ihrem Leben als Zivilinvalide mit körperlicher Behinderung; ihrem trotz ihrer Leiden beständigen Fleiß im Berufsleben; ihrem Altwerden, ihrem Alter, ihrer Pflegezeit, ihrem Sterbeabend und … ihrem Abschied samt traditioneller B'stattung im Gasthaus.

Beim Sterben meiner kleinen Oma war ich traurig,
aber nicht fassungslos oder trübsinnig!

Der Tod, besser gesagt das Sterben hat viele Gesichter. Erlöste, geschockte, zufriedene, lächelnde, gequälte, entstellte, überraschte, weinende und verängstigte Gesichter. Und nur wer sich getraut, dem Tod ins Gesicht zu schauen, kann auch verstehen, warum die bezahlten Musiker auf der untergehenden Titanic folgendes Lied angestimmt haben: *Näher mein Gott zu dir, näher zu dir, alles wird einst vergeh'n, Gott bleibt besteh'n. Darum vertrau' auf Gott und fleh' in jeder Not, näher mein Gott zu dir, näher zu dir.*

„*Please, Gernot, help me. Help me die. I just want to die, show me a way…*", waren die unvergesslich berührenden und zugleich schockierenden Worte eines afrikanischen Flüchtlings, der bei uns im Infektionszimmer lag. Sein Todeskampf hatte viele Gesichter. Sein Totengesicht, seine nicht schließbaren Augen und der weit geöffnete Mund riefen nach Hilfe, schrien nach Veränderung.

Niemand ist Gott, als Gott selbst.
Niemand darf richten über das Leben und den Tod.
Und selbst die, die keinen Gott erkennen und
an nichts glauben können,
selbst die unterliegen dem Gesetz,
nicht über Leben und Tod bestimmen zu dürfen.

Ich habe sie bereits gehalten, die Hände dieser Menschen, deren Lebensende ein sichtbares Ablaufdatum hatte. Ich habe ihn gespürt, den Druck dieser Hände, während meiner Arbeit am Krankenbett. Ihn gespürt auf der Fahrt nach Hause. Und selbst dort angekommen, habe ich ihn noch wahrgenommen. Noch Jahre danach haben mich so manche Erlebnisse von damals emotional fest im Griff. Und sie werden im Laufe unserer Berufsjahre immer mehr, diese Druckgefühle, die eine empfindsame Krankenschwester ertragen und aushalten muss.

Der Tod kann auch freundlich kommen,
zu Menschen, die alt sind,
deren Hand nicht mehr festhalten will,
deren Augen müde wurden,
deren Stimme nur noch sagt:
Es ist genug, das Leben war schön!
(Autor unbekannt)

Wenn heutzutage jemand im **Diesseits** im Sterbebett liegt, wird die Therapie erhöht und werden die Behandlungen verdreifacht. Gut so, wenn es sich um ein Leben handelt, das sich gestern noch über den neuen Tag gefreut hat. Ein Großaufgebot an modernen medizinischen Maßnahmen wird aufgefahren und alles nur Mögliche getan, um das Leben zu retten. Gut! Aber am Ende eines Tages müssen wir trotz Maskenball zu Ende denken und neu beginnen!

Und wäre morgen mein letzter Tag,
ich würde heute noch einen Apfelbaum pflanzen!
(Wentila De la Marre)

Wer weinen kann, wäscht seine Seele rein. Und wer weniger jammert, kann des Lebens Glück besser begreifen.

Seit Corona

Müde und ausgebrannt sind die Synapsen
nach einem ausgedehnten Ausflug
ins Bewusstsein der Pandemie.

… und so heldenhaft unser aller Einsatz auch war, zu schnell wurde daraus diese Art Routine, die die Menschen vor und hinter der Bühne belastet, gar „anzipft". Aus Ruhm und Ehre wurde eine gewisse Selbstverständlichkeit, gemischt mit einem Schuss Präpotenz. Jene, die gestern aus ihrer verängstigen Sichtweise zu uns aufschauten und lobten, blicken nun hernieder und üben Kritik, obwohl sie selbst weder Mut noch Tatendrang für die Sache aufbrachten.

Ich verstehe mittlerweile die Helden der Vergangenheit. Warum und wie schnell der Glanz ihrer Taten verblasst, wie matt und unansehnlich ihre Leistungen werden. Und schäbig die Erinnerung daran!

Jede Heldentat
schürt zwar die Glut und entfacht neues Feuer, das wärmt,
doch sobald es erlischt, wird es zur Asche,
deren Kostbarkeit keiner mehr erkennt!

Zeus und Hera, Jesus von Nazareth und Maria Magdalena, Hippokrates, Hildegard von Bingen, Berthold Schwarz, Christoph Columbus, Martin Luther, Galileo Galilei, Isaac Newton, Napoleon Bonaparte, Wilhelm Konrad Röntgen, Madame Curie, Albert Einstein, anonyme Widerstandskämpfer, Mutter Theresa, Karl Schranz, Jochen Rind, Niki Lauda, … und noch viele, viele mehr, alle samt Helden! Was blieb von ihnen, von ihrer Persönlichkeit?

Ein Heldenplatz? Ein Platz für verklärte Romantik vergangener, kritisch beäugter Zeiten. Und höchstwahrscheinlich werden auch wir uns in 50 Jahren damit abfinden, dass wir nur unsere Pflicht getan haben und wir selbst zwar nicht, aber dafür unser Pferd dabei gewesen ist.

Pflege an sich,
ist auch Pflege der jeweils eigenen
Persönlichkeit!

Wir brauchen uns keine Gedanken mehr darüber machen, wann wir wieder zurück in die Zukunft der Normalität gelangen. Es gibt kein Zurück mehr, ein Zurück vor Corona. Es gibt nur die Zeit vor Corona und die Zeit seit Corona. An die wir uns alle viel schneller gewöhnen werden, als das ständige Gejammer auf hohem Niveau verklingen wird.

Wir werden unseren Isolationsschutzanzug ablegen, den Mund-Nasenschutz beiseitelegen, gut durchatmen und immer wieder aufs Neue beginnen, unsere Arbeit als Gesundheits- und Krankenschwester nach bestem Wissen und Gewissen zu tun.

Pflege an sich

Arbeitsleben oder Lebensarbeit?
Beruf oder Berufung?
Alltagsversorgung oder Versorgung im Alter?
Sorge oder Fürsorge?
Vorsorge oder Nachsorge?
Ganz einfach,
Pflege an sich!

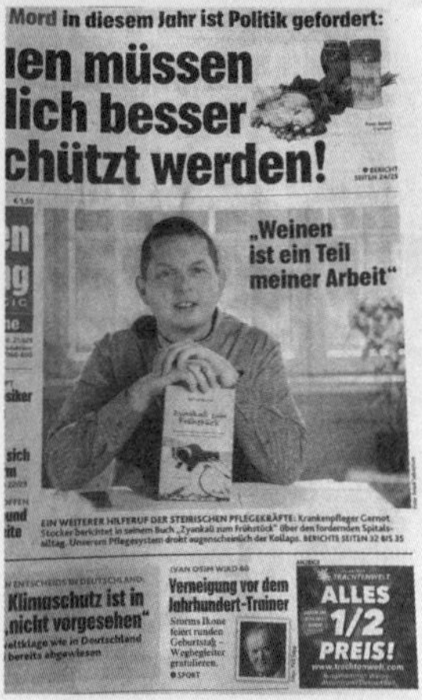
Mord in diesem Jahr ist Politik gefordert:
…en müssen
…lich besser
…chützt werden!
BERICHT SEITEN 24/25

„Weinen ist ein Teil meiner Arbeit"

EIN WEITERER HILFERUF DER STEIRISCHEN PFLEGEKRÄFTE: Krankenpfleger Gernot Stocker berichtet in seinem Buch „Zyankali zum Frühstück" über den fordernden Spitalsalltag. Unserem Pflegesystem droht augenscheinlich der Kollaps. BERICHTE SEITEN 32 BIS 35

Klimaschutz ist in „nicht vorgesehen"

Verneigung vor dem Jahrhundert-Trainer
Sturms Ikone feiert runden Geburtstag – Wegbegleiter gratulieren.
SPORT

ALLES 1/2 PREIS!

Ein Buch schreiben …

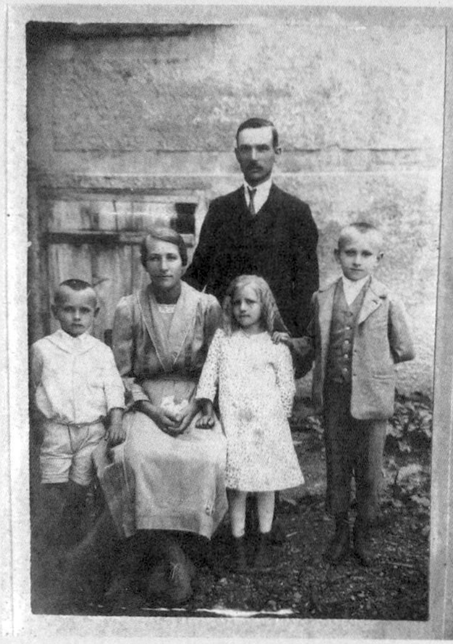

Zu Zeiten der Pandemie vor 100 Jahren, Anfang des 20. Jhs.

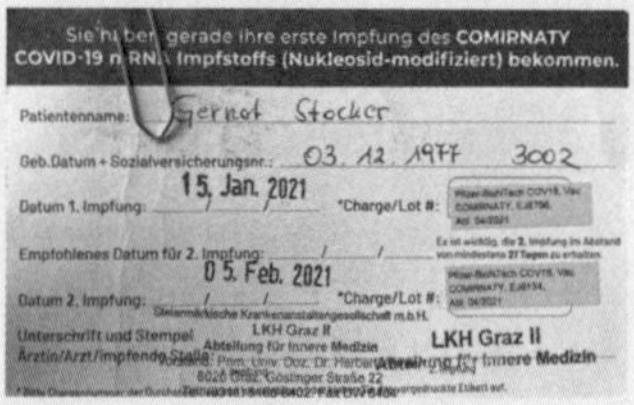
Sie haben gerade Ihre erste Impfung des COMIRNATY COVID-19 mRNA Impfstoffs (Nukleosid-modifiziert) bekommen.

Patientenname: Gernot Stocker
Geb.Datum + Sozialversicherungsnr.: 03. 12. 1977 3002
Datum 1. Impfung: 15. Jan. 2021 *Charge/Lot #:
Empfohlenes Datum für 2. Impfung: ___/___/___
Datum 2. Impfung: 05. Feb. 2021 *Charge/Lot #:
Unterschrift und Stempel Ärztin/Arzt/impfende Stelle: Steiermärkische Krankenanstaltengesellschaft m.b.H. LKH Graz II Abteilung für Innere Medizin
8020 Graz, Göstinger Straße 22
LKH Graz II Abteilung für Innere Medizin

Impfpass

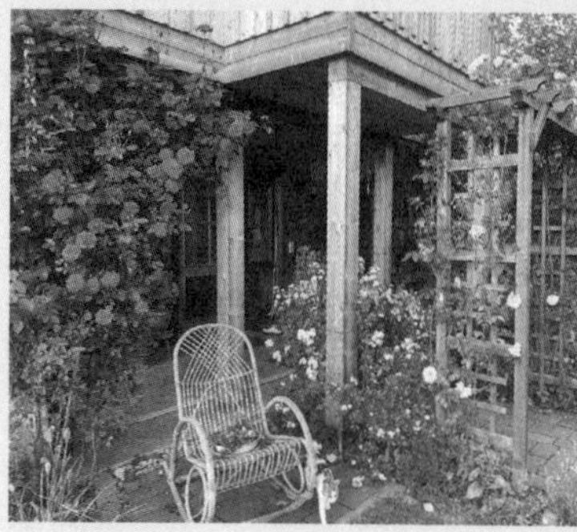

Ein herrlicher Sitzplatz

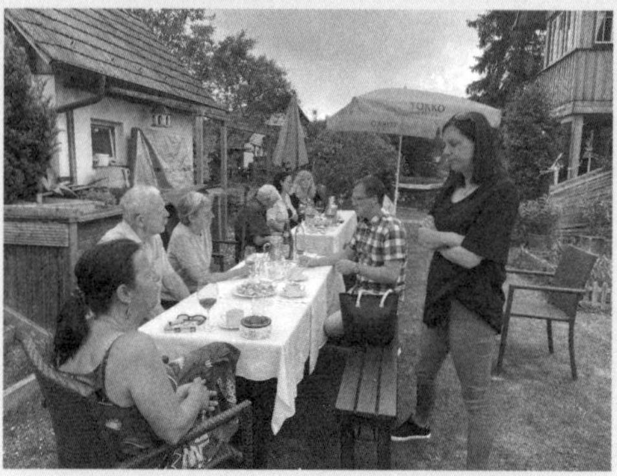

Feiern im Garten, im kleinen Rahmen

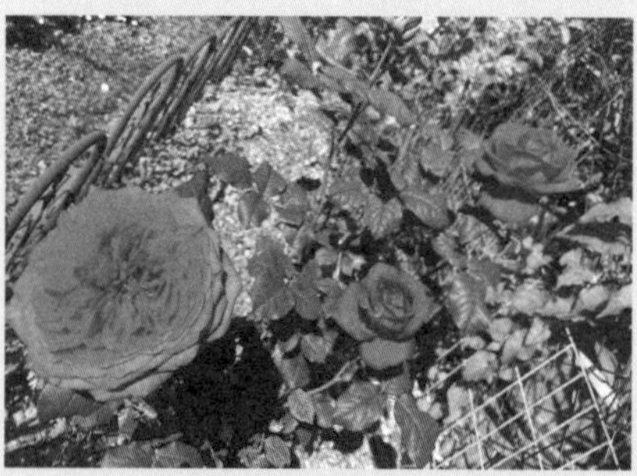

Die Natur ist einzigartig!

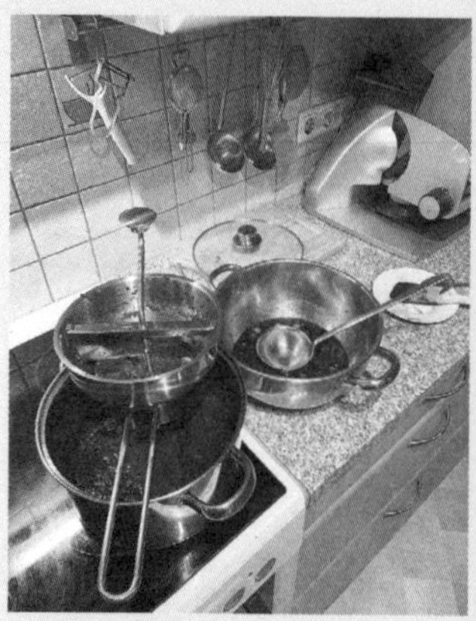

Lockdown-Beschäftigung

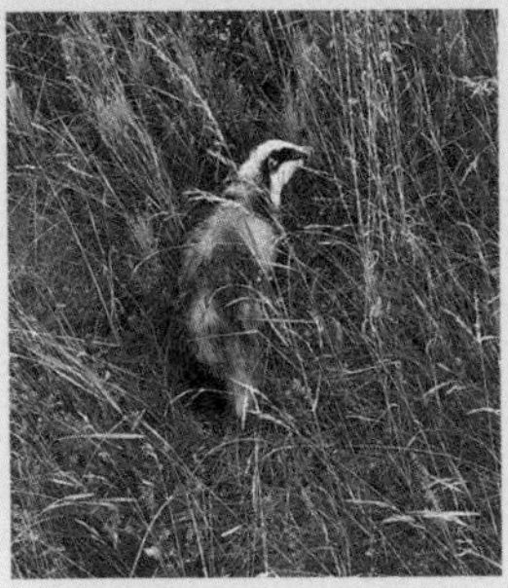

Weniger Verkehr –
Wildtiere lassen sich blicken

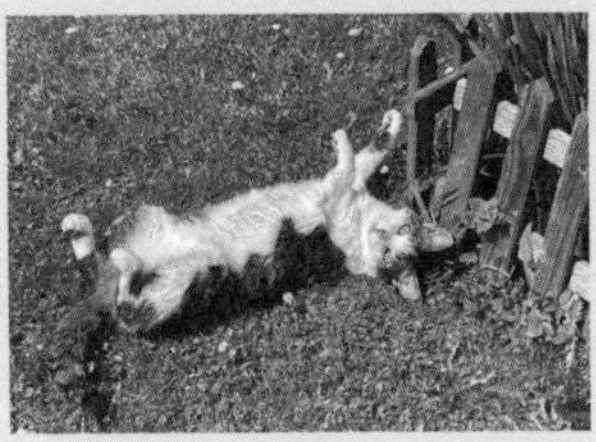

Hautiere

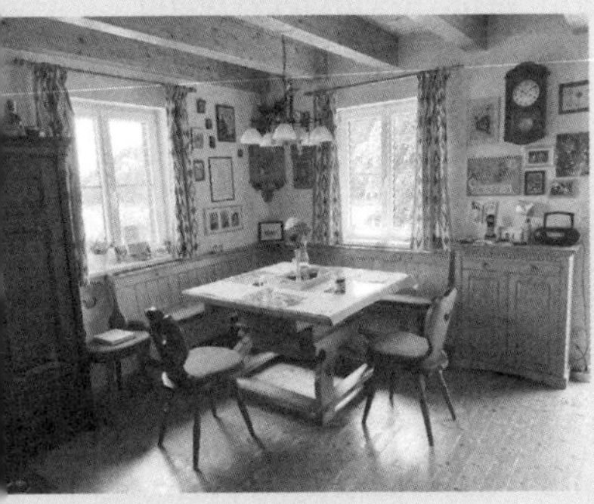

Genügend Sitzplatz

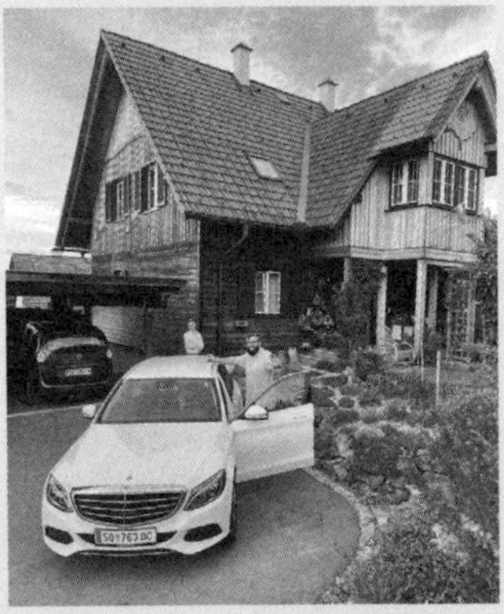

Unsere Kinder kommen heim,
der Platz wird knapp!

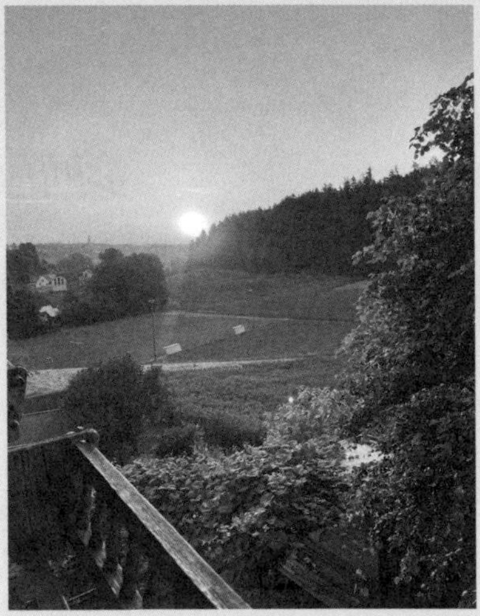

Die Sonne scheint auch in Pandemie-Zeiten

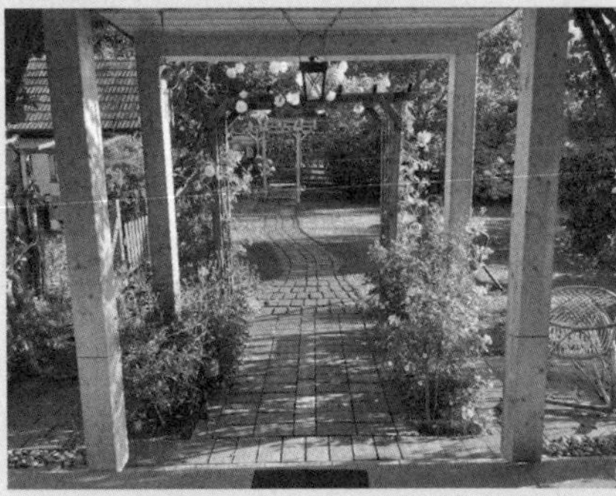

Ein Dach über dem Kopf, ein Ziel, ein Weg …

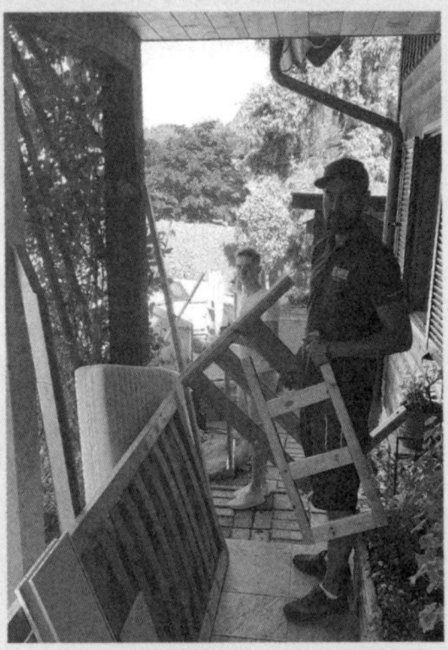

Liegengebliebenes wird erledigt,
aufräumen!

Schluss mit Lustig

Mit einem vehementen „*Nein*“ antwortete eine resolute Patientin beim Einsetzen ihrer Hörgeräte, als ich sie fragte, ob sie mich nun besser hört.

Brüderchen komm', tanz mit mir,
meine Hände reich ich dir,
einmal hin, einmal her,
rundherum, das ist nicht schwer.

Dieses Tänzchen erlauben wir uns auf Station, wenn wir im Isolationsgewand stecken. Mit Reimen und alten Sprüchen halten wir uns bei Laune: *Fischers Fritz…, Wir Wiener Wäscher Weiber…, Rotkraut bleibt Rotkraut und Brautkleid bleibt…, Wann's Hiana war'n, gogazat'ns…, Dem Müller sei Mad'l håt a Möhlnudl-Lad'l und a Nähnod'l Lad'l a.*

Ein Urologie-Patient betet in der Anstaltskapelle: „*Herr, du hast mir das Können genommen, nimm mir nun auch das Wollen, Amen!*“

Ereilte mich der Tod mitten im Gedanken an mein eigenes Leben, so sterbe ich mit einem Lächeln auf meinen Lippen!

Das Corona-Paket ist geschnürt

Weshalb vor der Wahrheit Angst haben, wenn sie der Realität entspricht? Desinfektion schützt nicht vor Desinformation! Ich weiß, du weißt, wir wissen: Corona wird nicht zum Meilenstein der Pisa-Studie!

Gute Einstellung vor der Impfung: Positiv Denken, negativ Testen und am Stichtag impfen.

Corona-Impfreaktion: Die letzten 72 Stunden waren nicht die angenehmsten, aber wahrscheinlich die wichtigsten meiner gesunden Zukunft.

Was mir allerdings sauer aufstoßt: Es gibt zwar keine Impfpflicht, dafür werden freiwillig Geimpfte unschön gebeten, ihrer wöchentlichen Testpflicht nachzukommen!!! Und was man dabei erlebt, ist nicht besonders demokratisch.

Wir sind mutig, wir sind gesprächig, aber auch empfindsam gegenüber Verordnungen, die uns verletzen. Impfen und wöchentliche Tests, bei denen wir Deep Throat-Erfahrungen machen, sind doch für Menschen ohne masochistische Ader nur sadistische Schikane, oder?

Einer Krankenschwester, die zum dritten Mal hintereinander den viel zu hohen Blutdruck eines Patienten misst, sei gesagt: *Wer zu viel misst, misst Mist!* Und einer jungen, übervorsichtigen Ärztin, die im Laufe eines Tages schon das dritte, immerwährend schlechte Blutbild abnehmen lässt, sei gesagt: *Wer zu viel misst, erhält Werte, aber keine Resultate!*

Was wir heute neu machen, machen wir morgen schon wieder anders. Der Mensch möchte immer mehr. Hat er dann mehr, so ist es ihm wieder zu wenig.

Es ist die Wahrheit und nichts als die nackte unverblümte Wahrheit, was uns Markus Hirtler im Kabarett als *Ermi Oma* erzählt. Und es funktioniert auch auf unserer Abteilung. Denn wenn ich am Gang unserer Station laut „*Schweeestaaa, Schweeestaaa*" rufe, dann gehen die Türen auf und nicht nur die weiß gekleideten Bediensteten sind sofort zur Stelle, nein, auch Patienten regieren darauf. Allerdings mit einem amüsierten Lächeln.

Von wegen, was ist weiß und hüpft von Baum zu Baum? Ein Landarzt beim Zeckenimpfen!

Mache dir bewusst, dass alles, was du im Leben tust, zum Vorteil, aber auch zum Nachteil eines anderen geschehen kann!

„*Wirst – du – dich – wieder – hinlegen – und – eine – Ruhe – geben*", sagte eine ältere Schwesternkollegin zur Erektion eines jungen Patienten, während sie „ihm" beim Waschen mit dem nassen Waschlappen links und rechts beizubringen versuchte, den weicheren „Slow down"-Zustand einzunehmen.

„*Wissen Sie*", fragte ein älterer Patient mich am Abend

eines Nachtdienstes, *„warum Krankenschwestern nicht so leicht schwanger werden?“* Ich war unwissend und antwortete mit *„nein.“ „Na weil sie ständig mit sterilen Tupfern zu tun haben“*, konterte er lachend.

Und wissen sie, warum eine gute Gesundheits- und Krankenschwester ihrem Vorgesetzten nicht in den Arsch kriecht? Na weil dies ihren persönlichen Hygienevorschriften nicht entspricht!

Ein guter Erzähler muss zwangsläufig nicht immer ein guter Zuhörer sein, aber aus einem guten Zuhörer wird manchmal ein sehr guter Erzähler!

Wer schreibt, malt Bilder
&
Lesen ist Fernsehen für Fortgeschrittene

Zurückhaltung ist zwar eine Tugend,
aber der Job einer Krankenschwester ist es,
auf Menschen zuzugehen.

Ich denke heute schon gerne an morgen. Mit dem Wissen, dass morgen das Heute bereits gestern war. Und deshalb bin ich im Gedanken an die Vergangenheit niemals rückständig, denn sie war einmal die Gegenwart meiner Zukunft.

Bei einem Baum, ist an jener Stelle hinten, wo das Papier liegt!
Bei diesem Buch werden sie allerdings kein Hinten finden!
Es grüßt die männliche unter den Krankenschwestern!

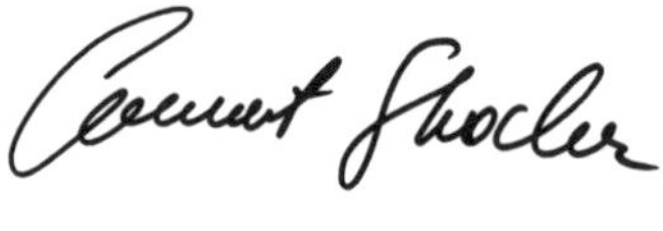

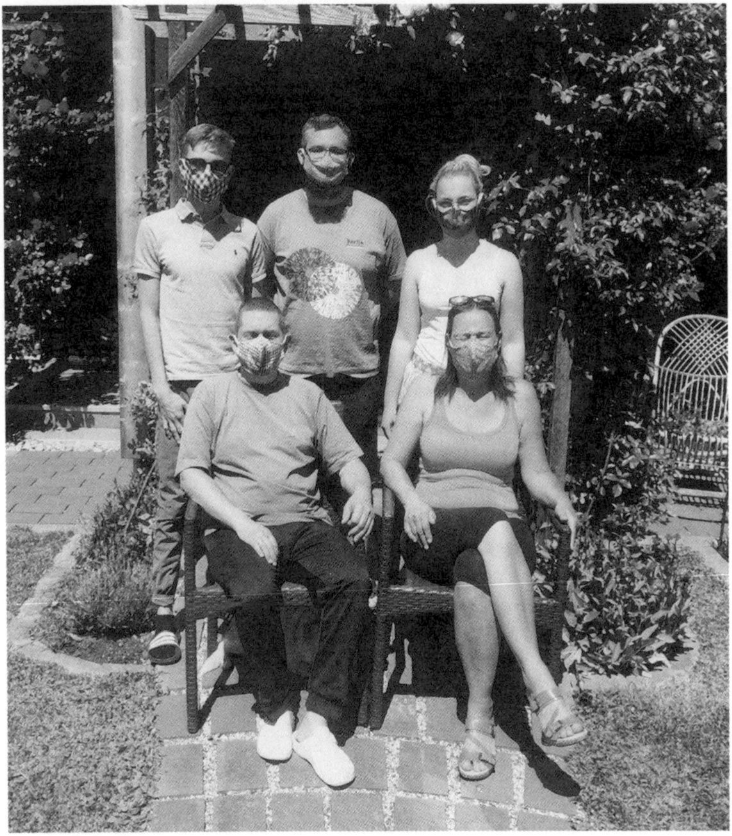

Wenn du denkst, du bist verlassen
und kein Weg führt aus der Nacht,
fängst du an die Welt zu hassen,
die nur andere glücklich macht.
Doch vergiss nicht, an dem Zweig dort,
der im Schnee beinah erfror,
blüht im Frühling eine Rose,
so schön wie nie zuvor.

(Die Rose: Amanda McBroom)

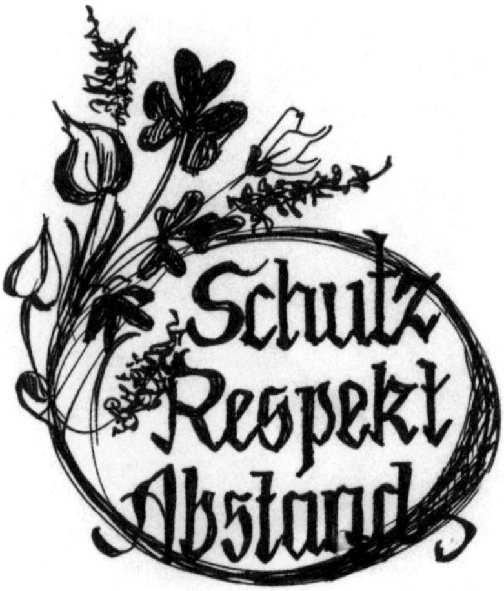

Was am Ende zu sagen wäre:
„Pflege ist noch nicht Geschichte."

Gernot Stocker

Auf der spitzen Seite der Nadel

Nicht ganz schmerzfreie Erinnerungen einer männlichen Krankenschwester

Weishaupt Verlag

Cover-Fotos: Sebastian Friedl
Illustrationen: Dorith Posch
Lesezeichen-Fotos: Christine Trummer, Melissa Marcak
Alle übrigen Fotos: Anja Rupp, Simone Russheim, Ewald Maier,
August und Gernot Stocker
Lektorat: H&A Weishaupt

ISBN 978-3-7059-0539-9
1. Auflage 2021

Herstellung / Verlag: Weishaupt Verlag, A-8342 Gnas
T +43 3151 8487, F +43 3151 84874
e-mail: verlag@weishaupt.at
e-bookshop: www.weishaupt.at

Printed in Austria

Inhalt

Was zu Beginn zu sagen wäre

Es gibt Arbeiten, die macht man gerne und solche, die man weniger gerne macht. Zu denen, die ich als männliche Krankenschwester weniger gerne mache, zählen jene, bei denen ich Patienten einen Schmerz zufüge. Und dazu gehören nun einmal Nadelstiche. Kleine kurze Nadeln, also Insulinnadeln zur subkutanen Medikamentenverabreichung, gehen ja noch, aber graue Nadeln der Venenverweilkanülen, oder das Mörderwerkzeug zum Aderlass und erst recht diese chirurgischen Nadelsonden sind dann nicht mehr ganz mein Ding.

Keine gute Einstellung für eine diplomierte Gesundheits- und Krankenschwester, sagen die einen, seine ehrliche respektable Meinung, sagen die anderen.

Was mich als männliche Krankenschwester andererseits begeistert, das sind Patienten, die sich trotz ihrer Nadelstiche ihren Humor bewahren. Kein (Vize-)Witzepräsident, kein Gaukler und kein Geschichtenschwätzer, nein, diese Art Patienten, die Fröhlichkeit, Ehrlichkeit und Offenheit in sich tragen und die der anderen akzeptieren. Die die *frische* wohltuende Luft von draußen mit ins Spital hereinbringen. Wie das ein alter großväterlicher Patient in der Sonderklasse einmal formuliert hat, als er mich am Gang singen hörte.

Akzeptanz für die Freiheit, die auch unsere Patienten im Krankenbett nicht verlieren dürfen. Indem sie frei entscheiden können, ob sie den Frühstückskaffee mit oder ohne Milch trinken, ob sie Butter aufs Brot streichen oder das ballaststoffreiche Müsli löffeln dürfen, das sie von zu Hause gewohnt sind.

Die individuelle, gesunde Ernährung muss eine Hauptrolle in unserem Leben spielen, nur ist gesunde Ernährung nicht gleich gewohnte Ernährung, denn wir haben schon Patienten gehabt, die ihre eigene Espressomaschine im Zimmer installierten.

Probleme entstehen, wo Engstirnigkeit zur Sturheit wird und Sturheit zur Inakzeptanz. Wenn allerdings jeder seinen Haus-

verstand bei sich trägt, sich gesund emanzipieren und trotzdem gesellschaftlich eingliedern beziehungsweise einordnen kann, gibt es weniger Probleme im Krankenhaus und auf der schönen weiten Welt.

Ich habe Menschen im Krankenhaus kennengelernt, wie:
Herrn Bleibtreu, er war dreimal geschieden;
Frau Schoaß, sie war extrem gepflegt und roch nach 4711;
Herrn Graf, er wohnte im Vinzidorf;
Herrn Gastgeber, er mied Verwandtenbesuch;
Einen katholischen Pfarrer, der eine Frau und zwei Kinder hatte;
Frau Weingartmann, die keinen Tropfen Alkohol trank;
Frau Blumauer, die keine Tomaten aß;
Herrn Göttlich, der ohne Bekenntnis war;
Herrn Vogel, der panische Angst vorm Fliegen hatte;
Und Frau Wurm, die sich nach dem Tod verbrennen lassen wollte, weil sie sich vorm Erdgrab fürchtete.

Wir hatten Frau Fürst, Frau Herzog und Frau Landgraf in einem Zimmer liegen; sowie Herrn König und Herrn Kaiser; sie alle hatten weder Standesdünkel noch Starallüren. Sie hatten Ehrgefühl, Humor und Vertrauen ins ärztliche Handwerk. Deshalb war die Pflege dieser Patienten für uns Schwestern angenehm und *gern geschehen*.

Wer viel misst, misst Mist!

Pflege überprüft nicht nur Vitalwerte von Menschen und reinigt ihren Allerwertesten, nein, Pflege beobachtet das Unsichtbare. Das was Psychologen beschreiben und nicht jedermann in Worte fassen kann. Zwischenmenschliches Verhalten, Bauchgefühl der Gestik und der Mimik, das Kleingedruckte im menschlichen Benehmen und die Wirkung von körpereigenen Hormonen und Adrenalin im täglichen Leben. Das ist der Ansatz der (ganzheitlichen) Pflege für eine Gesundheits- und Krankenschwester mit 25 Jahren Erfahrung.

Zurückhaltung ist zwar eine Tugend,
aber der Job einer Krankenschwester ist es,
auf Menschen zuzugehen.

- Was vermisse ich am meisten? Den ehrlichen, dankbaren Patienten!
- Was ist für mich ein „No-Go"? Menschen, die mir mit ihrem ugs. *Arsch* ins Gesicht fahren. Die nach oben *lecken* und nach unten *treten!*
- Und was schmerzt mich am meisten? Dass es im Sozialwesen nicht mehr um den hilfsbedürftigen Menschen geht, sondern vielmehr ums Geld!

Butterbrot und Peitsche

Nicht für die Schule, sondern für das Leben lernen wir, war so eine Redewendung, die unser Klassenvorstand in der guten alten Hauptschule ach so gerne in die nicht besonders lernbegeisterte Menge gerufen hat. Ob seine Worte damals etwas mehr geforderte Aufmerksamkeit bei uns Schülern bewirkten, kann ich heute nicht mehr sagen, aber recht hat er auf jeden Fall gehabt, der Herr Lehrer! Nun ich war halt einer seiner speziellen Fälle, die es zwar immer irgendwie geschafft haben mit der leistungsstärkeren Gruppe mitzuhalten, aber trotzdem nicht besonders strebsam war. Ich hatte für alles Interesse, aber keine fixen Zukunftspläne. Das zeigte sich einmal mehr, als ich in der neunten Schulstufe so unterschiedliche Berufswünsche äußerte und vom Zimmerer, Dachdecker, über Konditor und Bäcker, bis hin zum Förster und Pfarrer alles werden wollte. Was die Unterstützung der Lehrer und der Eltern nicht gerade erleichterte. Meine Freizeitgestaltung verteilte ich stunden- bzw. tageweise auf Einsätze bei der Freiwilligen Feuerwehr, beim Rettungsdienst, der Hilfe in der nachbarschaftlichen Landwirtschaft, der Fischerei, bei der katholischen Kirche, dem Nikolausgehen von Haus zu Haus, dem Männergesangsverein, dem Kirchenchor, der Unterhaltung des Damenkränzchens meiner Großmutter und anderen kleineren und größeren sozialen Diensten. Mit einem Satz tanzte ich mit ein paar Füßen auf zehn Hochzeiten.

Als sich dann bei einer Volksabstimmung mehr Menschen für den Beitritt Österreichs zur Europäischen Union entschieden, hatte ich mich noch immer nicht festgelegt, was ich denn eigentlich einmal werden wollte. Und dabei war es kurz vor knapp!

Ein Schulkollege und Freund war sich hingegen schon seit Jahren sicher. Er wollte unbedingt – und egal, was es kostete – nach den Pflichtschuljahren in die Kinderkrankenschwesternschule gehen und eine männliche Kinderkrankenschwester werden! Unbedingt! Und weil ich zu dieser Zeit sehr oft familiären

Kinderdienst hatte und dafür oftmals ein saftiges Taschengeld erhielt, assoziierte ich mit dieser Tätigkeit sicherlich etwas Positives und meldete mich somit ebenfalls in dieser Kinderkrankenpflegeschule an.

Bei diesem Aufnahme- beziehungsweise Schnuppertag begrüßten uns die im Pausenhof herumsitzenden, zukünftigen Schulkollegen der oberen Stufen mit den Worten: *„Na wartet nur ab, ihr werdet das auch noch bereuen!"* Doch die nette Fachschaftsschwester im blauen Schulkleid, die uns an diesem Tag durchs Haus und Internat führte und das tolle dreigängige gratis Mittagsmenü ließen diese Worte schnell in Vergessenheit geraten. Dann kamen wir, zwei und zwei, ins Direktionsbüro und füllten die vorgedruckten Fragebögen aus. Wir pickten unsere mitgebrachten Passfotos drauf und kamen uns dabei schon sehr erwachsen vor. Beim Berufsinformationsgespräch legte man uns nahe, dass es ein Vorteil sein könnte, wenn wir gleich die Ausbildung zur Allgemeinen- und Kinderkrankenschwester machen würden. Und weil unser Ehrgeiz Ego hatte und wir uns trotz Sitzposition dadurch um vieles größer vorkamen, kreuzten wir auch diese vorgedruckte Berufsbezeichnung am Zettel an.

Nun, einige Wochen vergingen, bis dann der Herr Briefträger den entscheidenden Beschluss bei uns zu Hause zustellte. Nur dass zwischen dem Bescheid meines Schulfreundes und meinem der klitzekleine Unterschied bestand, dass er *… leider nicht aufgenommen …* wurde, aber ich dagegen schon. *Na super!* Jetzt musste ich allein in diese Großstadt, ins Internat mit Gitterstäben im Erdgeschoss und lauter fremden Menschen. Und dabei wollte ich ja nur mit ihm mitgehen!

Da halfen auch die Freudentränen meiner kleinen Oma und meiner Mutter nicht, die ja so gerne in jungen Jahren eine richtige Krankenschwester werden wollte. Und die stolz ausgesprochenen väterlichen Worte *„Das ist der Eintritt ins Erwachsenwerden"* mit dazugehörigem Schulterklopfen erst recht nicht.

Auch dass am Vortag zur Anreise ins Landesinternat noch der Hauswein gepresst wurde und ich den Herren der Kelte-

reikunst Doppelliter für Doppelliter weißen Sturm von der benachbarten Weinschänke holte, war mir ehrlich gesagt kein Trost vor dieser bevorstehenden Abreise ins Erwachsenwerden. Selbstständig und gebraucht fühlte ich mich ja eh schon – ohne diese achtsemestrige Internatsschule mit Diplomabschluss. Das eine oder andere Achterl süßer Sturm brachte dann die ersehnte Ablenkung, eine Art *Damenspitzerl,* und – Dank dem heiligen Ulrich – auch die verzehrte Brettljause wieder zum Vorschein. Alles in allem eine gelungene Abschiedsfeier!

Am nächsten Tag war nicht nur meine kleine Schwester plötzlich krank – sie hatte keinen Tropfen Sturm zu trinken bekommen –, um die sich meine Mutter dann fürsorglich wie eine Krankenschwester zu kümmern hatte, nein, auch mein Vater war beruflich mit Terminen zugepflastert, dass an eine innerfamiliäre Überstellung des Sohnes ins Internat nicht zu denken war. Deshalb wurde ich dann telefonisch weitervermittelt und einer fremden Familie, deren Sohn sich ebenfalls an der Schwesternschule angemeldet hatte, ins Auto gesetzt. *Tschüss mit -ü und tschau mit -au!*

Wir parkten vor der Schule im Klinikbereich, die die Mädchen beziehungsweise jungen Damen beherbergte und somit auch das streng behütete Mädcheninternat der weltlichen (blauen) Schwesternschaft war. Andere, wie die vom Theresen- oder Odilienorden, welche natürlich ausschließlich weibliche Jungschwestern ausbildeten, waren in Klosternähe untergebracht. Nur die Rotkreuzschülerinnen waren etwas bevorteilt. Sie hatten nämlich aufgrund der guten Lage und Nähe zum Zentrum eine Anbindung ans öffentliche Verkehrsnetz und die Möglichkeit zur kurzfristigen Flucht mit der damit verbundenen, vorübergehenden Unabhängigkeit. Aber dahin, wo sie uns Burschen gesteckt haben, dagegen war die Wüste Gobi ein belebter Ort.

Nun wir waren angekommen und mit oder ohne familiäre Begleitung durch mehrere Aufnahme- und Informationsstationen geführt worden. Ich, für meinen Teil, lief auf jeden Fall allem mit gemischten Gefühlen hinterher, was *„Bitte weitergehen“*, *„Kommen Sie bitte hier herein“*, oder *„Warten Sie hier, bit-*

te", sagte und stellte mich mit meinem kleinkarierten Stoffköfferchen überall dorthin, wo die anderen mich hinhaben wollten.

Nach dem gemeinsamen Mittagessen – und ich muss zu meinem Erstaunen feststellen, dass ich heute noch weiß, was wir damals bekamen, nämlich *falsches Wild mit Rotkraut und Knödel,* wurden wir alphabetisch aufgeteilt und zu unseren Internatsplätzen gebracht. Da war dann die Familie, mit der ich gekommen war, mit dem Anfangsbuchstaben „B" schon fort. Bei „St" kam ich erst an die Reihe und der kleine hagere und stets im grauen Arbeitsmantel steckende Schuldiener, seines Zeichens bis zum Arbeitsende pragmatisierter Schulwart, nahm mich unter seine Fittiche. Obwohl, besser gesagt, nahm er mich in seine Obhut, denn er war ein äußerst sympathischer älterer großväterlicher Typ. Er hat sogar meine wenigen Habseligkeiten in sein kleines rotes Auto eingeladen und mich ins Burscheninternat gefahren. Ja, der Herr Windisch war wirklich eine Seele von Mensch.

Er wiederum übergab mich einer, nach außen hin recht streng auftretenden und wirkenden Hausmutter, wie die Aufpasserinnen in solchen Anstalten hießen. Er hatte mich auf der Fahrt dorthin ein wenig instruiert und vorbereitet, unter anderem mit dem Spruch: *„Bellende Hunde beißen nicht"*, und ich könnte mich jederzeit und mit allen Anliegen an diese zuständige Hausmutter wenden.

Nun gut, ich würde es vorerst einmal versuchen!

Versucht habe ich es, allerdings vergingen die Stunden wie Tage und die Tage wie eine kleine Ewigkeit. Diesen wehleidigen Zustand, von dem andere behaupteten, ihn nicht zu verspüren, bezeichne ich heute als richtig tiefempfundenes, schmerzhaftes Heimwehgefühl.

Wir wurden in einem Schlafsaal mit sechs Betten untergebracht, der ein Durchgehzimmer für weitere vier Internatsschüler war. Und diese Schüler konnten unterschiedlicher nicht sein. Buben, die die Nächte zum Tag machten, Buben mit ausgeprägtem Sinn für Pubertätsprobleme, Burschen mit viel Taschengeld und solche mit wenig Taschengeld. Burschen mit gesteigertem

Geltungsdrang, Alphamännchen, Mitläufer, also Betamännchen, und die Außenseiter, Gammamännchen. Eine Mischkulanz, die nur eines einte, nämlich, dass alle gemeinsam Erstlinge waren, ohne Rechte, aber dafür mit vielen Pflichten, die die älteren Jahrgänge bestimmten.

Es gab da die normalen Haus- und Anstaltsregeln, die am Eingangsbereich angeschlagen und eher leicht einzuhalten waren. Und es gab ungeschriebene Gesetze, die nicht unbedingt mit allen Menschenrechten vereinbar waren und eine eher harte Strafe in Form von Lynchjustiz beinhalteten.

Allein unsere Ankunft und Anwesenheit wurde mit der sogenannten *Putzmittelattacke* geahndet. Was bedeutete, dass die älteren Jahrgänge unsere im eigenen Badezimmer befindlichen und fein säuberlich neben den Waschbecken hängenden Handtücher mit Putzmittel eingesprüht hatten, sodass alle reinlichen Erstlinge am nächsten Tag nach dem Waschen eine Bindehautentzündung bekamen. Somit hatte man uns nicht nur gezeigt, wer hier der Chef ist, sondern auch, wie es sich anfühlt, über Nacht zum Patienten zu werden.

Die Sitzränge beim Essen waren schnell geklärt und die beim abendlichen Fernschauen im hinteren Teil des Speisezimmers auch. Hier galt als oberste Prämisse: *Die Ersten haben die Goschen zu halten!* Auch wenn der eine oder andere vom Sessel gestoßen, mit dem Löffel auf den Kopf geschlagen oder aus dem Fernsehraum rausgeschmissen wurde. Trotzdem: *Goschen halten!*

Wiederholte Aufwiegelei, ständiger Widerspruch oder tägliches Verpetzen wurden mit einer der ärgsten Strafen geahndet, nämlich der *Aktion Rotbauch*. Das hinterfotzig Arge dabei war, dass diese Bestrafung nicht unmittelbar nach der vermeintlichen Tat vollzogen wurde, sondern erst, wenn sich der Delinquent in Sicherheit glaubte, und zwar in der Nacht. Zu dieser friedvoll stillen Zeit, rund um Mitternacht, sprich zur zweiten Stunde der Nachtruhe, versammelten sich vier bis fünf Burschen höherer Jahrgänge am Bett des Straftäters. *Aktion Rotbauch* war stets organisatorisch durchbesprochen und die einzelnen Tätigkeiten

verteilt. So hatten zwei von ihnen die Hände des im Bett Liegenden zu halten. Zwei andere hielten seine Beine. Der Rest der Umstehenden schob das T-Shirt oder den Pyjamaoberteil über die zum Bettende gehaltenen Hände und über den Kopf, sodass Delinquenten im Nachhinein nicht wussten, wer denn die Übeltäter waren. Es wurde nicht gesprochen, nur mit den flachen Händen auf den nackten Bauch geschlagen, bis der Bauch rot war. So mancher, der am Abend noch ein zusätzliches Häferl Kakao oder Apfelschalentee getrunken hatte und der *Aktion Rotbauch* zum Opfer fiel, der urinierte dabei ins eigne Bett, was wiederum die Aktion als solche abrupt beendete.

Zum selben Erfolg führte auch eine, zuvor ins Eisfach gelegte Zehnschilling-Münze, die dem Schlafenden auf den Nabel gelegt wurde. Diese Variante schied aber bald wieder aus. Höchstwahrscheinlich wegen des knappen Taschengeldes und der nicht mehr Rückerstattung der Münze.

Natürlich getraute sich diesem heimlichen Treiben kein Bett- oder Zimmernachbar ein Ende zu setzen, schließlich wäre er selbst sonst der Nächste gewesen. Verwundert hat mich dabei allerdings immer, dass diese malträtierten und zuvor unbelehrbaren Alphamännchen oder Querulanten nach der *Aktion Rotbauch* nicht zum Gegenschlag ausholten, sondern immer zum Schmeichelweichen-Betamännchen mutierten, schier über Nacht!

Nicht nur die Rivalität zwischen den Jahrgängen war mehr oder weniger an der Tagesordnung, auch unter den einzelnen Klassenkameraden gab es *Kameradenschweine* und solche, die es erst noch werden wollten.

Der Kübel Wasser über der Tür, die ganze Nacht eingesperrt im Kleiderkasten, das umgedrehte Bett oder das Verstecken von Lieblingsgegenständen waren Streiche unter Zimmerkameraden, die man schnell und schadlos überstehen konnte. Man brauchte nur die Meinung eines Freundes nicht zu teilen, dessen Freundin hinterherzuschauen, ein *Sehr gut* bei der Prüfung haben oder bei einer Blödheit nicht mitzumachen, schon war es geschehen!

Das erste Jahr war also ein recht hartes Jahr und voller Bemühungen. Was mich als Landei und heimatfernen Internatsschüler besonders bedrückte, war nicht der höhere Lernanspruch und auch nicht die tote Sprache Latein, nein es war das fürchterliche Heimweh! Heimweh nach allem, was ich gewohnt war zu tun. Heimweh nach Personen, Heimweh nach Tätigkeiten, Heimweh nach meinem Heimatort. Und wenngleich ich wusste, dass ich freitags nach Hause fahren durfte, so zog sich doch sonntags schon ein enger Gurt um meinen Brustkorb und ich bekam bereits zu Hause Heimweh.

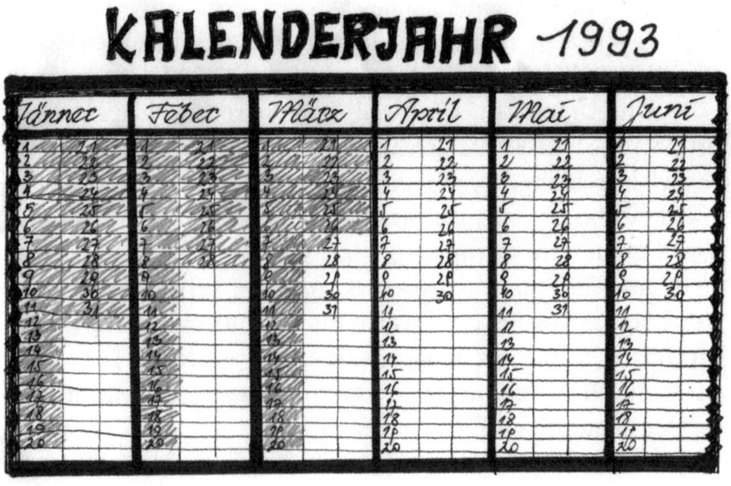

Eine kleine Hilfe und ein Seelentröster wurde mir ein selbstgebastelter, auf Karton gezeichneter Jahreskalender. Jeder Monat war ein Längsstreifen, jeder Tag ein kleines Rechteck. Die Samstage und Sonntage waren feiertäglich rot aufgemalt. Beim Erwachen durch den Radiowecker, um 06.00 Uhr morgens, strichlierte ich einen halben Zentimeter des jeweiligen Tages, weil seit Mitternacht (Tagesbeginn) schon sechs Stunden vergangen waren. So strichlierte ich mich durch dieses Jahr, in dem die Ulli Maier beim Skirennen und der Ayrton Senna beim Formel 1 Rennen tödlich verunglückten.

Nach zwei, drei Monaten guter Führung und wegen der guten Noten durfte ich dann montags nach dem Unterricht mit dem Bundesbahn-Bus nach Hause fahren. Zu Hause essen, die Kirchenchorprobe besuchen, zu Hause schlafen und am Dienstag wieder in die Schule fahren. Ab diesem Zeitpunkt kam mir die Internatswoche dann doch nicht mehr sooooo ewig lang vor.

Die Bürgermeisterwahl

In unserem Internat gab es fixe Ausgehzeiten, an die sich jeder zu halten hatte. So war zum Beispiel der Montag und der Dienstag prinzipiell kein Tag, an dem man lange fortgehen konnte. Wir ersten Jahrgänge hatten an diesen besagten Tagen nur bis 19.00 Uhr Ausgang. Dafür aber bis 17.00 Uhr oder auch 17.30 Uhr Unterricht. Und weil sich unser Internat am Ende einer Straße befand, die sich als 15-minütiger Fußweg durch den Lechwald schlängelte, wir dort unser Abendessen einnehmen mussten und bis zur nächsten Straßenbahn ein gut 30-minütiger Fußmarsch vor uns lag, ging sich ein Fortgehen einfach nicht aus. Gut, manche haben es trotzdem versucht, sind aber stets kläglich gescheitert. Das hat im Regelfall eine Abmahnung der obersten Instanz eingebracht. Andere, deren Lernerfolg durch die Nichteinhaltung der Internatsregeln geschwächt wurde, flogen aus dieser Einrichtung hinaus.

Mittwochs und donnerstags durften wir bis 21.00 Uhr ausbleiben. Da gelang uns die Flucht in nahegelegene kleine Spelunken, Beisel oder Bars, die so milchgesichtigen Buben, wie wir das damals waren, doch das eine oder andere alkoholische Getränke verkauften. Dann war aber schon wieder Schluss mit lustig und ab ins Internat. Im zweiten und dritten Ausbildungsjahr war montags und dienstags um 20.00 Uhr Sperrstunde und mittwochs und donnerstags um 22.00 Uhr. Da hat sich dann aber auch die Spreu vom Weizen getrennt und somit die Süffler von der Krankenpflegeschule. Denn vierten und zugleich letzten Jahrgängen war es zwecks Volljährigkeit erlaubt, sich am Abend in ein Ausgangsbuch einzutragen und die darauffolgen-

de Nacht auswärts zu verbringen, was natürlich die größte Freiheit im Schulleben brachte.

Aber zurück zum ersten Jahr.

Es wurde eben aus lern- und erfolgstechnischen Gründen von der Schul- und Internatsleitung so vorgegeben, dass montags und dienstags so gut wie niemand fortging. Auch wenn es damals schon so verlockende Angebote wie diese Happy Hour gab, in der von 18.00 bis 19.00 Uhr ein Weinspritzer oder ein Glas Bier samt doppelt gebranntem Schnaps nur fünfzehn Schillinge kostete, das wären heute zirka ein Euro und zehn Cent für beide Getränke, verbrachten diese Abende fast alle aus allen Jahrgängen im Internat. Die einen schauten fern, hörten Musik im Radio, lernten für eine Prüfung und saßen zwischendurch im Jausenkammerl, wo sich nämlich das einzige Telefon des Hauses befand, bei dem es den Schülern gestattet war, von auswärts angerufen zu werden. Ich wiederhole: Wir durften angerufen werden! Das heißt, man musste auf den Anruf der (…) warten. Kein Handy, kein Internet, kein iPhone, kein Skype, kein Facebook, kein WhatsApp. Das gab es damals schlicht und einfach noch nicht. Rufzeichen! Zumindest nicht bei uns.

Der im Jausenkammerl stehende Apparat war schwarz, hatte eine Wählscheibe und war mittels eines dicken, gewundenen Drahtes mit dem schweren Hörer verbunden. Im Falle eines Anrufes schepperte es im ganzen Haus. Akkurat oder verständlicherweise war dieses Ding dort inmitten des Jausenkammerls ein Objekt der Begierde. Denn jeder, vor allem die höheren Jahrgänge, bildete sich ein, heute sicherlich ein Telefongespräch zu erwarten. Und so saßen sie in diesem zwei mal zwei Meter großen Zimmer schweißfüßig und eng zusammengepfercht da, erzählten sich Neues und nebenbei unanständige Witze. Deshalb hatte auch einer vom ersten Ausbildungsjahr zur besagten Zeit hier nichts zu suchen.

Prinzipiell war das Jausenkammerl ja für alle da, die nach der offiziell ausgeschriebenen Speisenausgabe bzw. den Essenszeiten noch hungrig oder durstig waren. Sowie für den *Spätausgang*. In diesem Raum gab es einen kleinen Tisch und drei

bis vier Sessel. Sonntags bei unserer Anreise stand uns sowieso nur diese Art Abendessen zur Verfügung. Je nach Lust und Laune der Hausmutter befand sich auf dem Tisch ein Häfen mit Kakao oder Apfelschalentee. Und je nach Lust und Laune der älteren Jahrgänge fand man den dazugehörigen Schöpfer und eventuell unbenutzte Häferln. Es gab schwarzes Brot und Butter und je nach Hausmutter ein Schüsserl mit industriell gefertigter Marmelade. Messer und Löffel waren Mangelware! Und es kam ebenfalls regelmäßig vor, dass die Burschen der höheren Jahrgänge die Jüngeren zur Seite schupften, den Schöpfer nahmen, in den Trank eintauchten und direkt aus dem Schöpfer soffen. Den Rest und die überströmende Menge ließen sie frei in den Häfen zurückrinnen. Na dann, Prost!!!

Nun, zu dieser besagten, dem Zufall geschuldeten Telefongesprächszeit, wo sich kein Junger dort aufhielt, ging ich zur Hausmutter in den ersten Stock hinauf. Ihr Zimmer lag schräg gegenüber der Jausenkammer und ihre Tür war bis 22.00 Uhr weit geöffnet. Meist beschäftigten sich die Hausmütter still mit einer Handarbeit, um etwaige Vorkommnisse besser hören zu können und Streitigkeiten und Lärm im Keim zu ersticken. Ich klopfte also an der geöffneten Tür und fragte nach einem Nähzeug. Mit diesem und willig entschlossen, mich wieder in meine erlaubten unteren Gemächer zu verziehen, hörte ich, wie ein Schüler vom vierten Jahrgang einen uralten, aber recht lustigen Witz erzählte. Allerdings, und das war peinlich, hatte er die Pointe nicht ganz im Griff. Ich bemerkte seine Unsicherheit, fiel ihm ins Wort und rettete seine Pointe. *Schallendes Gelächter!* Schon halb und halb auf dem Weg nach unten, riefen sie mir plötzlich nach, ob ich denn nicht noch einen guten Witz kennen würde? *„Wer, ich?"* Ich, der kleine Krankenpflegeschüler vom ersten Ausbildungsjahr wurde ernsthaft angesprochen und gefragt, ob ich denn nicht einen guten Witz erzählen könnte? *„Na und ob!"* Mit stolz erhobener Brust und eilenden Schrittes ging ich zurück zum Jausenkammerl und blieb aus Gewohnheit vorsichtshalber vorerst am Türeingang stehen.

Dann ging's los mit dem Schweizer Bergbauern, der in seiner

Dialektsprache beim Apotheker einkaufte, weiter zum Jäger, der sich sein Zipferl weggeschossen hatte, hin bis zur Frau Pospischil und Frau Navratil, die beide große rote Paradeiser im Garten haben wollten und so weiter und so fort. Schließlich hört man bei der Feuerwehr, der Rettung, dem Männergesangsverein, beim Kirchenchor und erst recht beim Fischereiverband die größten Lügengeschichten und besten Witze.

Als kurz darauf die neugierig gewordene Hausmutter beim Jausenkammerl hereinschaute und ihren Augen nicht traute, saß ich schon inmitten der hohen Jahrgänge und unterhielt die ganze Meute mit meinen G'stanzeln, Verserl'n und Witzen. Sie war paff, sie war sprachlos, nur eines sagte sie: „*Schau dir das an, da sitzt der kleine Bürgermeister mitten drinnen in der versammelten Menge des Gemeinderates und schwingt große Reden, so etwas hat's in diesem Hause doch noch nicht gegeben*", und sie setzte sich zu den höheren Jahrgängen und ließ sich vom *Bürgermeister* unterhalten.

Diesen Namen wurde ich während meiner ganzen Ausbildung nicht mehr los. Auf manchen Stationen und in manchen Klassen haben sie sogar meinen echten Namen vergessen, da war ich nur mehr der *Bürgermeister.*

Ab diesem Zeitpunkt hatten wir vom ersten Jahrgang einen Bonus und durften, falls gute Pointen vorhanden, sogar zu Telefonanrufzeiten im Jausenkammerl sitzen.

Die Rangordnung beim Abendessen blieb allerdings dieselbe. Egal, ob bei Gugelhupf und Kakao oder Bratwurst mit Gebäck, da waren die letzten Jahrgänge selbstverständlich die Ersten und die ersten Jahrgänge die Letzten. Diese begehrten Bratwürste waren nämlich von der Hauptküche abgezählt. Pro Schüler eine Bratwurst und die vier bis fünf Reservewürste ergatterten selbstverständlich die Großen. Klar, die brauchten ihre Kalorien. Wobei, gebraucht hätten sie auch die Jüngeren, aber in einem pseudodemokratischen Haus ist das nun einmal so.

Voll und satt essen konnten wir uns, wenn es den hochgeschätzten, von allen verhassten Topfenaufstrich gab. Der wurde

im Nirosta-Großgeschirr angeliefert und war spärlich mit Trockenkräutern angereichert. Er schmeckte wie Topfen nun einmal schmeckt und fand keinen großen Absatz. Die Begeisterung und der Hunger an einem Topfenabend hielt sich stets in Grenzen und daran änderte auch der vergebliche Versuch der Hausmütter nichts, ihn Tag für Tag im Jausenkammerl feilzubieten. Der Einzige, der sich bei so einer Topfenjause mehrere Portionen holte, war ein Schüler aus dem dritten Jahrgang, der sich mit Erlaubnis der Direktion im Keller des Internats eine Hantelbank aufgestellt hatte und sich aus Trainingsgründen von Milch- und Topfengerichten ernährte. Ja gut, er hatte einen geilen Körper, einen absoluten Waschbrettbauch und die Mädels umkreisten ihn wie Satelliten, aber im vierten Jahr ist er dann wegen unerlaubter Einnahme von Anabolika aus der Schule geflogen und brauchte weder sein Bett im Internat, noch seine Hantelbank im Keller und erst recht keinen Topfenaufstrich mehr.

Da lobte ich mir meinen Waschbärbauch und die damals beginnende Angewohnheit, Butterbrote zu essen. Butter gab es im Internat immer und Schwarzbrot auch haufenweise. So aß ich an Abenden mit Schmalspur-Rationen meine mir zugeteilte Portion, richtete mir zwei bis drei Scheiben Brot her und legte die kühlschrankharte Butter samt Streichmesser daneben auf einen Teller. Während des allabendlichen Reinigungsprozedere, sprich dem Duschen, wurde die Butter weich und wenn ich dann im Jogginganzug zum Hauptabendprogramm ins Fernsehzimmer ging, war sie streichfähig, die Butter. Und wie auch immer man zum Thema Butter stehen mag, ich bildete mir damals schon ein, und das tue ich heute noch: Butter ist Rahm, Rahm gehört zur Milch und Milch ist sehr gesund, … und aus.

Fasching

Selten, aber doch gingen wir Internatsschüler, die wir ja mitten im Wald eines Stadtgebietes und zugleich Klinikgeländes wohnten, wo sich Fuchs und Hase gute Nacht sagten, auch einmal aus. Geburtstage, Faschingstage, Namenstage, Prüfungen

mit gutem Ausgang, Prüfungen mit mäßig gutem Ausgang und *verfleckte Prüfungen* wurden zwar emotional unterschiedlich gefeiert, aber gefeiert wurden sie. An Faschingsdienstagen war in der Stadt immer die Hölle los und wir planten schon Wochen zuvor, unter welcher Thematik unsere heurigen Kostüme stehen würden. Da gingen wir zum Beispiel einmal als Hausmütter im Originalgewand. Wir bekamen inoffiziell ☺ die blauen Schürzen aus der Schmutzwäschekammer der besagten Damen, zogen hohe Strümpfe an und setzten uns Frauenmasken auf. Wir trugen große Schlüssel um die Hüften, ein Schnapsflascherl, andere unverwechselbare Utensilien und imitierten die einzigartigen Sprüche und Eigenheiten unserer Hausmütter. Wir waren bei den Schwesternschülerinnen im Mädcheninternat sehr beliebt an diesem Tag!

Ein Jahr danach gingen wir als Nonnen und einer als dickbäuchiger Bischof, der seine Nonnen betreute. Der Bischof hatte unsittliche Bilder in seinem Brevierbuch und wir Nonnen rasierte Beine, weiße Handschuhe und Strapse an. Durch die Vollmaskierung erkannte niemand, ob es sich bei den Nonnen um Mädchen oder Burschen handelte und das war in Feierlaune eine Riesengaudi. Wir sprachen nicht, wir nickten nur für *Ja* und schüttelten den Kopf für *Nein.* Unser Sprachrohr war der Bischof, der mit seiner rechten Hand in Kreuzesform den allgemeinen Segen spendete und so mancher weinlaunigen armen Seele die Beichte abnahm. Einer von uns Nonnen trug die obligate Sammelbüchse, in der unser eigenes Geld als Notgroschen steckte, falls sich kein spendierfreudiger Christenmensch fände. Doch siehe da, relativ schnell fanden sich Nonnenverehrer und prompt wurden sie samt Bischof auf eine Runde Glühwein eingeladen. Ein paar Tanzschritte linksherum, ein paar Tanzschritte rechtsherum und … die nächsten Herren, dieselben Damen. Der Bischof war nach der vierten, fünften Runde mit Prinzessinnen, Minimäusen und Cowgirls verschwunden und hat uns wehrlose Nonnen *ungeschützt verkehren* lassen. Zumindest soweit verkehren lassen, als die Herren der Schöpfung uns mittlerweile an die heilige Wäsche gingen. An den ausgestopf-

ten Brüsten und den feinrasierten Unterschenkeln hatten sie es, dank ihres Alkoholspiegels noch nicht erkannt, dass sie die ganze Zeit mit Männern tanzten und diese versuchten, mit Gratisgetränken gefügig zu machen. Als sich dann aber einer der ungezogenen Getränkespender doch einmal in der Nonnenkutte meines Schulkollegen vergriff, war die Kacke am Dampfen!!! Und obwohl unser Herr Bischof, ein bereits damals recht stattlicher, ein Meter achtzig großer Bursche uns gleich einmal zur Hilfe kam, waren die ersten Ohrfeigen schon auf der Zielgeraden. Und wer so eine Rauferei in einer Menschenmenge einmal miterlebt hat, der weiß, dass es dabei recht turbulent zugehen kann. Der Unschuldige wird zum Schuldigen und umgekehrt. Unsere Vollmaskierung und Nonnentracht wurde im Gerangel bis zur relativen Unkenntlichkeit zerrissen, sodass man uns wahrscheinlich nicht einmal mehr in einer Kirche oder einem Kloster Unterschlupf gewährt hätte. So suchten wir, im Gedränge der Menge, alsbald das Weite.

Da wir in der Eile des Gefechtes alles verloren hatten, was uns heilig war, Bibeln, Masken, unsere Ehre und die Kollekte in Form der Sammelbüchse, samt Geld, ließen auch unsere Kontrahenten von uns ab und traten vor dem Eintreffen der Polizei ebenfalls den Rückzug an. An diesem Faschingsdienstag kamen wir vor der Sperrstunde ins Internat zurück.

***

Im letzten Ausbildungsjahr hatte jemand die Idee, wir könnten doch als Prostituierte zum Faschingsfest gehen und unser groß und kräftig gewachsener Schulfreund als Peitscherlbub (Zuhälter). Gesagt getan, wir organisierten uns Kleidungsstücke von Schulkolleginnen (!) und kauften den Rest bei (...)! Dass diese Kostüme aus wenig Stoff bestanden, war allen klar, dass aber diese High Heels uns dermaßen im Gang behinderten, damit hatten wir nicht gerechnet. Ja, zugegeben, durch das eine oder andere Glas Sekt, das man als *Professionelle* zu trinken hat, wurde der hochhackige Schritt etwas besser, aber mit den *Ech-*

ten konnten wir auf keinen Fall mithalten. So kam es dann auch, dass beim Verlassen des vorletzten Lokals *eine* von uns mit dem Absatz im metallenen Fußabstreifer hängen blieb und mit dem angesäuselten Hirnkastl frontal und ungebremst gegen den Türstock flog. Da ist die Blutsuppe aus der Rissquetschwunde nur so herausgesaftelt und wir mussten mit *ihr* in die Notaufnahme der Chirurgie. Dort waren wir als Schüler ja bekannt, aber als *Professionelle* noch nie gesehen worden. Der diensthabende Oberarzt hat die Situation aber richtig eingeschätzt und schließlich, zwar mit Assistenz der Schwester, aber dafür ohne örtliche Betäubung, sprich lokalem Anästhetikum, gesäubert und genäht. Abermals zugegeben, benötigt hätte die junge Dame am Eingriffstisch eh keine, nur den Kübel, der da unterm Waschbecken stand, den hätte sie gebraucht, aber da war der weiße Arztkittel vom Nähnadelführer schon voll (…)

Eine wilde Horde, so möchte man nun meinen, waren wir Schwesternschüler und ja, damit hätte der Betrachter recht, wüssten wir nicht von unseren Eltern, Großeltern und der Generation Schwestern vor uns, dass sie es gleichgemacht haben, und somit bleibt es – Tradition!

Nachschlag

Diese Geschichte trug sich ebenfalls im letzten Schuljahr zu, in dem wir volljährig und für den Eintrag im Nachtausgangsbuch eine Berechtigung besaßen. Es war die Zeit, in der Tätowierungen wieder modern wurden und Piercings, als Neuheit für Mutige, an den interessantesten Stellen am Körper angebracht wurden. So wettete ich mit einem Schulfreund vom selben Jahrgang, dass er sich nicht getrauen würde, sich so ein Zungen-Piercing stechen und einsetzen zu lassen.

Gesagt, getan, topp, die Wette gilt, und er suchte sich einen renommierten, ihm empfohlenen *guten Stecher.* Gestochen hat er gut! Und einen silbernen Stab mit zwei Kugeln an beiden Enden eingesetzt. Aber dann!!! Dann entzündete sich diese empfindsame Stelle und vorbei war's mit Essen und Trin-

ken. Keine Milchprodukte, keine säurehaltigen Getränke, kein Schnitzerl, also nichts, was Freude macht und den Gaumen bzw. dieses Ding im Mund irritierte. Und lachen, so richtig intensiv und herzlich lachen konnte er längere Zeit auch nicht, und sobald in einem Wort der Buchstabe d – g – j – k – l – r – x oder z vorkam, schossen ihm die Tränen ins Gesicht. Und man möchte gar nicht meinen, wie oft diese Mitlaute in der Sprache eines Neunzehnjährigen vorkommen.

Die Wette und damit 500 Schilling hatte ich zwar verloren, dafür aber die Erkenntnis gewonnen, dass man nicht jedem megageilen Blödsinn nacheifern soll. Kalte Suppen aller Art und Kartoffelpüree waren ihm erlaubt und nach vierzehn Tagen war die Zungenschwellung kaum noch zu sehen. Deshalb sind wir dann zu viert feiern gegangen. Eine Schulkollegin von unserer Klasse, ebenfalls mit Zungen-Piercing, eine andere ohne diesen Metallstab im Mund und wir beide.

***

Es war um den Zehnten des Monats und wir waren etwas in die roten Zahlen geraten. Bis zum Fünfzehnten, dem Auszahlungstag für Landesbedienstete und die, die es werden wollten, konnten wir nicht warten und so wählten wir für unseren feierlichen Anlass einen Heurigen aus, der etwas günstiger war als die anderen. Wenig Geld und großer Hunger verlangte nach einem großen Krug vom billigen Hauswein, einem Liter Mineralwasser und einer kalten Platte für drei Personen, aufgeteilt auf vier Esser. So wurde bestellt und getafelt. Als die letzten Krümel aufgegessen waren und wir mit dem restlichen Brot die Schlieren der Aufstriche von der Platte wischten, sahen wir wie am Nachbartisch zwei ältere Ehepaare, die zuvor noch Karten gespielt hatten, sich bemühten, so eine kalte Platte zu verputzen. Nur dass sie bereits nach der Hälfte kapitulierten und einen Verdauungsschnaps bei der Kellnerin bestellen mussten.

Da kam einer von uns auf die glorreiche Idee, den Herrschaften der älteren Generation am Nachbartisch diese ihre nicht

aufgegessene Platte abzuschnorren, um unseren noch immer vorhandenen Hunger zu stillen. Für diese äußerst delikate, diplomatische Aufgabe bestimmten wir eine unserer weiblichen Begleiterinnen, da wir daran dachten, dass diese die beiden großväterlichen Männer mit ihrem weiblichen Charme um den Finger wickeln könnte. Na, den Versuch war es wert.

Babsi wurde ausgewählt, Babsi musste es versuchen. Nach zwei- drei Weinmischungen als Starthilfe schien sie mutig genug. Anfangs zögerte sie, schaute immer zu unserem Tisch zurück. *„Nur Mut, frag die Männer, die stehen auf mutige junge Frauen, die sich etwas trauen"*, versicherte mein Schulkollege. Außerdem war Gefahr in Verzug, denn wenn die Kellnerin die Platte einmal abserviert hätte, wäre die Chance vertan.

So umgarnte Babsi in ihrem *Damenspitzerl* die beiden Herren und erklärte die näheren Umstände, die sie an ihren Tisch geführt hatte. Die beiden unbeachteten Damen der Herren waren sichtlich nicht besonders begeistert von diesem unseriösen, plumpen, aber ehrlichen Auftreten und machten abschätzige Bemerkungen. Doch Babsi blieb trotz der anfeindenden Worte ihrer Geschlechtsgenossinnen freundlich und hielt nur mit den Herren der Schöpfung Augenkontakt. Plötzlich lachten beide laut auf und winkten die Kellnerin herbei. Uh! Nun war guter Rat teuer. Hatte Babsi etwas Unanständiges gesagt? Und würde man uns jetzt vielleicht vor allen Gästen hinausschmeißen? Als einer der beiden Männer dann noch mit der Hand auf unseren Tisch herüber zeigte, waren wir uns gewiss, *das ist in die Hose gegangen*!

Bereit, die Zeche zu bezahlen, uns zu entschuldigen und das Weite zu suchen, wurden wir in unserem Tun und Handeln überrascht. Einer der beiden großväterlichen Typen nahm die halb geleerte kalte Platte, der andere unsere Babsi bei der Hand, und sie kamen zu uns an den Tisch. *„Meine Dame und meine beiden Herren"*, sagte einer von ihnen freundlich, *„Sie haben da eine sehr couragierte Kollegin an unseren Tisch geschickt und sie hat uns erklärt, welche Schule sie besuchen und was sie einmal werden wollen. Es freut uns, dass die Jugend so umsichtig ist*

und unsere, dem Verderb ausgesetzten Reste weiteressen möchte. Bleibt's auch in eurem Beruf so aufgeschlossene Menschen – und guten Appetit!" Dann stellten sie die Platte auf unseren Tisch und avisierten der Kellnerin, wohin der, von ihnen bestellte und bezahlte neuerliche Liter Hauswein und Krug Wasser hingestellt werden sollte. Uns blieb der Mund damals offen, so überrascht waren wir von der Reaktion der beiden Männer.

Noch während ihre beiden Gattinnen die zum Tisch zurückkehrenden Männer mit Spott und Hohn überhäuften, hatten wir uns schon über die spendierte Platte hergemacht und Weißweinmischungen eingeschenkt. Selbstverständlich wurde auf den Nachbartisch angestoßen und ihnen zugeprostet. Und bedankt haben wir uns natürlich auch, na klar!

Der Umweg auf dem Nachhauseweg war zwar nicht fix eingeplant, aber aus weiser Voraussicht im Ausgangsbuch des Internates vermerkt worden. So kamen wir irgendwann irgendwo hin, wo wir auch über Nacht blieben. Die beiden Zungen-Piercings und die, die man beim Küssen nicht hörte!

Praktikum Hardcore

Praktikumsstellen wurden, bis auf die beiden Wunschpraktiker, von der Direktion der Schwesternschule aus organisiert. Anhand eines Aushanges vor unserem Vorlesungssaal wussten wir, von wann bis wann wir wo zugeteilt waren. Dienstantritt am ersten Tag immer um 07.00 Uhr mit Dienstgewand bei den jeweiligen Oberschwestern oder Dienststellenleiterinnen. Außerhalb des großen Klinikum-Geländes, und das war damals schon üblich, wurden wir auch zur Hauskrankenpflege, zu den mannigfaltigen geriatrischen Pflegeheimen und zur Caritas zwecks Unterstützung und zum Erlernen dieser Pflege im privaten Bereich beordert.

Mich führte ein solcher Einsatz, der sich gerade neu etablierenden Hauskrankenpflege mit Seniorenanimation, in zahlreiche Wohnungen von älter werdenden, hilfsbedürftigen Menschen. Was mich anfänglich sehr motiviert hat, später in der Praxis aber zum Erstaunen brachte. Wobei man erklärend dazusagen muss, dass diese Betreuung so unterschiedlich gehandhabt und in mancherlei Hinsicht auch ausgenutzt wurde.

Da war zum Beispiel eine ältere Dame in der Fasangasse zu besuchen bzw. zu betreuen, deren noch ältere Mutter im ersten Stock über der Tochter wohnte. Schräg vis-à-vis war da noch eine betagte Frau und im zweiten Stock ebenfalls. Allesamt verwitwet und oder unverheiratet!

Dann war da ein Ehepaar auf der anderen Seite der Stadt, in der Gegend am Kalvarienberg. Die Frau brauchte Unterstützung in der Pflege und Betreuung ihres, wegen eines Schlaganfalles halbseitig gelähmten Mannes.

Am ersten Tag wurden wir noch von einer Seniorenanimateurin oder einer Schwester der Hauskrankenpflege begleitet und vorgestellt. Es gab immer Tee oder Kaffee, nette schmeichelnde Worte und die zeitliche Einteilung, wann ich wo zur Stelle sein sollte. Gut. Busstrecke, Abfahrts-, Ankunfts- und Fahrzeiten notieren und einen Plan zurechtlegen. Am zweiten

Tag war ich dann etwas früher als ausgemacht in der Fasangasse. Ich habe angeläutet, es war keiner daheim. Anders als heute, in der stets griffbereiten Handy-Zeit, mussten wir uns damals selbst zu helfen wissen. Ich läutete bei der Mutter im ersten Stock, die denselben Nachnamen hatte wie die ledige Tochter im Erdgeschoss. Sie machte mir auf und ich ging zu ihr. Die zu betreuende Tochter war, wie sie sagte, beim Friseur und wahrscheinlich noch unter der Trockenhaube, so blieb ich bei ihr. Wir redeten, das heißt, sie erzählte und erzählte und erzählte und wir tranken Filterkaffee. Dann kam die Tochter nach Hause und ich tauschte die Räumlichkeiten. Neuerlich reden und reden und reden, diesmal mit Limonade. Nach ihren ausführlichen Geschichten über ihre Jugendzeit stießen dann auch die zuvor erwähnten Witwen und Nachbarinnen zu unserem Limonadenkränzchen hinzu und ich übersah die Zeit. Schnell die Schuhe anziehen, in die Jacke schlüpfen, sich verabschieden und auf zur Bushaltestelle in Richtung Kalvarienberg, Nummer so und so. Da kam ich dann natürlich zu spät an und die gnädige Frau des Hauses wartete schon ungeduldig auf mich. *Entschuldigung angenommen, wenn es nicht öfter vorkommt!* Jetzt aber den Herrn des Hauses nach seinem Mittagessen zu Bett bringen.

Einen ein Meter neunzig großen, halbseitig gelähmten Mann zu Bett zu bringen, kann schon für eine ausgewachsene Pflegekraft eine herausfordernde Aufgabe sein, aber für einen ein Meter neunundsechzig schmächtigen Siebzehnjährigen war es fast zu viel, zumindest nicht ungefährlich. Die Gattin beschäftigte sich mit dem Abwasch und ich mit seinen in der Inkontinenzhose befindlichen Ausscheidungen. Eincremen, lagern, pardon seitlich positionieren und zudecken. Der Schweiß steht dir in so einer geheizten Wohnung auf der Stirn, doch dem Herrn des Hauses war kalt. Also zweite Decke drauf und unter den Füßen schön einschlagen. Dann die berühmte Frage: *„Liegen Sie gut?“* Und die obligate Antwort: *„Nein!“* Woraufhin sich die Dame des Hauses verbal einbrachte und mir erklärte, was ich falsch gemacht hatte und wie sie es für ihn für richtig hielt. Damit wieder zurück zum Anfang. Wieder positionieren,

die Fersen zur Dekubitusprophylaxe mit selbstgeschneiderten Ministoffpolstern frei lagern, die erste Decke zwischen die Knie, den großen Baumwollpolster zum Rücken, den Kuschelpolster zum Kopf und die gelähmte Hand außerhalb der zweiten Decke hochlagern … Egal! Nun durfte ich am Tisch Platz nehmen und bekam einen Kaffee. Keine 15 Minuten später erklang die schwer verständliche, aber doch eindringlich ausgesprochene Bitte, die Windelhose zu wechseln, denn der mittägliche Kaffee hatte seinerseits seine Wirkung gezeigt. Alles wieder von vorne und sauber machen.

Nach dem Genuss meines inzwischen kalt gewordenen Kaffees bekam ich ein Buch in die Hand und durfte vorlesen. Vorlesen, bis der Herr des Hauses einschlief. Um 16.00 Uhr wurde er aufgeweckt und von mir wieder zum Tisch mobilisiert. Danach endete mein Arbeitsauftrag, denn zu Bett brachte ihn der Spätdienst der Hauskrankenpflege. (…!)

So ging das einige Tage dahin, wobei ich mich schon am dritten Tag mehr auf die Busfahrten freute, als auf die Menschen.

In der zweiten Woche kam es in der Fasangasse zu einem ungewöhnlichen Vorfall. Beginnend mit der Dame im Erdgeschoss, wurde ich stundenweise im Haus zwischen ledigen alten Damen und Witwen hin und her gereicht und prostituierte zum Animationsjüngling, der die Frauen bespaßte. Als die Erdgeschoss-Tochter mir dann auch noch ein neu bestelltes Handmassagegerät in die Hand drückte und sich halbnackt auf den Divan legte, war mir nicht mehr ganz klar, wohin ich da geraten war und wohin das alles noch führen würde. Auch die Witwe vom ersten Stock und die von vis-à-vis ließ ihren Schlafrock und sich selbst auf das Kanapee-Bett fallen und rekelte sich beim … *prrr, prrr, prrr …! „Ahh, ja weiter unten, mehr rechts, stärker aufdrehen, ahhh.“* Als mir die Erdgeschoss-Tochter dann Briefe zum Aufgeben in die Hand gab, nutzte ich den Postweg zur vorübergehenden Flucht und eilte zum öffentlichen Telefonapparat. Die Nummer der geistlichen Schwester Philomena, die zu dieser Zeit stellvertretende Schulleiterin war und sich stets mit vollem Einsatz und Hingabe um unsere weltlichen Sorgen und

Anliegen annahm, hatte ich im Kopf. „*Schwester Philomena, ich bin's, der Gernot, der Herr Bürgermeister von den Blauen* (ugs. Bezeichnung für die weltliche Fachschaft), *ich bin in der Fasangasse zur Seniorenbetreuung zugeteilt, und stellen Sie sich vor, was hier abgeht, ...!*" Schwester Philomena ließ sich alles erklären und sagte: „*Wissens was, geb'ns die Briefe auf und fahr'ns zur anderen Praktikumsstelle, ich regle das.*" „*Danke Schwester, danke*", sagte ich erleichtert, bevor der fünfte Schilling ins Aus fiel und unser Telefonat endete. An diesem Tag waren mir die mehrfachen Auflagen und Anordnungen zur Neupositionierung des Hausherrn am Kalvarienberg ziemlich sch...egal, sogar die Windelhose oder Inkontinenzhose war mir egal.

Anstelle der belustigten Witwen in der Fasangasse wurde ich tags darauf einer, damals hieß das behinderten Dame, heute sagen wir Frau mit körperlichem Handicap, zugeteilt. Eine nette kleine, in der Wirbelsäule seit Geburt an verdrehten und im Gangbild veränderten Frau. Sehr lieb und viel normaler als die anderen Damen und Herren, die ich zu betreuen hatte. Sie sagte selbst „*Sau-Glumb*", wenn ihr etwas zu Boden fiel, und entschuldigte sich gleich darauf bei mir für ihren verbalen Fehltritt. Sie artikulierte sich so, wie ich es als Internatsschüler gewohnt war, und sie wusste sich auch zu beherrschen. „*Das kommt daher*", meinte sie, „*weil sich mein Vater gleich nach der Geburt seines Krüppelkindes vertschüsste und ich bei meiner alleinerziehenden Mutter aufwuchs. Sie zog zu ihrer Mutter, also meiner Großmutter, die zwar auf mich aufpasste, während meine Mutter arbeiten ging, aber nicht gerade feine Worte in ihrem Sprachgebrauch aufzuweisen hatte. Da lernt man dann so allerhand in den ersten Lebensjahren. Später, als die Nazis die Macht ergriffen und der Bescheid per Brief ins Haus kam, dass ich in ein Sonderheim für behinderte Kinder abzuliefern wäre, redete meine verängstigte Großmutter meiner Mutter zu, das auch zu tun. Sie hätten dann keine Schwierigkeiten, wenn das Tschopperl weg wäre, meinte sie, weil eine Nachbarin so sehr auf sie einredete. Meine Mutter ist daraufhin mit mir aufs Land geflüchtet und die haben mich, weil sie dort als Magd arbeitete, versteckt. Sonst hätten die*

mich damals gemartert wie die anderen behinderten Kinder und als Versuchskaninchen massakriert, wie dieser Doktor Heinrich Gross das damals gemacht hat. Lange Nadeln ins Aug', Strom durch den Körper, ins kalte Wasser werfen und untertauchen, vergasen oder irgendwie anders umbringen halt."

So eine Geschichte fesselt. Dieses persönliche Schicksal und die vielen anderen, die nicht versteckt wurden, schwirrten tagelang in meinen Gedanken herum. *„So, und jetzt gehst zum Grillhendlstand da ums Eck' und kaufst uns ein Grillhenderl und beim Greißler eine große Gurke für den Gurkensalat"*, erklärte sie mir und gab mir ihr Geldbörserl, eine Einkaufstasche und den Haustorschlüssel mit. Sie würde inzwischen den Tisch decken.

Na so ein Praktikum lass ich mir gefallen, spannender Geschichteunterricht, Post- und Amtswege, Medikamente in der Apotheke besorgen (ganz ohne Zyankali auf dem Zettel), einkaufen, essen, trinken, Geschirr abwaschen, die Nägel schneiden, ein abendliches Fußbad richten und einfach nur für sie da sein.

Frau Erika konnte nämlich langsam, aber doch, selbst mit ihrem rollenden Leibstuhl in der Wohnung herumfahren, vom Leibstuhl auf die Toilette sitzen und retour. Pflegerische Hilfe benötigte sie beim Duschen und Ankleiden. Sie konnte sich nicht bücken und nirgendwo hinaufsteigen. Deshalb brauchte sie auch für alles, unterhalb der Knie und oberhalb des Kopfes Befindliche, eine helfende Hand. Und diese Hand war ich total gerne.

Was ich weniger gerne war, das war ihr Mitesser. Aber nicht aus Gründen der Unsitte bei Tisch, nein, es war rein deshalb, weil die Portionierung der Speisen ungerecht verlief und ich den Portionen auf meinem Teller nicht Herr wurde. Denn von einem ganzen Grillhenderl, und weniger ließ sie mich nicht einkaufen, aß sie stets nur die beiden Flügel und das Rückgrat samt „Bischof", eine halbe Semmel und wenn ich sie recht eindringlich darum bat, noch ein paar Gabeln voll von meiner Portion Gurkensalat. Das heißt, ich verdrückte die beiden Brüste, die beiden Haxerln, die beiden Hinterkeulen, zwei Drittel des Gur-

kensalates und eineinhalb Semmeln. Von sechs Berner Würsteln aß ich vier, von vier Koteletts aß ich drei und so weiter und so fort. Zweimal die Woche gab's aber Grillhenderl mit Gurkensalat, das war billiger.

Eine Vergewaltigung meines Magens
und des gesamten Gastrointestinaltraktes
mit einhergehender Überbelastung
des Flatulenz-Bezirks.

Wobei ich damals bereits Erfahrungswerte vorzuweisen hatte, was dieserart Einladung mit unklarer kulinarischer Entwicklung anging. Bei einem Wunschpraktikum nämlich, im Bezirkskrankenhaus meines Heimatortes, kam es dazu, weil ein jungverheirateter Nachbarssohn mit Herzproblemen bei uns auf Station eingeliefert wurde und ich ihn pflegerisch und über mein normales Aufgabengebiet hinaus als Schwesternschüler zu betreuen hatte. Was nichts anderes bedeutete, als dass ich Botendienste zwischen seinem Heimathaus und dem Krankenhaus machte. Von seiner Frau Wäsche und Speisen und von seinem neugeborenen Sohn Fotos mit hin- und hernahm. Grüße übermittelte ich in beide Richtungen, mehr hatte ich nicht zu tun, außer dass ich mich gut und gerne länger mit ihm als mit den anderen Patienten unterhielt.

Der Dank seiner Frau, seiner Eltern und sein Dankeschön führten schließlich zu einer Dankbarkeitseinladung ins Nachbarhaus.

Zur Begrüßung ein Stamperl Cognac und ein Krügel Bier. Dann ein paar belegte Brote mit Schinken, einige mit Aufstrich, mit Käse, mit Salami und anderen Wurstsorten und noch ein Krügel Bier. Dann eine Führung durchs Haus, vom ersten Stock bis in den Keller und im Keller … noch einmal!

Dann wieder zurück in die Küche und ein paar Stücke Mehlspeise und ein, zwei Achtel Wein. Und wer jetzt glaubt, hier endete die Gastfreundschaft des dankbaren Nachbarhauses, der irrt. Der irrt aber gewaltig! Denn dann hieß es *aufgesessen*

und Abfahrt ins *Gasthaus zum vollen Teller,* wo man den Sohn des Nachbarhauses und mich bereits erwartete. Der Tisch war gedeckt und die Wirtsstube voll mit Bekannten meines Nachbarn. Sie lachten und erzählten sich das Neueste und auch die Wirtin samt Haushund, der Bernhardiner-Rüde „Happy", machte uns die Aufwartung.

Dann ging's wieder los. Ein Krügel Bier, einen gemischten Salat, und jedem von uns beiden wurde, wie bestellt, ein ganzes Backhenderl mit Haut zum Verzehr auf den Tisch gestellt. „*So, nun guten Appetit, und lasst es euch schmecken, Buben*", sagte die robuste Seniorwirtin in ihrer Küchenschürze, als sie uns selbst bediente. „*Na Mahlzeit*", klang es aus meinem verzweifelt ausrufenden Mund, der den bereits vollen Magen zur Grundlage hatte.

Nun ist das mit dem Hendlessen so eine Sache. Ein guter Tipp: Beginne nie mit deinen Lieblingsstücken, sondern mit denen, die du nicht so gerne isst. Und das sind bei mir die Bruststücke. Ich sehe noch den tiefbeleidigten Blick meiner kleinen Oma, die man mit der Zuteilung dieser Hendlbrust vom Esstisch vertreiben konnte. Denn „*die Brust ist für Kinder*", sagte sie entschieden und energisch.

Und deshalb begann auch ich bei meiner Backhendl-Misere mit dem Stück, dass ich so rein gar nicht gerne esse, nämlich der Brust. Erstes Bruststück, Salat, zweites Bruststück, Salat, zur Belohnung ein Flügerl. Trinken. Hinterhax'n, Salat, Keule, Salat, Hinterhax'n. Trinken. Konzentration, Willen stärken, weiter essen. Keule, Salat, Trinken. Konzentration! Flügerl, Leber, fertig!!! Meinem Gastgeber und Backhendlkontrahenten schien dieser Wettkampf mengenmäßig nicht zuzusetzen. Er war mittlerweile fertig und suchte am Anrichteteller spöttisch die Brösel zusammen und lutschte an der Deko-Zitrone. „*Na bitte, wie schaffst du das, ohne dass dir dabei schlecht wird*", fragte ich ihn, während mir der letzte Bissen fast durch den Hals zurück herauf rutschte. „*Alles eine Sache der Einstellung und der Tierliebe*", meinte er. „*Wie, was?*" „*Einstellung ok, verstanden*", sagte ich, „*aber Tierliebe, inwiefern?*" „*Na ja, schau her, mein lieber*

Freund Krankenbruder", erwiderte er, während sich in der Gaststube bereits lautes Gelächter breitmachte, *„mir zu Füßen liegt der Happy, der Haus- und Hofhund. Er weiß, dass er von mir immer etwas abbekommt und die Brust ist wirklich nicht jedermanns Sache, oder?"*

Da hat dann sogar die Wirtin hinterm Schanktisch gelacht und zurückgerufen: *„Ja, ja, nur die Brüste der Frauen schmecken euch Männer."*

Dann folgten drei Runden Marillenschnaps und eine Kegelpartie, die der Kalorienzufuhr und der kulinarischen Vergewaltigung meines Körpers behilflich waren und beim Verdauen halfen. Nur der *Happy* blieb in der Gaststube liegen und war ohne *„gut Holz"* happy!

Doch half mir diese Erfahrung damals wenig, in Bezug auf das Hendlessen und den eisernen Willen der Frau Erika. Wobei wir uns in harten Ausnahmesituationen darauf einigten, dass ich die Reste am Abend ins Internat mitnehmen durfte. Und da fanden sich stets gute und hungrige Abnehmer für Brüste und Co.

Frau Erika hatte die mobile Friseurin ins Haus bestellt und deshalb gab es an diesem Tag gleich nach dem Mittagessen schon den Nachmittagskaffee. Als dann die Hausfriseuse anläutete, öffnete ich ihr und half die vielen Taschen und kleinen Kästchen in die Wohnung zu tragen. Das Badezimmer mit Dusche und WC war vorgeheizt und ein bequemer Sessel für Frau Erika und einer für die Friseuse während der Einwirkzeit standen auch schon parat. Den Kaffee servierte ich ebenfalls ins Badezimmer, sowie zwei Gläser Wasser. Die Dauerwelle war angesagt, beziehungsweise bestellt worden und Dauerwelle bekam Frau Erika auch. Wobei die Betonung auf *Dauer* liegt und nicht auf *Welle.* Eine schnelle Welle wäre an diesem Tag für mich zwar ein Vorteil gewesen, aber was soll's.

Die Damen waren im Bad, ich beim Abräumen des Mittagtisches und mit dem Abwasch beschäftigt. Da machte sich ein Gefühl bemerkbar, das einem relativ anständigen Blasendruck glich, dem ich aber noch keine Beachtung schenken wollte. Erst

als der Druck der Notwendigkeit größer wurde und ich mit dem Abwasch fertig war, begann ich darüber nachzudenken, wie… und wo… eigentlich. Ins Badezimmer kann ich nicht hinein, da sind die beiden Damen. Die Wohnungstür war abgesperrt und der Schlüssel nicht im Schloss. Herumstöbern in den Taschen, das gehört sich nicht. Beim Fenster hinausurinieren würde die Nachbarn dazu bringen, die Polizei zu rufen. Während ich so überlegte, wurde die Angelegenheit dringender und der Blasendruck enorm. Ich hätte mich zu diesem Zeitpunkt jederzeit mit einem proletarischen *Schneebrunzer* messen und nicht nur kurze Vornamen wie *Susi* in den Schnee schreiben können. Es wäre sich der volle Vor- und Zuname ausgegangen, samt Mädchennamen und einem Punkt! Außerdem wusste ich als Jungfeuerwehrmann über Druckbelastung, Aufprallwinkel und Wasserverteilung Bescheid, sodass sämtliche, nach obenhin breit geöffneten Gefäße zur praktischen Anwendung ausschieden. – Apropos ausscheiden. – Nun war mittlerweile der Zeitpunkt gekommen, wo alle noch so schwerwiegenden pubertären Probleme und Sorgen in den Hintergrund rückten und die Blasenentleerung kurz bevorstand. In diesem Moment wäre eine vergrößerte Prostata vielleicht von Vorteil gewesen, aber in meinem damaligen Alter (…).

Blase an Gehirn, „Miktion." – Gehirn an Blase, „bitte warten." – Blase an Gehirn, „Alarm!" – Gehirn an Blase, „wir haben nur eine Hose!" – Blase an Gehirn, „das ist mir scheißegal!" – Gehirn an Blase, „wir arbeiten an einer Notwasserung." – Blase an Gehirn, „jetzt oder nie." – Gehirn an Blase, „bitte noch nicht." – Blase an Gehirn, „Oh doch." …, dann brach der Kontakt ab, … pssssssssss … (…).

Seit jenem Praktikum weiß ich, warum ältere Patienten den Begriff Bett-Vase für ihre Harnflasche verwenden; warum große, bauchige Blumenvasen in jedem Haushalt mit nur einem WC lebensnotwendig sind; warum Man(n) beim Harnlassen zum Weinen kommen kann und warum Prostatapatienten und Menschen mit Harnsperre bemitleidenswert sind und psss, – psss, – psss … und aus.

Wenn uns Hören und Sehen vergehen

Ein gehörloser und ein blinder Mann spielen Tanzmusik, … so beginnt ein Witz über zwei Männer mit einem Handicap. Einem Verlust von Sinnen, deren Existenz uns Menschen erst begreifbar macht, wie einzigartig Licht und Farbe, Musik und Kommunikation in unserer so selbstverständlichen *Um-Welt* eigentlich sind.

Man stelle sich vor, jemand verbindet uns die Augen und wir irren blindlinks herum. Oder wir stopfen uns mit Ohrenstoppeln den Gehörgang zu und setzen uns in ein Konzert. Ganz schnell würden uns die Lust, dabei zu sein, und das Lachen über solche körperliche Gebrechen vergehen.

Immer öfter werden bereits Kinder im Kindergarten oder Volksschulalter für dieses Thema sensibilisiert. Spielerisch lernen sie, wie es ist, nichts zu hören, nichts zu sehen und von fremder Hilfe abhängig zu sein, weil es gerade Kinder sind, deren unbemerkte Hör- und Sehschwäche zu schwerwiegenden Lernproblemen führen kann.

In unserer Schwesternschule wurden bewusst Menschen mit solchem Handicap in den Unterricht eingeladen, um uns jungen zukünftigen Schwestern zu veranschaulichen, dass die Hilfe und damit Pflege dieser Menschen im Detail liegt. Im sonst so selbstverständlich erscheinenden Links oder Rechts, im Auf und Ab, im Schnell oder Langsam und Tausenden anderen Kleinigkeiten. Wobei uns jedes Mal eindrucksvoll erklärt und damit vermittelt wurde, dass es Blinden und Gehörlosen (früher *Tauben*) Menschen nicht um die völlige Übernahme ihrer Körperfunktionen durch das Hilfs- bzw. Pflegepersonal geht. Nein, vielmehr um die Hilfe zur Selbsthilfe. Denn wer bitte schön möchte sich von fremder Hand füttern lassen, wenn er selbst dazu in der Lage ist?

Es beschämte uns Sehende,
Hörende und Sprechende,
wie unsensibel wir
mit unseren Fähigkeiten
umgingen.

Wir haben gelernt, unsere Hand anzubieten und nicht damit zu beengen, die Abendstimmung bei Sonnenuntergang in Worte zu fassen und farbig zu beschreiben, vor Gefahren aufmerksam zu machen und nicht zu bevormunden, und uns ihnen gegenüber *normal* zu verhalten. Wir durften Grundbegriffe der Gebärdensprache erlernen, erfuhren zum ersten Mal davon, dass man mithilfe von medizintechnischen Produkten auch über Knochenleitungen hören kann und dass nicht nur alte Menschen einen Hörapparat tragen. Damals bezeichnete man Menschen mit Handicap schlicht, plump und einfach als Behinderte. Heute, fünfundzwanzig Jahre später, sind sie Dank *Blind Dinner* und vielen anderen äußerst erfolgreichen Projekten überall dort, wo auch alle anderen sind. Was nicht zuletzt der moderneren Denkweise der politisch Verantwortlichen und den unterstützenden Integrationsbetrieben zu verdanken ist.

Eines meiner ersten Erlebnisse mit einem vollkommen erblindeten jungen Mann war zu einer Zeit, als ich noch mit meinem ersten Auto, dem 205er-Peugeot meiner kleinen Großmutter herumfuhr, der mir auf der Schanzel-Kreuzung, in die wiederum fünf Straßen mündeten und die teilweise zweispurig befahrbar war, regelmäßig abgestorben ist. War es die Nervosität oder nur reine Überforderung durch die mannigfaltigen Möglichkeiten abzubiegen, oder aber auch die vielen netten Gesten der anderen Verkehrsteilnehmer, die ihre Fahrt bei Grün, hupend und schimpfend an mir vorbei fortsetzen. War es wie es war, damals fuhr ich nach Dienstende gerne abends einkaufen.

Im Supermarkt unweit des Odilien-Institutes traf ich oft Erblindete oder von Geburt an sehgeschwächte Menschen, die von Verkäuferinnen bedient wurden. Damals war eine Bedienung in den Geschäften übrigens noch üblich und nur wenige

große Märkte setzten bereits auf Selbstbedienung. An den Kassen wurde noch der Produktpreis eingetippt und nicht superschnell über die Barcode-Erkennung gelasert. Ein Einkaufen mit Stil und kein Hoppel-di-hopp, kein Ruckzuck-Geschäft. Niemand stand genervt in der Kassenschlange und rief dem Kassenpersonal unverschämt entgegen: *„Können Sie nicht eine zweite Kassa aufmachen?"*

Nach dem Bezahlen steckte man das Retourgeld Stück für Stück wieder ins Brieftascherl und ließ das überschüssige Verpackungsmaterial im Laden zurück. Damit war auch der junge blinde Mann vor mir beschäftigt. Er ertastete jeden Geldschein und die kleinen Münzen, packte sein Eingekauftes zusammen und ließ die Bündelverpackungen im aufgestellten Müllkübel zurück.

Die Einkaufstasche war allerdings sehr schwer und in der rechten Hand hielt er ja seinen langen weißen aufklappbaren Stock zur Orientierung.

Ich legte gerade meine Besorgungen ins Auto, als er an mir vorüberging. Ich sprach ihn an und fragte, ob ich ihn nach Hause fahren sollte. Da mir allerdings klar war, dass er sein Gegenüber weder sehen noch einschätzen konnte, erzählte ich ihm von der Ausbildung zur Krankenschwester, von den Schulkolleginnen aus dem Odilien-Internat und wo ich jetzt arbeite. Da dachte er kurz nach und nahm das Angebot des nachbarschaftlichen Heimbringdienstes schließlich an. Ich nahm ihm die schwere Einkaufstasche ab, verstaute sie im Kofferraum und ging mit ihm zur Beifahrertür. Mit wenig Hilfe setzte er sich sehr geschickt hinein und klappte seinen Blindenstock zusammen. Mir fiel nichts Besonderes auf, nur dass er sich in meinem kleinen 205er-Peugeot in relativ hoher Sitzposition befand.

Viermal links abbiegen und einmal rechts, und wir waren schon da. Ich hielt an, ging ums Auto, öffnete ihm die Tür und gab ihm die Einkaufstasche in die Hand. Er bedankte sich höflich und ich stieg wieder ins Auto. Da fiel mir dann auf, was seine Sitzposition so stattlich erhöht hatte, nämlich der gesamte Einkauf fürs Abendessen samt Nachspeise. Alles in allem etwas

plattgesessen und teilweise unbrauchbar. Und das, obwohl meine fünf Sinne vollkommen intakt waren! Was mag sich der junge Mann wohl von mir gedacht haben?

Was nützt mir das Licht,
wenn ich stets im Rampenlicht stehe
und die Dunkelheit des Schattens nicht begreife?
Was nützt mir der Reichtum,
wenn ich die Bitterkeit der Armut
nie spüren durfte?
Was nützt mir die wohlig-weiche Wärme
des geheizten Hauses,
wenn ich noch nie
kalte Füße bekommen habe?
Was nützt mir mein Wissen,
wenn ich es für mich behalte?
Und was nützen mir meine Fähigkeiten,
wenn ich sie nicht einsetze?

***

Vollen Einsatz bewiesen unsere Chefin und unser alter Herr Oberarzt stets dann, wenn es darum ging, für unsere Stammkundschaft, also Langzeitpatienten, einen guten Betreuungsplatz zu finden. In diesem damaligen Fall ging es um einen schwerkranken Mann mittleren Alters, der wegen einer opportunistischen Erkrankung erblindete. Er konnte anfangs noch hell und dunkel unterscheiden und erkannte Umrisse, aber je weiter fortgeschritten seine Krankheit war, umso finsterer wurde seine Welt. Nach Wochen der stationären Untersuchungen und Therapien war ein guter Platz im selbigen Odilienheim gefunden, in dem der junge Mann wohnte, den ich, auf meinem Abendessen sitzend, nach Hause fuhr.

Zuerst war er dort nur für wenige Tage untergebracht, denn er musste neuerlich stationär behandelt werden, und weil er zuvor schon so lange bei uns war, war sein zweiter Abschied auch ein

sehr emotionaler. Auf unserer Station kannte er sich aus. Er fand sich bestens zurecht. Ärzte, Schwestern, Pflegerinnen, Susanne von der Reinigung und er, wir waren ein eingespieltes Team. Alles, was ein erblindeter Mensch tun konnte, hatte er übernommen. Er machte sein Bett, wusch sich selbst, legte die Stationswäsche zusammen, desinfizierte immer seine Hände, faltete die Servietten fürs Essen der anderen Patienten zusammen und unterhielt sich mit ihnen am Gang oder im Sozialraum. Sehende fuhren mit ihm spazieren, er bezahlte ihnen den Automatenkaffee. Sogar für die kleineren und größeren Wehwehchen der Angestellten interessierte er sich und fand oft die heilenden Worte zur Selbstheilung.

Sein Entlassungstag war kein Tag der Freude. Es war eher ein Tag der Melancholie ohne Worte. Herr Karl war eine Art Mensch, den man vermisste, wenn er nicht mehr da war! Und ja, wir haben ihm versprochen, ihn in seiner neuen Wohnung, in seinem Zimmer im Odilien-Institut, zu besuchen, haben ihm noch gut zugeredet, dieses vorübergehende Quartier zu beziehen, weil er nach der Scheidung von seiner Frau kein eigenes zu Hause mehr hatte, in dem sich jemand um ihn kümmerte.

Er wurde von der Rettung abgeholt. Er fuhr mit zwei weinenden blinden Augen, aber er fuhr.

Hinter kunstvollen Fassaden
stecken oft unschöne Innenräume.
Hinter Krankheiten
so manch menschliches Leid.

Der eine oder andere von uns hatte telefonischen Kontakt zu ihm und einige wenige waren ihn auch besuchen, aber so richtig lebensfroh und glücklich wirkte er nicht auf uns.

Dabei hätte er dort den ganzen Tag lang neue sinnvolle, fachlich begleitete Aufgaben übernehmen können. – Arbeiten, lernen, basteln, singen, diskutieren, essen, trinken, schlafen können.

Doch all das schien ihm überhaupt keine Freude mehr zu

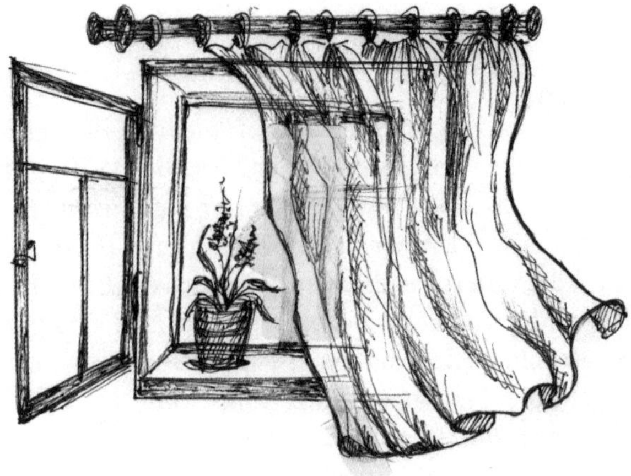

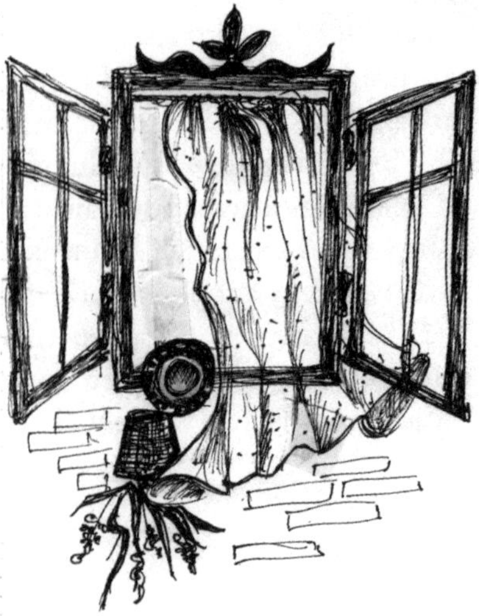

machen. Er suchte ständig die Veränderung im Abbruch der gerade erst übernommenen Tätigkeit. Er suchte sich selbst. Er suchte sein altes Ich.

Und als er eines Morgens draufkam, dass er dieses Leben nicht mehr finden würde, öffnete er das Doppelflügelfenster seines Zimmers im dritten Stock und … gab die Suche verzweifelt auf!

Null negativ

Keine Ader soll mir schlagen, wo ich nicht an dich gedacht… So beginnt ein altes Volkslied aus der Mitte des 18. Jhs. mit dem bekannten Titel *Wahre Freundschaft soll nicht wanken.* Heute, 270 Jahre später, wissen wir mehr über unseren begehrten Körpersaft und die unterschiedlichen Blutgruppen. Er ist nicht nur lebensnotwendig und kann Leben retten, es ist auch ein eigenes wissenschaftliches Fach daraus entstanden, ein eigener Zweig der Medizin, die Transfusionsmedizin. *Ohne Blut kein Leben, ohne Leben kein Blut,* könnte man spitz formulieren.

Blut speist den Körper mit allem, was er zum Leben braucht. Das wusste auch der Wiener Arzt Karl Landsteiner, der die Unterschiede im menschlichen Blut feststellte und im Jahr 1900 die bahnbrechende Entdeckung der verschiedenen Blutgruppen machte. Er bekam dafür dreißig Jahre später den Nobelpreis und ein Denkmal. Sein Bild war bis zur Umstellung auf den Euro auf unserem Tausend-Schilling-Schein abgedruckt.

Aber welches Blut fließt eigentlich in unseren Adern? Welches Blut fließt in den außergewöhnlich starken sozialen Adern? Ist es die Blutgruppe null negativ, die allen anderen Blutgruppenträgern ihr Blut zur Verfügung stellen kann, aber nur die eine einzige, nämlich ihre eigene verträgt? Ist das das Blut der Krankenschwestern?

Nun, Menschen mit sozialer Ader, wie wir das gerne nennen, bringen sicherlich besondere Leistungen, aber eine gemeinsame Blutgruppe haben sie bestimmt nicht. Ja, zugegeben, in mir fließt zufälligerweise gerade diese *Mehr-geben-als-nehmen-*Blutgruppe, aber dafür ist die Genetik meiner Eltern und Großeltern verantwortlich und nicht die der männlichen Krankenschwester. Das ist Fakt und Punkt.

Über diese frei erfundene These der sozialen Blutgruppe hinaus bin ich mir sicher, dass die Entstehung des Sozialverhaltens im Kindesalter, im Familienleben oder Familienverband wurzelt. Denn, wie ich selbst als Kind lernen und in Erfahrung

bringen durfte, ist man sich selbst zwar der Nächste, aber ein gutes Miteinander, Christen nennen es Nächstenliebe, gibt dem Menschen mehr Selbstwertgefühl als der narzisstische Egoismus. Wer gebraucht wird, übernimmt Verantwortung. Und wer verantwortlich ist, fühlt sich wiederum gebraucht. Ein glatt gestricktes Muster und grundsätzlich gutes Gefühl im sozialen Netzwerk der Gemeinschaft. Und wenn ich das Leben in einer Großfamilie mit einem Satz beschreiben müsste, würde ich sagen: „Man trägt nicht jeden Tag die eigenen Socken."

Schon wir Kinder hatten in unserer Großfamilie bestimmte zugeordnete Funktionen zu erfüllen und Arbeiten zu übernehmen. Kleine leichte Tätigkeiten, die aber verantwortlich machten. Die Ziehschwester unserer kleinen Großmutter zum Beispiel, in jungen Jahren vollkommen erblindet, wohnte den Sommer über immer bei uns. Sie kannte sich im normalen Haushalt aus und kam mit allem zurecht. Sogar ihre Haare konnte sie selbst flechten und mit Hilfe von Haarnadeln zu einem Dutt zusammenstecken. Sie hatte zwar keine Zähne mehr im Mund, konnte aber mit ihrem hart gewordenen Ober- und Unterkiefer sogar Backhenderl essen. Sie trank aufgezuckerten, säurebetonten alten Most, löffelte die hart und sauer gewordene Milch aus ihrer Kaffee- und Jausen-Schüssel und bekam von meiner Oma oft Eingebrocktes aufgewartet. Sie war für ihr schicksalhaftes, vermeintlich trauriges Leben eine ziemlich gut gelaunte alte Frau mit geblümten Kleidern, Kopftuch und Blindenstecken. Wenn sie bei Tisch saß und mit ihren blinden Augen so geradeaus schaute, begannen wir spielerisch, sie mit unseren kleinen Fingern an den Unterarmen zu berühren. Sie reagierte jedes Mal mit einer verwunderten Mimik, drehte ihren Kopf neugierig nach links und rechts und begann herzhaft zu lachen. Sie versuchte rasch nach unseren lausbübischen Händen zu greifen, die wir daraufhin gekonnt wieder verschwinden ließen. *„Wo bist du denn?" „Wer ist denn das?"*, waren ihre sichtlich amüsierten Fragen. Sie freute sich, weil wir uns für sie interessierten. Solche Spiele und ihr bewusstes Angreifen unserer Hände, unserer Köpfe und Gesichter, mit dem bewunderten Ausruf *„Jössas*

(Jesus), bist du wieder gewachsen, du wirst bald ein ausgewachsenes Mannsbild/Weibsbild sein", waren normal. An den Nachmittagen, nach dem obligaten Mittagschlaf, hatten wir Kinder den Auftrag, die Resl (ugs. für Theresia), wie sie von allen liebevoll genannt wurde, zum Spazierengehen zu führen. Dafür wurde die Resl samt Klappsessel bis zum Gehsteig an der Dorfstraße begleitet. Der Klappsessel wurde aufgestellt und Resls Hand an den Zaun geführt. Dort konnte sie, den Zaun entlang, sicher auf und ab spazieren und mit vorbeigehenden Leuten plaudern. Hinter dem Zaun war der benachbarte Bauernhof. Auch die blumenliebende Altbäuerin sprach oft mit ihr, wenn sie hinter dem Zaun ihre wunderschönen, für die Resl unsichtbaren Blumen pflegte. Natürlich hatten wir nach dem Bringdienst auch die Verantwortung für den Abholdienst, was uns lieb und selbstverständlich war, bekamen wir doch dafür aus ihrem süßen Fundus ein Zitronenspalten-Zuckerl.

Weniger rühmlich allerdings war, wenn wir, mit den Nachbarskindern spielenden Verantwortungsträger auf unsere Resl vergaßen, oder wir bei Gefahr in Verzug, sprich einem sich annähernden Gewitter, erst durch die mahnenden Worte unserer Großmutter, *„Habt ihr die Resl schon geholt?"*, eilenden Schrittes zur Dorfstraße rannten. Da kam es dann schon vor, dass wir drei, die Resl, der Klappsessel und eines von uns Kindern, waschelnass bei der Haustür hereinkamen, denn laufen konnte die erblindete Resl die heimwärts führende Strecke natürlich nicht. So etwas konnte uns beim – zur Kirche bringen – nicht passieren, denn da hatten wir stets, auch an den schönsten Sommerabenden, einen fein seidenen Schirm dabei.

Eine andere Frau, die Cäcillia, kurz Cilli genannt, wohnte auch bis zu ihrem Todestag in unserem Haus. Sie war Bauernmagd, Pfarrhaushälterin, Küchenmagd in einem Gasthof und Haushälterin in einem Kriegsgendarmen-Haushalt gewesen, in dem die Hausfrau und Kindesmutter bei einer Operation verstorben war. Unsere kleine Oma und sie verband zu dieser Zeit eine sehr enge Freundschaft und deshalb lebte sie nach ihrer Pensionierung bei uns. Dies war doppelt praktisch, weil sie in

Abwesenheit unserer berufstätigen Großmutter putzte, kochte und uns Kinder betreute.

Als sie alt und älter wurde, war auch sie auf etwas fremde Hilfe angewiesen und wir Kinder durften ihr, wenn sie Ruhen ging, beim Zudecken behilflich sein. Und weil sie nach dem Mittagessen und am Abend ruhte, hatten wir zweimal täglich dieses einträgliche Vergnügen. Wenn sie nämlich zugedeckt im Bett lag, durften wir ihr das Geldtascherl aus dem Nähtisch herausgeben und sie bezahlte die gewissenhafte Tätigkeit mit zehn bis zwanzig Groschen, sonntags auch mit fünfzig Groschen. Das sind heute 0,7 Cent beziehungsweise 3,5 Cent für den Sonntag. Wenn wir schon einige solcher Groschenstücke zusammen hatten, gingen wir zum Wechseln zu unserer Oma. Sie rundete stets auf und gab uns für 70 bis 80 Groschen schon einen ganzen Schilling (72 Cent). Um einen Schilling bekamen wir zwei Oblaten beim Kirchenwirt, eine Meter-Schnitte oder Bensdorp-Schokolade im Nachbargasthaus.

In dieses ging unser Großvater, der nur mehr ein Bein hatte, am Sonntagnachmittag, um mit benachbarten Landwirten Karten zu spielen, ein Achterl Rotwein zu trinken und einige *Dreier-Tschick* zu rauchen. Ihn begleiteten wir, weil er mit seinen Achselstützkrücken die schwere Gasthaustür nicht aufmachen konnte. Er wiederum belohnte uns mit einem Eislutscher im Sommer oder besagter Schnitte in der kälteren Jahreszeit. *Last but not least* war da noch unsere kleine zivilinvalide Großmutter, die bei allen hoch im Kurs stand. Sie besaß nämlich trotz verkürztem Bein und versteiftem Kniegelenk ein Auto. Es war eines mit einem größeren Kofferraum, das sie mit ihrem Postfrächter-Gewerbe vorwiegend zum täglichen Paket-, Brief- und Geldtransportdienst morgens und abends einsetzte. Wobei wir Kinder an den frühen Abenden manchmal mitfahren durften, aber nur wenn der gestrenge Postmeister nicht mehr im Amt war, denn bei diesen offiziellen Transporten waren Räuber und Gendarm spielende Kinder nicht gerne gesehen. Wir stellten uns das immer so spannend vor, wie das denn jetzt so ablaufen würde, wenn uns wirklich jemand wie einen Geldtransporter

überfallen würde. „*Hände hoch*“, würden die Räuber sagen, und wir drei, meine ältere Schwester, unsere Oma und ich, und ab und zu fuhr bei hoher Tageslosung noch ein Postbeamter mit, könnten sie doch überwältigen und gefesselt der Gendarmerie übergeben. Toll die Fantasie eines Kindes, oder? Wobei, Strick oder sonstige Fesselwerkzeuge hätten wir ja gar keine mitgehabt, aber mit den Paketschnüren (...)?! Um in einen fiktiven Postraub überhaupt nur annähernd involviert zu sein, war es vonnöten, unserer kleinen Oma allmorgendlich die Strümpfe anzuziehen und die Schuhe zuzubinden. Sie war nämlich in jungen Jahren, ca. 1927, an einer Knocheneiterung erkrankt und musste operiert werden. Insgesamt verbrachte sie als Kind ein ganzes Jahr (!) im Krankenhaus und ihre Ziehmutter kam sie jede Woche besuchen. Nach dieser Operation war ihr rechter Fuß um dreizehn Zentimeter kürzer als der linke und blieb im Kniegelenk versteift. Außerdem musste sie für viele Monate eine Beinschiene aus Eisenstäben tragen. Die unverschlossene Wunde verheilte erst wieder zu Hause, wo diese von ihrer Ziehmutter mit Kamillenteekompressen behandelt wurde. Wegen dieser Zivilinvalidität erhielt sie eine Art gesicherten Arbeitsplatz bei der Post. Zuerst als Telefonistin und später als Selbstständige mit dem Postfrächter-Gewerbe unseres Großvaters.

Gute Nacht

Nach dem Tod des Großvaters konnte diese kleine Oma ohne fremde Hilfe auch nicht schlafen gehen. Und war sie noch so müde und schlief beim Tisch im Sitzen ein, so mussten ihre Schuhe und Strümpfe doch noch ausgezogen werden. Einmal versuchte sie es mit einer Schere, woraufhin die Schuhbänder zwar kaputt, aber noch längst nicht offen waren. Und der grandiose Einfall und Versuch, ihre Strümpfe mithilfe eines Kochlöffels loszuwerden misslang ebenfalls. Ja, sicher riechen Füße nach Füßen, wenn man über zwölf Stunden im hochgebundenen Schuh verbringt, und es gab angenehmere Tätigkeiten als diese, aber wer hat denn unsere Windeln gewechselt und

die Schmutzwäsche ohne Murren gewaschen? Wer hat für alle gesorgt, gekocht, gebügelt, geputzt, geheizt, den Müll getrennt und uns alles gerichtet? Mutter und Großmutter! Was war dagegen diese unbeliebte Arbeit von zwei Minuten? Im Vergleich dazu eigentlich nichts.

Und wohin gingen wir, wenn es mit den Eltern Streit gab? Zur Großmutter natürlich. Die kochte uns Kakao, einen Milchreis oder Grieskoch und der Abend war gerettet. Ein bisserl Radiohören oder *„Guten Abend die Madeln, servas die Buam"* mit Heinz Conrads im Fernsehen und auf ins großelterliche Ehebett. Wobei allabendlich, vor dem Schlafengehen ein eher befremdendes, altmodisch anmutendes Ritual abgehalten und peinlich genau eingehalten wurde. Es war ein Überbleibsel aus einer anderen Zeit, der Zeit des eisernen Sparens und *Kluppens.* Zuerst Zähneputzen. Das war ja, wenn auch lästig, noch relativ normal. Wir putzten unsere Zähne im Mund, die Oma ihre in der Hand. Dann schickte sie uns der Reihe nach auf die Toilette. Auch noch normal. Nur die Spülung, die Spülung betätigte erst sie selbst. Also alle aufs Klo, der Letzte spült, um Wasser zu sparen!

Dann wie gesagt ins Bett. Der Schlafplatz an der Seite der Zimmertür gehörte ihr, da könnte nämlich in unseren kindlichen Gedanken ein Räuber hereinkommen und uns gefährlich werden. Wobei der Fensterplatz nicht weniger gefährlich war und in heißen Sommernächten, bei geöffnetem Fenster, auch wiederum ihr gehörte. Unsere kalten Füße steckten wir gerne unter ihre Decke. Dann erzählte sie von ihrer Kindheit, als man noch am Herd erhitzte Steine ins Bett legte, um sich daran zu wärmen.

Bei uns gab es schon die Wärmflasche, die dann so gegen Mitternacht mit einem lauten Plumps das Bett verließ.

Gebetet wurde natürlich auch. Beginnend mit dem Kreuzzeichen, folgten das Vaterunser, das Gegrüßet seist du, Maria, zwei bis drei kurze Kindergebete und einige persönliche Fürbitten für die streitenden Eltern, Schularbeiten vorbereitenden Lehrer, die hänselnden Schulkollegen, den kranken Nachbarn oder

Hausleute und verstorbene Familienangehörige. Danach setzte eine nicht enden wollende Dorade an Gutenacht-Wünschen ein. *Gute Nacht, Oma, gute Nacht …, gute Nacht …, gute Nacht, gute Nacht …* und irgendwann war dann die Großmutter gescheiter als wir Enkel. Sie ließ uns im Gutenacht-Wort-Wettkampf gewinnen und tat so, als hätte sie schon eingeschlafen.

Einmal pro Nacht erwachten wir allerdings für kurze Zeit, dann nämlich, wenn ohne Licht zu machen das Nachtkästchen geöffnet wurde und die Oma sich auf ihren Nachttopf setzte. Sssssssso lange her!

Generationenkonflikt

Natürlich ist das Zusammenleben von mehreren Generationen nicht immer leicht. Das war es auch bei uns nicht immer. Von wegen flauschig weicher Kuschelkurs. Für die Erwachsenen war es alles andere als einfach. Dafür sind Erfahrungswerte und Lebenseinstellung der verschiedenen Generationen einfach zu unterschiedlich. Es wurde gestritten, diskutiert, es flogen die Türen, es flossen Tränen und manchmal verstanden wir Kinder die Erwachsenen überhaupt nicht. Und zum Verdruss der Erziehungsmaßnahmen unserer Eltern, weinten die Cilli, die Oma und die Resl mit uns Mitleid erhaschenden Enkelkindern mit. Aber alles in allem waren wir eine große Familie, die die Wörter *Rücksichtnahme, Verantwortungsbewusstsein, Disziplin, Toleranz* und *Fürsorge* nicht nur aussprechen konnten, sondern lebten. Allerdings waren unsere Rechte nicht nur mit Verpflichtungen, sondern die Verpflichtungen auch mit Rechten verbunden. Und aus dieser Sicht konnte das Blut in den sozialen Adern in positive Schwingung geraten.

Seine Einstellung, Meinung und Prinzipien
kann man im Laufe des Lebens verändern
und anpassen,
aber seinen Tugenden
sollte man treu bleiben.

Eine von uns

Immer wenn ich rötlich bläuliche Flecken auf der Haut von Menschen sehe, denke ich an eine junge Krankenschwester, die bei ihrem Spätdienst solche Flecken an ihren beiden Armen scherzhalber als Totenflecken bezeichnet hat und …

Sr. Bernadette M. stand auf ihr Schwesternkleid, und Berni hat man sie genannt. Eine lebenslustige, aufgeweckte, unverheiratete junge Frau, mit der man abends nach dem Dienst auch mal an der Bar ein *Jacky-Cola* getrunken hat und über Liebeskummer, Hämorrhoiden, Schilddrüsenhormone, Eierstockkrebs und Prostataprobleme sprechen konnte. Eine Kollegin, eine gute Freundin, ein Kumpel. Jazz, Pop, Rock'n' Roll, Schnulzen, Country Music und sogar Klassik konnten sie in Stimmung und Bewegung bringen. Vom Fingerschnippen, klatschen, Hüfte kreisen, mitflippen, bis hin zum Tanzen am Parkett und auf den Tischen, Berni war mit Leib und Seele im jeweiligen Takt. Ein bunter, ausgeflippter Vogel im Wind. Einer *Zigarillo* und einem *Sex on the Beach* nicht abgeneigt. Wobei sie danach gut beraten war, wenn sie jemand gut stützend nach Hause brachte.

Allerdings merkte man ihr selbst tags darauf im Frühdienst nichts vom gestrigen Gelage an. Worüber die einen jammerten und klagten, darüber konnte die Berni perfekt schweigen. Sie wusste von nichts, sie kannte diese und jene Personen gar nicht und war ja auch überhaupt nicht dabei gewesen.

Man hat sie zwar niemals beim Pferdestehlen ertappt, aber mit ihr hätte man auf jeden Fall …

Nach den Pflichtschuljahren hatte sie, auf Drängen ihrer Mutter, also nicht ganz freiwillig, vier Semester lang eine Hauswirtschaftsschule besucht, diese dann aber *dem Lehrpersonal zuliebe pflichtbewusst abgebrochen*, sich kurz in ihren jugendlichen Hormonschwankungen verloren und schließlich in den strengen, aber notwendigen Erziehungsmaßnahmen ihres Vaters wiedergefunden. Danach fasste sie Fuß, stellte sich mit beiden Beinen auf das Sprungbrett ihrer zukünftigen Karriere, schaff-

te die Aufnahmeprüfung und absolvierte die sechs Semester in der Krankenschwesternschule. Büffelte eifrig Latein, Somatologie, Anatomie, Physiologie, Pathologie und was es sonst noch aus dicken Büchern zu lernen gab. Am Ende diplomierte sie mit Auszeichnung.

Soviel zum Thema *Sechzehn*, was nun?

Berni hatte ihre Kinderkrankheiten hinter sich und war gegen Hepatitis und Tetanus geimpft. So konnte sie, die ihr angebotene Stelle auf der Infektionsabteilung annehmen und mit Hirn, Herz, Härte und Humor pflegen. Neuem gegenüber offen und Traditionen bewahrend wurde sie von Patienten und Personal gleichermaßen gemocht und wertgeschätzt. Dienste mit ihr waren angenehm, die durchgeführte Pflege hatte Charme und Qualität. Auch an jenem Samstag, im geteilten Dienst, als sie mit Henriette ihre Patienten versorgte, Infusionen anhängte, Tabletten austeilte und Essen eingab, Verbände erneuerte, mit dem Stationsarzt visitierte, Anordnungen befolgte und sich zu Mittag im Sozialraum ausruhte.

Als dann am frühen Abend die Jause angerichtet wurde, war sie am Portionieren der Schinkenplatte mit Essiggurken und Brot. Henriette, kurz *Henni* genannt, richtete derweilen die Tabletts für Diät- und Normalpatienten, den Zimmernummern entsprechend gereiht her.

Da sagte Berni so nebenbei beim Schinken auflegen: „*Schau Henni, die Flecken auf meinen Händen schauen aus wie Totenflecken*", und sie lachte über ihre komische Entdeckung.

„*Hör auf, red' nicht so blöd daher*", fauchte ihr Henni entgegen, „*du bist erst achtundzwanzig Jahre alt, und da treibt man mit dem Tod keinen Schabernack!*" Aber Berni strich mit ihren Fingern über die Flecken und schmunzelte.

Nach dem Abendessen versorgten die beiden ihre Patienten und übergaben ihren Dienst der Nachtschwester. Dann standen sie noch vor dem Abteilungsgebäude und sprachen über Gott und die Welt und über ein Tabuthema, nämlich Bernis Totenflecken, die, wie sie gekommen, nun auch wieder verschwunden waren. Nur dass sie jetzt Kopfweh hatte, was Henni darauf

zurückführte, dass Berni tagsüber zu wenig getrunken hatte und außerdem war dies ein sommerlich schwüler Abend und aus der Ferne hörte man den Donner eines sich nähernden Gewitters. *„Und Gewitter bedeutet Tiefdruck, und Tiefdruck bedeutet Kopfweh“*, gab Henni zu bedenken. *„Gute Nacht, ich schau zu, dass ich noch trocken heimkomm’“*, sagte Henriette zu Berni und ging eilig zum Parkplatz. *„Gute Nacht und pass auf beim Fahren“*, rief Berni hinterher. Sie war nur fünf Minuten Fußweg entfernt in der Billrothgassse 18a zu Hause. Dort hatte sie ein Dienstzimmer mit WC und Dusche am Gang. Aber dafür war es günstig und vorteilhaft, so in der Nähe des Arbeitsplatzes.

Am nächsten Morgen, Henriette hatte äußerst schlecht und nur wenige Stunden träumend geschlafen, kam sie in den Sonntag-Spätdienst. Auf Station war es ungewöhnlich ruhig, so ruhig war es normalerweise nicht, wenn man mit Schwester Berni Dienst hatte. Denn diese pflegte nicht nur ihre Patienten mit den vier H’s, sondern sie pflanzte auch die diensthabenden Ärzte mit Hirn, Herz, Härte und Humor. Da kam eine Frühdienstschwester aus dem Apothekenzimmer, sah Henriette, drehte sich schnell wieder um und verschwand wieder. Auch die befreundete Frau Rosi vom Reinigungsdienst, die mit dem Mopp den Gang entlang wischte, schien irgendwie konfus zu sein. Als Henni dann die Teeküche betrat und ihre Handtasche hinstellte, sah sie am Tisch eine brennende Kerze und das unbenutzte Frühstücksgeschirr der Kolleginnen stehen. *„Hallo, ist keiner da?“*, rief Henni halblaut fragend auf den Gang hinaus, *„Hallo, Berni?“*

Zuerst antwortete niemand, dann kam der Herr Oberarzt bei der Tür herein und nahm Henriette bei der Hand. *„Frau Henni“*, sagte der Herr Oberarzt zu ihr, *„setzen sie sich nieder, ich muss ihnen etwas sehr Trauriges sagen.“* *„Ja was denn, was ist denn passiert“*, bat Henni erschrocken und ungeduldig um Aufklärung.

„Wir wissen zwar nicht genau, wie es passiert ist und auch nicht warum, aber was passiert ist, das wissen wir leider und sind total fertig, mit den Nerven runter“, sagte der Oberarzt zu Henni

und blickte dabei traurig, aber gefasst zu Boden. *„Ja, aber was, was ist denn passiert?“*, fragte Henni ungeduldig?

„Ja, wissen Sie, Frau Henni, die Berni ist heute nicht in den Frühdienst gekommen, und die Kolleginnen haben sich gedacht, sie hätte vielleicht verschlafen“, erklärte der Oberarzt, *„und…“*, so fuhr er fort, *„… als dann eine von ihnen hinübergegangen ist, um sie aufzuwecken, stand der Rettungswagen mit Blaulicht vorm Haus und anstelle eines Notarztes kam der Kollegin der Distriktsarzt im Stiegenhaus entgegen, der mit einem Rettungsmann sprach und meinte, sie hätte sicherlich nicht leiden müssen, sie wäre innerhalb von Sekunden tot gewesen. Aber Näheres wisse man erst nach der Obduktion.“*

„Wie, was, wer ist sofort tot gewesen? Wer hat nicht lang leiden müssen?“, fragte Henni aufgeregt, während sie den Oberarzt mit ihren Blicken löcherte. *„Die Berni, Henriette, die Berni ist tot“*, sagte er und nahm sie in die Arme, *„Sie ist in der Dusche zusammengebrochen, und nein, wir wissen nicht genau, warum!“*

Ein paar Tage später stand das Obduktionsergebnis fest: Schwester Berni war achtundzwanzig Jahre lang mit einem Gehirnaneurysma herumgelaufen. Mit einer tickenden Zeitbombe im Kopf, was im Falle einer Ruptur innerhalb von Sekunden zur Gehirnblutung und in ihrem Fall zur Bewusstlosigkeit und zum Tod führte. Niemand hätte sie retten können, auch nicht, wenn man in ihrer unmittelbaren Nähe gewesen wäre.

Ein Zimmernachbar fand sie in der Duschwanne liegend, nachdem er die Tür aufgebrochen und die Rettung verständigt hatte.

Ihr achtundzwanzig Jahre junger Körper lag dort eingeseift und ohne Totenflecken. Sie war eine von uns!

*Mein lieber Freund**

Auch mich ereilte, trotz meines modernen aufgeklärten Elternhauses, dasselbe Schicksal wie schon fünfzig Jahre zuvor meinen Großvater mütterlicherseits. Ein kurzes Liebesglück, ein beiderseitiges Abenteuer wurde zehn Monate später in Alimenten berechnet. Gut, zugegeben, mein Großvater war mit seinen einundzwanzig Jahren damals sicherlich nicht so aufgeklärt wie ich, als ich im Jahre 2001 mit dreiundzwanzig zum ersten Mal Vater wurde. Ganz bestimmt waren „Ola-Gummis" („Pariser"), wie man Präservative früher nannte, keine nebenbei mitgekaufte Ware vom Drogeriemarkt. Mit oder ohne Noppen, Rillen, Farbe und Geschmack – das gab's auch nicht.

In der Generation unserer Großeltern war die Verhütung reine Frauensache und die Lust der mosttrunkenen Männer stets groß. Manche Männer fragten hinterher, ob wohl eh nichts passieren hätte können, oder längere Zeit danach, ob die jeweilige Geschlechtspartnerin „unwohl" geworden sei? Womit sie in Erfahrung brachten, ob die betreffende Geliebte ihre Monatsblutung bekam und somit sicherlich nicht von ihnen schwanger war. Manche Frauen schwörten auf den G-Verkehr in den unfruchtbaren Tagen, andere auf den etwas unsicheren Coitus interruptus.

Eine auf dieses Thema angesprochene ältere Patientin gab mir beim abendlichen Pflegerundgang einmal folgende Antwort darauf: *„Ja, wissen sie, junger Mann, wir waren wenig bis gar nicht aufgeklärt, aber unsere Mutter hat gemeint, wenn die Burschen auf uns draufliegen und gläsrige Augen bekommen, dann sollen wir ihnen einen ‚Steßer geben'* (Stoß versetzen), *sie abwerfen, damit nichts passieren kann. Eine andere Möglichkeit hatten wir damals nicht!"*

Meinem Geburtsjahrgang und der Verhütungsmittelindustrie sei Dank, dass ich in meinen geschlechtsreifen Jahren niemals abgeworfen wurde, allerdings hat Materialermüdung eine spannende Wendung in mein drittes Lebensjahrzehnt gebracht.

Deshalb war mir auch jede Art einträglicher Nebenverdienst recht, um den vormundgerichtsanhängigen Betrag pünktlich zum Monatsersten überweisen zu können. Natürlich war mein Gehalt als Landesbediensteter kein Existenzminimum, aber der zukünftige Herr Papa wollte seinem Kind schließlich auch etwas zum Leben beisteuern und selbst noch finanziell und körperlich beweglich bleiben!

Wir waren damals noch eine eingegliederte Abteilung im großen Krankenhaus-Gelände der Uni-Klinik und ich wohnte fünf Minuten Gehzeit entfernt in einer günstigen Dienstwohnung in der Billrothgasse. Wobei Dienstwohnung ein sehr übertriebener Begriff für diese Minimundus-Variante einer Einbett-Ein-Zimmer-Wohnung war. Aus diesen multiplen Gründen und weil mein Auto auch Sprit verbrauchte, kam mir das Angebot eines älteren Patienten aus dem Sonderklassetrakt gerade recht. Er lag bei uns im Zimmer 18, der ehemalige Herr Hofrat der Landesregierung, weil er sich mit seiner Leber etwas zerstritten hatte und er ein Du-Freund von unserem Herrn Primarius war.

Er hörte mich, als ich gutgelaunt am Stationsgang ein Liedchen sang und kam mit mir ins Gespräch. Über was Männer halt so reden. Liebe, Sex und Zärtlichkeit. Autos, Sport und Spiel. Übers Fischen, Jagen und Vögeln. Über Krieg und Frieden und vieles mehr. Als ich ihm von meinem Verkehrsunfall erzählte, meinte er: *„Mein lieber junger Freund, ich wohne gleich vis-à-vis am Ruckerlberg. Meine Frau und ich haben ein großes Haus. Die Kinder sind längst ausgezogen, haben ihre eigene Familie und die damit verbundenen Verpflichtungen. Ich bräuchte einen starken Mann, der mir bei verschiedenen Arbeiten zur Hand geht. Ich zahle ihnen hundert Schillinge die Stunde und eine Jause nach getaner Arbeit. Außerdem können sie so viel von unserem selbst erzeugten Wein trinken, wie sie vertragen.“* Dann streckte er mir seine Hand entgegen, um sein Angebot durch ehrenhaften Handschlag zu fixieren. *„Abgemacht?“ „Ja, abgemacht!“*

Nach seiner Entlassung begann also mein inoffizieller zweiter Arbeitsvertrag Gültigkeit zu erlangen und wir rackerten gemeinsam am Ruckerlberg. Wir fällten Bäume, zerkleinerten

das Holz und stapelten es zum Trockenen auf. Wir schaufelten Erde, mähten den Rasen und räumten Möbel von einem Raum in den anderen. Wir entrümpelten den Dachboden und leerten zwischendurch so manches Flascherl Riesling aus seinem eigenen Weingarten in Klöch. Dorthin fuhren wir öfter, um nach dem Rechten zu sehen. Um die Weinstöcke zu schneiden, zu binden und im Herbst die Leseernte einzubringen.

Zur Lesezeit waren dann auch alle Töchter, Söhne, Enkelkinder und Freunde der Familie eingeladen. Und sie kamen. Die Frauen schnitten die Trauben von den Rebstöcken, wir Männer übernahmen das Tragen der Weinbute. Jede volle Bute wurde den steilen Weinberg hinaufgetragen und in die Rebelmaschine gekippt. Danach bekamen wir Butenträger ein 1/16 Liter Wein vom Herrn Hofrat, der die Tragleistung mittels Kreidestrich an der Wand im Presshaus mitnotierte. Je nach Entfernung der Lesehelfer und Gehstrecke kamen die Butenträger vier- bis fünfmal pro Stunde ins Presshaus, entleerten ihre Behälter und tranken den kräftespendenden Wein vom Vorjahr. Das sind also zirka 5/16 Liter pro Stunde und bei einem Arbeitspensum von sechs Stunden 30/16 Liter, somit fast 2 Liter Wein pro Butenträger. Interessanterweise machten diese 2 Liter Wein aber nicht volltrunken oder besoffen. Sie waren schier notwendig, um die steilen Wege über diese Zeit hinweg gehen zu können.

Am dritten Lesetag durfte ich dann von der Bute zur Pressspindel ins Presshaus wechseln. Da kam zwar auch die Kraft zweier arbeitstüchtiger Personen zum Einsatz, aber der Weg hatte weniger Promille Steigung. Man musste nur gut zuhören, wenn der Riegelschießer die Drehrichtung befahl. „Aufdrahn“ (aufdrehen), also linksherum zum Riegelschießen, oder „Zuadrahn“ (zudrehen) zum Pressen. Wer bereits mit einer hundertjährigen Holz-Spindel-Presse gepresst hat, weiß, wovon ich rede, und die, die so etwas noch nicht gesehen haben, sollten die Gelegenheit einmal nutzen, es ist ein Erlebnis!

Zu Hause am Ruckerlberg saßen wir beide oft bei einem hart erarbeiteten Wein zusammen, der Hofrat – manchmal auch seine Frau – und ich. Dann plauderte er gerne über die Zeit, als sie

noch ein junges Paar waren, und wenn wir Männer unter uns waren, erzählte er mir von seinen Liebschaften. Über die vor der Ehe und über die in der Ehe, wohl wissend, damit gegen das sechste und ab und zu sogar gegen das neunte Gebot seines Glaubens verstoßen zu haben. Er sprach dann immer recht leise und mit teils vorgehaltener Hand. Auch darüber, dass die Potenz eines Achtzigjährigen schon sehr zu wünschen übrig lässt und er sich wünschen würde, noch einmal in so einen jungen Körper, wie den meinen, schlüpfen zu können. Dann schenkte er meist noch einmal nach und trank auf ex.

Nach ein bis zwei Jahren dieser freundschaftlichen Arbeitsbeziehung – es war kurz vor der Hochzeit mit der Mutter meines ersten Kindes – ereilte mich sein Anruf. Der Hausarzt hatte ihm geraten, ins Krankenhaus zu gehen, weil seine Tumorerkrankung mittlerweile sicherlich gestreut und sich seine Haut bereits gelblich verfärbt hatte. Ich kontaktierte unseren Herrn Primarius und er bekam ein Bett auf der Nachbarstation im dritten Stock. *„Jeder hier ist zwar scheißfreundlich, aber die Wahrheit erfahr ich nicht"*, sagte er bei einem Besuch nach meinem Dienst im ersten Stock, *„Niemand macht seine Goschen auf und sagt mir, wie viel Zeit mir noch bleibt!" „Stets nur ..., sehr gerne, Herr Hofrat. Haben Herr Hofrat Wünsche oder Beschwerden? Wie geht es Ihnen, Herr Hofrat? Haben Sie Schmerzen, Herr Hofrat?" „Und ich lieg da wie eine lebende gelbe Leiche mit einem Schlauch im Pimperl und weiß über nichts Bescheid." „Ja weißt du, lieber Otto"*, sagte ich zögerlich zu ihm, *„sie wollen dich halt nicht beunruhigen!" „Was heißt da beunruhigen?"*, erwiderte er etwas wirsch, *„ich lieg da im Siechenbett, schon mehr drüben als hier, hör' die Englein singen und die wollen mich nicht beunruhigen? Außerdem haben die mir einen Katheter gelegt, und ein alter Mann hat mir vor einigen Jahrzehnten einmal gesagt: Wenn'st net kannst soach'n, is' a schlechts Zoach'n! Also ..., was is' jetzt, lieber Freund ..., die Wahrheit, wenn ich bitten darf!"*

Ich wusste natürlich über seinen Zustand Bescheid, aber auch darüber, dass die Diagnosen-Stellung nicht in meinem Kompetenzbereich lag und erst recht nicht die Einschätzung

der verbleibenden Lebenszeit, schließlich bin ich nicht der liebe Gott! – ABER: *„Ja, mein lieber Freund“*, sagte ich mit monotoner ernster Stimme, *„du wirst sterben. Wahrscheinlich nicht in den nächsten Stunden, vielleicht nicht in den nächsten Tagen, aber sicherlich in absehbarer Zeit. Und ich weiß nicht, ob du noch einmal nach Hause gehen wirst.“* Das war meine ehrliche, mit meiner Ehre und dem Gewissen vereinbarte Antwort, die ich meinem Freund schuldig war.

„Gut!“, sagte er. Gut? Was meinte er mit gut? *„So, mein lieber Freund, du fährst jetzt zu meiner Frau nach Hause, gehst in den Weinkeller und holst vom untersten Weinregal, ganz rechts neben der Wand, zwei Flaschen vom besseren Jahrgang und kommst damit am Abend zu mir. Und vergiss die Weingläser nicht“*, sagte er mit ernster Miene und darauf wartend, *„und jetzt geh'. Geh' und beeil dich, wer weiß, wie lange ich noch einen Wein trinken kann!“*

Also ging ich und tat wie mir befohlen, zumindest wie mein Auftrag lautete, der schließlich einen letzten Wunsch meines Freundes beinhaltete.

Seine Frau war über meinen unangemeldeten Besuch überrascht, nach meinen Schilderungen aber im Bilde. Sie ging mit mir in den Keller zum besagten Regal und gab mir die beiden Flaschen, legte in einen Weidenkorb ein rotkariertes Tuch und zwei polierte Römergläser. Zwei Jausenbrote für mich und eine Grußbotschaft auf einer Karte für Otto. Beim Hinausgehen aus dem Haus hielt sie meine Hand fest, küsste mich auf die Stirn und umarmte mich. Sie weinte und sagte: *„Ich danke dir von Herzen, dass du ihn begleitest und so ehrlich zu ihm bist.“* Dann zeichnete sie mir ein Kreuz auf die Stirn und meinte, ich solle ihn von ihr grüßen und ihm ebenfalls ein Kreuzerl auf die Stirn zeichnen. Und ich tat abermals wie mir befohlen, wie mir gesagt wurde.

Otto erwartete mich mit Ungeduld und schaute in den Korb. *„Hast du die Flaschen gefunden?“*, fragte er mich. *„Ja, ja, alles da“*, bestätigte ich meinen Auftrag, *„und noch zwei Jausenbrote und eine Grußkarte von deiner Frau.“* *„Na dann“*, sagte er, *„mach*

eine auf." Da bemerkte ich erst, dass das wichtigste Instrument fehlte, nämlich der Korkenzieher. *„Den hol' ich von der Schwesternküche, ich bin bald wieder da"*, rief ich ihm von der bereits geöffneten Zimmertür zu. *„Beeil' dich und lass dich nicht erwichen"*, flüsterte er mir nach.

„Fffluppp", und der Korken war heraus. „Gluck-gluck-gluck", und unsere Gläser waren voll mit dem herrlichen Weißwein aus Klöch. *„Prost, auf diesen guten Jahrgang, mein endendes Leben und auf dich, mein lieber Freund"*, so lautete sein Trinkspruch. Und einige Schlucke später: *„Bleib mir und meiner Frau gewogen ..., komm, schenk noch mal ein.*" Ich aß ein Jausenbrot und gab ihm ein kleines Stück – wie von ihm gewünscht – davon ab. Mehr wollte er nicht. Ein schwarzes Roggenbrot mit Butter und Wurzelspeck darauf. Noch ein Achterl. Dann war die Flasche leer. Er wirkte höchst zufrieden und zugleich müde auf mich, sodass ich es für besser hielt, ihn in Ruhe schlafen zu lassen.

Er schlief und schlief und zeichnete seinen letzten Kreidestrich auf die Mauer des Klöcher Presshauses. Er vollendete sein Leben in den frühen Morgenstunden des nächsten Tages, und der Wind rauschte durch die Blätter, als ihn der liebe Gott durch seinen Weinberg trug und ihn hochhob in den Himmel.

Mein lieber Freund!

Echte Solidarität

Was ist echte Solidarität? Wenn einer für den anderen einsteht? Jemand seine eigenen Interessen hinten anstellt und sich für den anderen stark macht? Nun meine Interessen, sprich die Verpflichtungen meinen Patienten gegenüber, konnte ich in diesem Solidaritätsnachtdienst natürlich nicht ablegen, aber eine zusätzliche Aufgabe übernehmen, das konnte ich für diese Nacht schon.

Begonnen hat dieser besagte Nachtdienst, in dem jeweils eine diplomierte Kraft eine Station versorgte und von einer einzigen, hin und her *springenden* Pflegekraft unterstützt wurde, ganz normal. Bis zu jenem Anruf, wo mich unsere zuständige Oberärztin fragte, ob ich der plötzlich erkrankten Kollegin von der Nachbarstation arbeitstechnisch behilflich sein könnte. Und ich war der Meinung: *„Ja, prinzipiell ja."* Zwar sind für solche Fälle Pflegekräfte anzurufen, deren Dienstplan ein *akutes Einspringen* erlauben würde, aber in diesem Fall damals waren bereits viele Kolleginnen im Krankenstand und die beiden Angerufenen haben wohl schon tief und fest geschlafen. Somit war ein außergewöhnlicher Umstand eingetreten, der auch die zu Verfügung stehenden Ärzte dazu aufforderte, bei Bedarf einsatzbereit zu sein.

Meine Pflegehelferin und ich teilten uns auf. Sie versorgte die Glockenrufe der Patienten auf beiden Stationen, die man, dank der Technik, zusammenschalten konnte, und die Türen zwischen den Stationen ließen wir sicherheitshalber offen. Ich begann mit den Vorbereitungsarbeiten, sprich Medikamenteneinteilung und der geplanten Infusionstherapie für den nächsten Tag. Achtsamkeit, Genauigkeit und Schnelligkeit sind dabei gefragt. Und Achtung, es geht um die Medikamentengebarung, also um den Gesundheitszustand von kranken Menschen. Cave!

Nach diesen Tätigkeiten war der Pflegerundgang auf der Nachbarstation dran. – Zwei Pflegepersonen von Bett zu Bett. – Wobei wir die erkrankte, an einer Infusion angeschlossene Kol-

legin mitversorgten. Der Assistenzarzt hat ihr einen Tee gekocht und den Geschirrspüler eingeräumt und die Mitternachtsinfusionen bei den Patienten an- und abgehängt, die Oberärztin hat wiederum die Ambulanz versorgt, uns zwischendurch angerufen und nachgefragt, *ob eh alles in Ordnung sei?* Wir beide wechselten bei geöffneten Türen auf meine Station zurück und begannen ebenfalls den Pflegerundgang zu zweit von Bett zu Bett. 01.00 Uhr morgens – fertig. Jetzt sind die Medikamente, Spritzen und Infusionen der Nachbarstation an der Reihe. Verordnungen durchlesen, aufschreiben und für morgen herrichten. Tabletten, Pulver und Kapseln in die beschrifteten Dispenser einteilen, Tropfen in verschließbare Stamperln füllen, abgepackte Inhalationsflüssigkeiten in die Becher, Suchtmittelpflaster nicht vergessen. Infusionen aufstellen. Flächendesinfektion auf allen Oberflächen hat die Pflegekollegin zuvor dankenswerterweise durchgeführt und dem Assistenzarzt, der Oberärztin und mir einen frischen Kaffee hingestellt, … hmm, wie der duftete! Danke Angelika, oder war das damals die Elke? Na auf jeden Fall eine gute Pflegehelferin mit solidarischem Gedankengut und Energie für die doppelte Arbeit.

Und weil es dann schon nach 03.00 Uhr war, hatten wir uns eine kleine Jause verdient, welche man auch als vorzeitiges Frühstück bezeichnen konnte. Um 04.00 Uhr früh begann dann die Schlussrunde auf der Nachbarstation und um 05.00 Uhr dieselbe bei uns. Da hat sich dann die Oberärztin schon wieder um die erkrankte Kollegin gekümmert, damit diese um 06.30 Uhr den Dienst an die Frühschwestern übergeben konnte.

Meine Pflegehelferin kümmerte sich um die Frühstückswägen, die der Assistenzarzt von der Hauptküche heraufbrachte, und ich richtete die Infusionen auf den Ärztewägen. Alles dokumentieren, was sich patientenbezogen in der Nacht getan hatte, und … Dienstübergabe.

Bei Dienstschluss merkte man nichts mehr von der Mehrarbeit, die durch echte Solidarität erledigt wurde.

***

Feueralarm gab es ja schon öfter, aber zum Glück war es stets ein Fehl- oder Probealarm oder eben eine Feuerwehrübung. Dazu werden sogar unsere leitenden Ärzte eingeschult. Sie sind im Falle des Falles samt Feuerwehrhelm für die Evakuierung und im Katastrophenfall für die Organisation zuständig. Regelmäßige Schulungen sowie praktische Übungen werden mehrmals unterm Jahr abgehalten. Nur wenn es dann wirklich einmal brennt, dann ist wortwörtlich *Feuer am Dach!*

Dass es im Umgang mit Sauerstoff vieles zu beachten gibt, um Explosionen und Brände zu vermeiden, ist uns klar. Wenn allerdings einem Patienten über eine Nasenbrille Sauerstoff verabreicht wird und dieser meint, er müsse jetzt *stante pede* im Krankenbett eine Zigarette anzünden, dann kann die Sache nicht gut ausgehen. Deshalb kam es dann kurz vor Mitternacht auch zu einem folgenschweren Zwischenfall.

Die Schwester von der Nachbarstation wurde durch einen Knall aufmerksam und unsere Pflegehelferin durch den Brandalarm. In so einem Fall schließen die Brandschutztüren von selbst, der akustische Alarm ertönt und die Feuerwehr wird automatisch verständigt. Dann gibt es allerdings keinen direkten Zugang von Brandabschnitt zu Brandabschnitt. Sprich, die Kollegin konnte der Schwester vis-à-vis nicht sofort helfen, sie musste über ein anderes Stockwerk und über ein eigenes Treppenhaus zu ihr eilen.

Die Verbrennungen am Kopf, Hals und Brustkorb konnten sie ihm mit nassen Tüchern kühlen und mit Hilfe des zuständigen Oberarztes aus der Gefahrenzone bringen. Draußen am Gang haben sie ihn dann weiterversorgt. Der Haustechniker löschte den Zimmerbrand. Zum Glück lag der lungenkranke Raucher in einem Einzelzimmer, wer weiß, was sonst alles geschehen wäre.

Das Zimmer wurde gesperrt, die Feuerwehr konnte wieder heimfahren und der Raucher auf die Intensivstation verlegt. *Brand aus!*

***

Einen ebensolchen Brand löste ein Bewohner eines Seniorenheimes aus, in dem meine Frau vor Jahren ihr Praktikum zur Pflegeassistenz absolvierte. Ich war gerade auf dem Heimweg vom Dienst, als ich eine enorme Rauchentwicklung bemerkte. Deshalb bog ich auch von der Bundesstraße in den Ort ein und lief, gemeinsam mit dem herbeieilenden Hausarzt, zum Ort des Geschehens. Es galt die vielen Senioren in Sicherheit zu bringen, die im abendlichen Blaulichtschimmer teils glänzende Augen bekamen. So auch Herr Josef vom Nebenzimmer des Brandherdes, der im Laufe seines langen Lebens alle Floriani-Verdienstabzeichen erhalten hatte und selbst zwei Perioden Kommandant war. Ein echter Feuerwehrhauptmann, denn er wurde hier nicht evakuiert, er evakuierte selbst mit seinen 91 Jahren. Und je stärker die Rauchentwicklung wurde, umso tatkräftiger war sein Einsatzwille, weshalb ihn zwei helfende Passanten und ich auch ablenken mussten, bevor uns der glühende Patriot als brennender Held durchs Feuer lief.

Dem diensthabenden Pflegeteam, unter dem meine Frau nicht zu finden war, weil sie schon am Nachmittag Dienstschluss hatte, war am verrußten Dienstgewand und am Gesicht anzusehen, dass sie an den Löscharbeiten direkt beteiligt waren. Sie taten mir leid. Wegen einer so achtlos angerauchten Zigarette eines Heimbewohners, der damit im Bett eingeschlafen war, brannte nun ein ganzes Zimmer und wegen der Vorhänge am geöffneten Fenster auch die Fassade und das Balkongeländer.

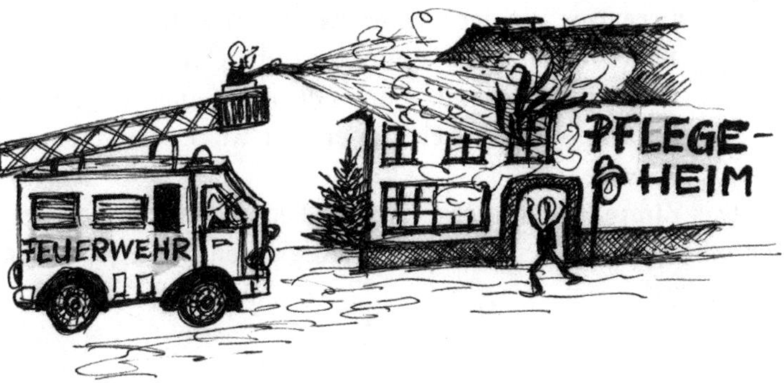

Die glänzenden Augen von Herrn Josef spiegelten also das Blaulicht wider und Frau Wilhelmine hoffte, später wieder in ihrem eigenen Bett schlafen zu können. Alle anderen waren, was die Konversation betrifft, eher zurückhaltend und bedrückt. Der Brand war im östlichen Teil des Gebäudes ausgebrochen und wir saßen mit den Senioren im westlichen Flügel, in der Leseecke des Eingangsbereiches. Die Tür ging auf und zu, Feuerwehrmänner liefen aus und ein und gleich darauf fuhren Rettungsleute mit einer Trage an uns vorbei. *„Jetzt holen sie ihn, den Brandstifter"*, sagte eine sonst sehr ruhige alte Frau energisch. *„Glaubt's, is er verbrannt, der Rudi"*, fragte ein Mann, der auf seinem Rollator neben Herrn Josef saß. *„Ach woher, sie hab'n ihn ja herauszaht aus dem Zimmer. Er hat wie narrisch g'huast"*, erwiderte Herr Josef. *„Wenn er's überlebt, nimm i ihm die Zigaretten weg"*, sagte Frau Wilhelmine und hustete selbst mehrmals. *„Schwei… k-h, k-h, …nerei, k-h, k-h."* Dann kamen sie mit ihrer Rettungstrage zurück. Eine Person lag mit der silbernen Thermofolie eingehüllt darauf. Der Hausarzt begleitete die Rettungsmänner und rief einer Dame, die dringend auf die Toilette gehen musste, zu: *„Vorsicht, Achtung, gnädige Frau, Vorsicht!"* Sie erwiderte ihm relativ gelassen: *„Ja, ja gnädig hab' ich es selber, mein lieber Herr Doktor!"*

Der Brand wurde relativ schnell gelöscht, der Rauch aus dem Gebäude geblasen und die Bewohner im Westflügel für eine Nacht paarweise pro Zimmer zusammengelegt. Ich half der Pflegemannschaft beim Verschieben und Beziehen der Betten und dann haben wir gemeinsam mit den Feuerwehrleuten solidarisch(e) Wurstsemmeln gegessen und ein kleines Bier getrunken.

***

Wo echte Solidarität in Gänsehautfieber übergeht, das ist der Moment, der Zeitpunkt, wenn Katastrophenalarm ausgelöst werden muss. Kein Fehlalarm, keine alljährliche Brandschutz-Katastrophenübung, wo unser Herr Oberarzt den Feuerwehr-

helm aufsetzt und im Blaulichtschritt, den er ebenfalls nur einmal jährlich benutzt, zum fiktiven Unglücksort eilt. Wo alte Feuerlöscher beim simulierten Fettbrand zum Einsatz kommen und gezeigt wird, dass Wasser den Fettbrand erst richtig anfacht. Keine Löschdeckenübung mit anschließender Würsteljause, die wir dank unserer Betriebsfeuerwehr jedes Jahr bekommen.

Nein, ich meine eine echte Katastrophe, wie die, als damals ein Mann, der völlig außer Kontrolle geraten war, mit seinem Geländewagen wie irre durch die Stadt gefahren ist, wildfremde, spontan ausgesuchte Passanten mit einem Messer attackierte und schlussendlich mordend durch die Fußgängerzone raste. Drei Tote, darunter ein Kind, 36 zum Teil Schwerverletzte und Hunderte schockierte Menschen waren das katastrophale Ergebnis dieser Amokfahrt.

Wir waren im Krankenhaus gerade damit beschäftigt, das Mittagessen abzusammeln und haben den Pflegerundgang durchgeführt. Da kam der Anruf unserer zuständigen Anästhesistin, die den Katastrophenplan auszurufen hatte.

„Gut. Jawohl. Ich habe alles verstanden, ich werde die Anzahl der leeren Betten melden und Pflegekräfte einberufen“, so oder so ähnlich reagiert man im Katastrophenfall. Wobei es mir in meinen 25 Schwesternjahren zum Glück nur zweimal passiert ist, dass ich Dienst hatte, wenn Alarm geschlagen wurde.

Zuerst sitzt man für einige Sekunden am Fleck, atmet richtig tief durch und gibt der diensthabenden Mannschaft Bescheid, weil ja schließlich auch die Arbeit auf den jeweiligen Stationen und Abteilungen weiterlaufen muss. Dann setzt man sich zum Telefon und beginnt die Personalliste abzutelefonieren. Auf einem Zettel wird mitnotiert, wen oder wie viele Pflegekräfte man erreicht hat und wer einberufen werden könnte. Bei Vollalarm wird nicht gefragt, wer könnte, sondern wer kann, und schon fährt derjenige von zu Hause los. Man erzählt natürlich jedem in Kurzfassung, was passiert ist, und spürt die Gänsehaut auf seinen Unterarmen, denn während dieser Telefonate werden gerade Schwer- und Leichtverletzte behandelt, Tote zugedeckt und betrauert, herrscht Chaos in der Stadt. Niemand weiß

genau, wie viele Menschen betroffen sind. Manche meiner Kollegen/innen waren selbst an diesem Samstag in der Stadt, mein Anruf erreichte sie mitten im Geschehen.

Als nach dem Anruf der Anästhesistin die Sirenen heulten, war uns klar, das ist kein Probealarm, das ist echt. Und obwohl die Meldung total irreal klang, war das Unfassbare geschehen und nicht mehr rückgängig zu machen. Unvorstellbar großes menschliches Leid, am Straßenrand, mitten auf der Straße, in der Fußgängerzone sitzende, weinende Menschen, schreiende Kinder. Busse und Straßenbahnen hielten an, selbst der fließende Hauptverkehr kam für kurze Zeit zum Erliegen. Einsatzfahrzeuge eilten zu den verschiedensten Einsatzorten, die Feuerwehr und die Polizei riegelten großräumig ab. Ein Wahnsinn! Selbst auf den letzten hundert Metern seiner Amokfahrt fuhr er noch zwei Radfahrer nieder. Durch die halbe Stadt zog sich die blutige Spur des Grauens. Ein Mensch. Ein einzelner Mensch konnte an diesem Tag so viel spürbares, bleibendes Leid erzeugen.

Die Sirenen heulen zum dritten Mal, ich fasse mich, nehme den Telefonhörer und beginne zu telefonieren. Zu telefonieren aus Solidarität gegenüber den Betroffenen und mit dem Gedanken, *es hätte auch mich und meine Familie treffen können!*

Der Zeitungsmann

Pünktlich um fünf Uhr früh, sieben Tage in der Woche, kommt bei uns zu Hause der Zeitungsmann. Im Frühling, Sommer, Herbst und Winter. Außer an Feiertagen, wenn noch ein zweiter Feiertag nachfolgt. Aber sonst immer.

Unser Zeitungsmann im Krankenhaus kommt auch täglich auf die Station. Er stammt aus Ägypten und arbeitet seit Jahren in Österreich als Zeitungskolporteur. Sein Gehalt ist mit dem unseren nicht vergleichbar und doch arbeitet er stets mit einem gewissen Ehrgefühl. Er ist niemals schlecht gelaunt und erkundigte sich früher immer nach meiner Oma. Sie hatte ihm nämlich bei einem Krankenhausaufenthalt die eine oder andere Tageszeitung oder ein *Revolverblatt* abgekauft.

Sein Lebensplan sah vor, solange emsig und fleißig zu arbeiten, bis er so viel Geld gespart hätte, um seine Frau, ebenfalls Ägypterin, aber in Ägypten wohnhaft, heiraten zu können.

Dieser damalige Umstand erinnert mich sehr an die Geschichte des Bischofs Nikolaus aus Myra, der in Konstantinopel, dem heutigen Istanbul, den drei Töchtern eines verarmten Kaufmanns heimlich Geld aufs Fensterbrett legte, damit sie heiraten konnten.

Nun, unser Zeitungsmann wollte eben auch Geld verdienen, um seine große Liebe heiraten zu können. Er rauchte nicht, er trank nicht und gab keinen Cent für Artikel aus, die seine Hochzeit auch nur um einen einzigen Tag hinausgezögert hätte. Jahrelang schuftete er nur für diese eine Sache und erzählte uns eines Tages, dass er das Geld endlich zusammengespart hätte und die Hochzeit bereits in Planung wäre. Der Urlaub war vereinbart, der Flug gebucht, der Hochzeitstag fixiert und die Verwandten eingeladen.

Es kam die Woche, in der er noch bis zum Mittwoch arbeiten musste und am Donnerstag abgereist wäre, wäre da nicht etwas Saublödes, Unvorhersehbares passiert.

Er holte, wie jeden Tag zur frühen Stunde, mit seinem kleinen Puch-Moped am Hauptbahnhof die Zeitungen ab. Beim

Einpacken und Aufladen bemerkte er, dass unter seinesgleichen und einigen Andersgläubigen ein heftiger Streit am Vorplatz entbrannte. Der Streit wurde zur Rangelei und einer seiner Kollegen wurde zum Empfänger der ersten harten Schläge. Da griff auch er in die rangelnde Menge ein und wollte, so wie drei andere, diese Fehde beenden. Doch aus der Rangelei wurde eine wilde Rauferei mit Schlagringen und anderen verbotenen Utensilien. Weshalb dann auch die Polizei mit drei Fahrzeugen und das Rote Kreuz mit vier Fahrzeugen ausrücken musste. An diesem Tag bekamen wir keine Zeitung, auch nicht verspätet, denn *mein lieber Freund*, wie auch der Zeitungsmann mich nannte, lag schwer verletzt im Krankenhaus. Drei Rippen waren gebrochen, das Jochbein ebenfalls und die Schneidezähne waren teilweise auch nicht mehr an ihrem funktionellen Platz. Mit einem Wort, seine Bräutigamstatur und sein Gesicht hatten an repräsentativen Wert etwas eingebüßt. So konnte er nicht heiraten!

Einer der Schlägertypen musste zwar seinen Job als Zeitungskolporteur übernehmen, aber ein Großteil des ersparten Heiratsgeldes ging für den Zahnersatz drauf. Denn wer genau der Täter war, ließ sich hinterher nicht mehr feststellen, und Geld hatten die Herren Raufbolde allesamt keines.

Die Hochzeit wurde also verschoben, die Blessuren heilten ab und er ging wieder seiner Arbeit nach.

Wir Schwestern bekamen diese verhinderte Hochzeitsgeschichte natürlich mit und versuchten, ihm nach Möglichkeit zu helfen. Deshalb fragten wir nach jeder Morgenpflege unsere Patienten, ob sie denn nicht eine Tageszeitung oder ein Magazin kaufen und lesen wollten. Wir kurbelten somit sein Geschäft enorm an. Und weil er mit Provision arbeitete, blieb ihm wieder mehr übrig zum Sparen. Natürlich gab es die eine oder andere Schwester höherer Gesinnung, der diese Art Unterstützung nicht recht war, denn Zeitungen zu bewerben oder gar zu verkaufen, wäre nicht unser Job, aber wir kleinen einfachen Schwestern ließen uns unsere Solidarität nicht nehmen. Wir blieben und bleiben unserem Zeitungsmann gegenüber loyal und in bester Freundschaft verbunden, auch nach seiner Hochzeit in Ägypten.

Die Schmerzgrenze

So und jetzt kommt der, ... Piks ... und gleich ist die Nadel wieder weg. Mit diesen Worten tröstet uns der Onkel Doktor oder eine Schwester bei Impfungen und Blutabnahmen. Etwas länger dauert die spitze Angelegenheit bei intravenösen Therapien.

Deshalb vertraute mir unser Hausarzt auch die Schmerztherapie meiner Frau an, die nach Bandscheibenvorfällen ambulant behandelt wurde. Er packte mir alle Utensilien in eine Schachtel und meinte: *„Von Samstag bis Montag haben wir geschlossen, da machst du das selber, ok?"* OK? Na gut und das, bei ihrem schlechten Venenzustand. Sie hat eine schöne geschmeidige Haut, aber ihre Venen sind heimtückisch. Aber was soll's, einen Versuch war es wert. Außerdem war sie vor jedem Stich so lieb, nett und zuvorkommend und – Achtung der ... Piks – und geschafft. Gleich beim ersten Mal! Die Infusion konnte einwandfrei in den Blutkreislauf abrinnen und erzielte ihre gewünschte analgetische Wirkung.

Wovon ich Abstand nahm, war die Möglichkeit, meine Kinder selbst zu impfen. Eltern spielen oft genug guter Cop, böser Cop, da muss nicht auch noch eine Nadel und ein brennendes Serum im Spiel sein. Erst als sie volljährig wurden, übernahm ich die sitzend zu verabreichende, ach so schmerzfreie Zeckenimpfung. *„Schon fertig? Danke Papa!!!"*

Wobei die Zufügung eines Schmerzes nicht jedermann / jedefrau besonders stört. Denn als unser drittes Kind, unsere Tochter, das Licht der Welt erblickte und wir drei Männer Mutter und Tochter und nun auch Schwester besuchten, machte ich eine unangenehme sadistische Erfahrung.

Bei Babys wird zu einem bestimmten Zeitpunkt ein Hepatitistest gemacht. Dafür sticht die Kinderschwester mit einer Metalllanzette ins Fusserl, besser gesagt in die kleine Kinderferse. Die eine Schwester, die das bei unserer Tochter im Kinderzimmer machte, legte unsere kleine Paula auf den Wickeltisch, nahm einen Fuß aus der Strampelhose und stach zu. – Bis hierher wäre noch alles normal abgelaufen, was die Umstände

betrifft. Und unter diesen gegebenen Umständen nimmt die Schwester dann eine Einmal-Kapillarpipette und saugt damit den Blutstropfen von der Ferse auf.

Nur dass unsere kleine Maus diesen Blutstropfen nicht hergab, und so stach die Schwester noch einmal zu. Und wer einen Schmerzreiz zugefügt bekommt, reagiert auch darauf. Unsere Paula strampelte sich aus diesem „*Aua*" heraus. Die Schwester nahm den Fuß fester in ihre *zärtlichen* Hände und stach noch einmal zu. Als beim vierten Mal wieder nicht genug Blut aus dem Einstich kam, ging ich dazwischen. Da hatte dann nicht nur mein väterlicher Instinkt einen Groll, da erwachte auch der Florence-Nightingale-Instinkt, der gegen den Willen anderer handelt, sich für die gute Sache einsetzt und etwas verändert, was nicht gut läuft. Und gut gelaufen ist diese hysterische Herumstecherei sicherlich nicht.

Ich hab' sie dann ums *Werkzeug* gebeten und ihr in schwesterlicher Verbundenheit, aber doch sehr bestimmend mitgeteilt, dass ich ihr das gewünschte Endprodukt, eine gefüllte Kapillarpipette, als Resultat liefern würde. Woraufhin die genervte Schwester ungern, aber doch das Konfrontationsgebiet verließ. Dann widmete ich mich meiner brüllenden Tochter, die vor lauter Weinen bereits mit dunkelrotem Gesicht nach Luft schnappte. Ich nahm sie in die Arme und begann tiefe, bassähnliche Töne zu summen. Das beruhigt Kinder ungemein und in diesem Fall auch unsere Paula. Nach Beendigung ihrer Schockphase konnte ich sie wieder auf die Wickelkommode legen und durfte auch, ohne dass sie weinte, das linke Fusserl aus der Strampelhose nehmen. Oberhalb der Wickelkommode war eine Wärmelampe und diese Wärme machte ich mir zunutze, um die Durchblutung, die Gefäßsituation in der Babyferse zu stimulieren. Und … piks und … fertig. Beim Wort „fertig" verzog sie ihr kleines Gesichterl in Richtung, *ich weine gleich, das war nicht lustig,* aber da war das Fusserl schon wieder in Sicherheit und die Pipette unterwegs zur feinfühligen, verständnisvollen Schwester.

Natürlich lag ich auch schon auf der spitzen Seite der Nadel und verspürte wie angenehm es war, als der brennende Schmerz

in der Ellenbeuge nachließ, nachdem ein Turnusarzt meine relativ gut sichtbare Vene auffädelte. Was sich folgendermaßen abspielte: Er stach in das Venengefäß ein und dann durch die Hinterwand wieder hinaus. Dabei sah er zuerst etwas Blut im Abnahmeröhrchen, also den Erfolg, fuhr vor lauter Begeisterung mit der Nadel noch ein kleines Stück weiter hinein und durchstach dabei die Hinterwand. Dadurch stoppte der Blutfluss und seine und meine Begeisterung ebenfalls. Danach musste er etwas unternehmen, um seinem Vorhaben den fortwährenden Erfolg zu garantieren. Er versuchte, die Vene neuerlich zu punktieren, diesmal halt von einer anderen Position aus. Sobald der Blutfluss im Röhrchen wieder in die Gänge kam und die abgenommene Menge reichte, waren beide Personen am Krankenbett heilfroh. Denn angenehm war das gerade nicht!

Was blieb? Ein enorm großer blauer Fleck, ein flächiges Hämatom, weil durch das Auffädeln der Vene, beim Herausziehen der Nadel, klitzekleine Löcher entstanden. Und bei diesen Löchern konnte der Körpersaft ins Gewebe entweichen.

Ich hab's überlebt, aber diesen Herrn Doktor mit der Durchstichnadel, so nett und bemüht er auch war, hab' ich nicht mehr an mein Venensystem herangelassen.

Zwei Jahre später erwischte mich ein Drehschwindel mit Nystagmus, der so stark war, dass ich alles, was sich in meinem Magen befand, über die Speiseröhre ausleerte. So ein Drehschwindel, ausgehend vom Innenohr, lässt sich nicht auf eins, zwei, drei ausblenden. Und so wurde aus einem angefangenen Nachtdienst eine stationäre Aufnahme meinerseits, welche eine hereingeholte Kollegin samt meinem Dienst übernahm. Der Herr Oberarzt wurde hinzugezogen und Infusionen angeordnet. Gut! Aber dazu benötigte ich einen Venenzugang. Und weil der ältere Herr Oberarzt schon neben mir am Krankenbett saß, versuchte er sein Glück. Die letzte geglückte Leitung, also sein letzter Stich, lag zeitlich gesehen schon etwas länger zurück, weil das damals stets die jungen Ärzte machten. Er allerdings ließ sich alle Utensilien von der vertretenden Schwester bringen

und begann zu desinfizieren. Stauschlauch, Vene herausklopfen, wieder desinfizieren, … Achtung jetzt kommt der Stich, … und … verzwicktes Gesicht, … es brennt mehr, als es soll, … *Himmel-Schimmel, verstochen!* Tupfer und Klebeband.

Zweiter Versuch. Stärker stauen, besser schauen, desinfizieren, klopfen, desinfizieren und … Stich, … und … wieder daneben! Tupfer und Klebeband. Dann musste die Kollegin alle verfügbaren Lichter im Zimmer einschalten und der Herr Oberarzt sagte zu ihr: „*Gehn's Schwester, holen's mir meine Brille aus dem Dienstzimmer!*" Hah! Die Brille. Hatte er doch wirklich zweimal ohne Brille zugestochen, dachte ich mir, und, bitte lieber Gott, lass ihn jetzt eine geeignete Vene finden! … und, Achtung der Stich, und jetzt sitzt der Zugang perfekt und die Infusion tropft. „*Danke, lieber Gott, und … ach ja, danke, Herr Oberarzt.*"

Persönliche Schmerzgrenzen

Nicht besonders rühmlich, aber die Wahrheit: Auch Krankenschwestern stoßen an ihre persönlichen Schmerzgrenzen. Darum gestehe ich, obwohl mein Zahnarzt ein Freund von mir ist, hab' ich doch mit seiner Bohranlage keine große Freude. Selbstverständlich spielt die Gesundheit der Zähne und des Kiefers eine große Rolle im Leben der männlichen Krankenschwester, ich werde ja sonst eh' bei jedem Schluck Kaffee und jedem Bissen Brot daran erinnert, aber der Speichelsauger, der winzig kleine Kältetupfer und das Ding, das ich für ein Röntgenbild in den Mund bekomme, lösen in mir keine Feiertagsstimmung aus. Außerdem sinkt meine persönliche Schmerzgrenze, sobald mein Freund der Zahnarzt den sündhaft teuren Patientensessel in die Waagrechte positioniert. Da bereitet mir dann allein die Frage von ihm, „*Wo tut's dir denn weh?*", schon Schmerzen. Interessanterweise pocht mein Herz in dieser Stellung so laut, dass der Zahnschmerz wie weggeblasen scheint.

Und beim Hinausgehen wirkt dann die Spritze und ich lächle mit herabhängendem Mundwinkel an den Zahnarztassistentinnen sowie den Patienten im Wartezimmer vorbei, als wäre nichts geschehen.

Nicht so besonders genau nahm es eine Schwester, die schon bei meiner Geburt im Krankenhaus Dienst hatte, wie sie sagte, mit der Einwirkzeit des Analgetikums. Ich hatte mir eine Stunde zuvor beim Holzhacken das vordere Daumenglied schräg und durch den Knochen durch abgehackt. Deshalb: *Verbandskasten vom Auto - Autostopp - Hausarzt - Rettung - Rettungsliege - Blaulicht - Spital - chirurgische Notfallaufnahme - das Einserteam operiert gerade - das Zweierteam macht sich bereit - Schmerzspritze abgelehnt - harter Hund - Röntgen - mehrere Patienten vor mir - Schmerzen - Spritze zuvor abgelehnt - Scheiße (!) harter Hund? - Röntgen - fertig - Eingriffsraum - Schwester Wilma - Hand fixieren - desinfizieren - lokales Analgetikum - und los geht's.* Alles gut!

Schwester Wilma spricht beruhigende Worte, weiß nur Gutes über den chirurgischen Assistenzarzt zu erzählen, der später meinen Daumen wieder annähen soll. Nebenbei beginnt sie die Amputationsstelle zu desinfizieren. Dazu verwendet Wilma mehrere in Betaisodona getauchte Kugeltupfer, die sie in eine große chirurgische Klemme eingespannt hat. Sie spricht mit mir und desinfiziert recht nass und üppig. Gut so, so haben wir es gelernt, da kommt es zu keiner postoperativen Infektion. Nur dass ich diese Vorarbeit der Schwester Wilma noch voll und ganz gespürt habe.

Beim letzten oder vorletzten recht zügigen Drüberwischen über diese operationsbereite noch fühlende Stelle blieb sie dann mit dem Kugeltupfer bei einem kleinen Rest des durchtrennten Fingernagels hängen und zog am Tupfer einen Faden ---lang. „*Haaaaleluja, Schwester!*", hörte man mich laut ausrufen. Woraufhin sie meinte: „*Ach, beim Kirchenchor singt er auch!*"

Der Assistenzarzt machte seine Arbeit genau und gut, unter voller Wirkung des lokalen Analgetikums! Das abgehackte Stück wurde vom restlichen Daumen wieder angenommen und blieb beweglich.

Halleluja!

Das Wesentliche

Konzentrieren wir uns auf das Wesentliche:

Mehr als ich bin,
kann ich nicht sein.

Solange wir klein und kindlich sind, ist unsere Welt bunt, beleuchtet und meist unbelastet. Wenn wir größer und erwachsen werden, versuchen wir unserem Lebensrhythmus, der aus zu vielen Terminen besteht, auszubalancieren, indem wir uns dann auf das Wesentliche konzentrieren. Aber was ist eigentlich das Wesentliche? Ist das Wesentliche nicht sowieso tief in unserem Wesen verankert? Und ist nicht jeder Einzelne von uns vom Wesen her unterschiedlich?

Wir wünschen uns, schöner zu wohnen, besser zu verdienen, den glorreichen Aufstieg bis hin zum erträumten Lebensabend. Bis dahin streben und eifern wir, also bemühen uns ständig, alles richtig zu machen. Gehen, laufen, fahren und fliegen überall hin. Kein Weg scheint zu steil, kein Berg zu hoch zu sein. Konzentrieren wir uns dabei wirklich auf das Wesentliche?

- Das wesentlich Wichtigste für einen Kranken oder Verletzten ist seine Genesung, seine Gesundheit.
- Das wesentlich Wichtigste einer Religion ist der Glaube und die Liebe.

Gut, bis hierher hat der Faktor Mensch noch eine Bedeutung, aber:

- Das Wesentlichste einer Bank ist ihr Kapital.
- Das Wesentlichste eines Alkoholikers ist die volle Flasche.
- Das Wesentlichste eines Betriebes sind seine Bilanzen und seine Rücklagen.
- Das Wesentlichste an der Börse sind die steigenden Kurse der Wertpapiere.

Warum nützt der Mensch nicht seine wesentlichste Fähig-

keit, sich klein zu machen, um für das wirklich Wesentliche Platz zu lassen, nämlich für andere und unsere Mutter Erde?

Unsere Mutter Erde gibt uns ihr Bestes.

Was, außer Müll und Gift, geben wir Menschen unserer Mutter Erde?

Und was beschreibt das Wesentliche in der Pflege? Ist es die Körperpflege, das Gespräch, die Berührung, das frisch gemachte Krankenbett, die saubere Umgebung, die wirksame Therapie, der gute Ton, die positive Einstellung, das diplomatische Verhalten im Umgang mit Menschen, die Kunst, als Bindeglied zwischen Patienten und Arzt zu fungieren, das Multitasking-Organisationstalent, der betriebswirtschaftliche Gedanke, der schmerzfreie Nadelstich, die perfekte unbürokratische Arbeitsweise, das Gespür für Prioritäten, das Gefühl für Menschlichkeit, ...? Was ist das Wesentlichste?

Allein im Kleinen,
im Winzigen,
im Bruchteil einer Nebensächlichkeit
liegt das Wunder
des Großartigen.

Wenn wir unsere Arbeit gut machen, werden uns tiefgehende Blicke von Patienten weder verfolgen noch verletztzen, sondern stets den Anlass geben, über unser eigenes Leben nachzudenken!

Hautnah

„Bitte, Papa, ich möchte heute bei der Oma bleiben", und mit seinen Augen machte er diesen … *Das-kannst-du-mir-doch-nicht-verbieten-Blick.* Da wandern dann die kleinen Kinderaugen von bestimmend mittig auf, *ich möchte doch so gerne,* seitlich oben. Es war derselbe Blick wie damals, als meine Frau überraschend den weißen Malteser aus einer Hundetötungsstation nach Hause gebracht hat.

Sie wenden ihn immer dann an, diese Kinder, wenn der Vater gerade für sein wohlüberlegtes und begründetes *Nein* Luft holt. Dieser gemeine Blick. Dieser herzzerreißende Barmherzigkeitsblick nämlich verändert stets alles, was man sich zuvor so felsenfest vorgenommen hatte. Und dann (…)?

Was dann? Dann sind sämtliche Entscheidungen bereits gefallen. … Der Älteste war beim Lehrherrn, der Kleine bleibt heute bei Oma und Opa, die Jüngste möchte auch … und der Papa bleibt, weil die Mama gerade in Indien verweilt, alleine zu Haus. Nun gut, so hatte er Zeit für seinen Obstgarten. In dem der Winterschnitt ohnehin überfällig war, weil ja schon der Vorfrühling ins Land zog.

Also Leiter und Säge, Schere und Baumwundpaste, und Hund und Katze begleiten mich. Beim ersten Baum blies der kühle Wind, warme Jacke, beim zweiten schien die Sonne, also nur Pullover, beim dritten und vierten war's bewölkt – Haube. Danach ging's zum Hollerbusch, zum Weinstock, zur Weide und zur Pause. Die ersten Bienen, Hummeln und Schmetterlinge waren bereits vereinzelt unterwegs und suchten sich bei Weidenkätzchen und Primeln ihren ersten Blütenstaub. Außerdem hatte in diesem relativ milden Winter und angenehm temperierten Vorfrühling der Pollenflug schon früh begonnen. Von der Hasel staubten im Wind wie von Geisterhand pulverisierte Wolken. Hunderte Frühlingsknotenblumen suchten sich am Waldrand bereits ihren Weg durch den kalten Boden, unsere

echten Schneeglöckchen hielten sich noch versteckt und hinter der Hauskapelle, da lag noch der letzte Rest vom zusammengehäuften Schnee.

Sitzt man so im bearbeiteten Garten und sieht der Natur beim Erwachen zu, kommt man ins Grübeln, Nachdenken und Sinnieren: Gestern waren wir auf einem Sonntagsausflug. Die Kinder vergnügt. Essen, trinken, Heiterkeit. Spazieren, eine Burg anschauen, Freunde besuchen, mit der Mama in Delhi telefonieren, Kuchen essen, naschen, fernschauen, baden, Zähne putzen, Pyjama anziehen, eine Geschichte vorlesen, Abendgebet, Gute-Nacht-Bussi, schlafen.

Dann bellte der Hund. Warum bellt der Hund? Ach so, der Opa kommt angefahren, der Hund hat das Motorengeräusch gehört und will sein Leckerli von ihm. Der Hund bellte weiter und anstatt dass der Opa zum Leckerli-Schrank ging, kam er eilenden Schrittes atemlos in den Obstgarten angerannt, begleitet vom bettelnden und bellenden Hund. „*Aus Benji, aus, du bekommst dein Leckerli später*", rief der Opa keuchend über den Obstgarten herauf. „*Was ist denn los, ist was passiert*", fragte ich, noch gedankenversunken im gestrigen Tag? „*Wir haben schon sooft angerufen, aber du hebst ja nicht ab*", erhielt ich als ernste Antwort. „*Im Obstgarten ist man halt nicht immer erreichbar. Aber was ist denn los?*", fragte ich nun besorgt. „*Der Peter, der Peter war mit der Oma beim Zahnarzt und die Paula war bei mir. Plötzlich hat der Peter schwer Luft bekommen und der Zahnarzt hat beide zum Hausarzt geschickt. Beim Hausarzt ist dann der Hals dick angeschwollen und der Doktor hat den Notarzt alarmiert, ... und, und du musst sofort kommen.*"

Und so bin ich mit meiner Obstgartenmontur beim Hausarzt im Hinterhof eingefahren, am Blaulicht blinkenden Notarztwagen vorbei, durchs Wartezimmer mit den besorgten Blicken der dort Anwesenden durch und in die Ordination hinein. Ich denke, ich war trotz aller Aufregung der Ruhigste im Doktorhaus. Die Oma stand abseits und war mit den Nerven runter, die Sprechstundenhilfe stand schützend hinter ihr. Der Doktor und seine Frau, etwas aufgeregt und blass, assistierten der hantieren-

den Notärztin. Die Sanitäter trugen Koffer und Gerätschaften aus und ein.

Ich habe an diesem Tag zwar meine gute Erziehung vergessen und niemanden beim eiligen Vorbeigehen gegrüßt, aber mich dafür sofort neben meinen, auf der Untersuchungsliege liegenden elfjährigen Sohn gehockt, soweit EKG-Kabeln und Infusionsleitungen es zuließen. Unsere Köpfe waren auf derselben Höhe und ich schaute ihn an. Ich nahm seine Hand und sprach mit einer leisen monotonen Stimme: *„Peter, hör mir zu, es wird alles wieder gut."* Peter schaute mich an und drückte meine Hand. Es war ein kräftiger Druck und dieser kräftige Druck gab mir Zuversicht. Mein Herzschlag schrie zwar Alarm, aber außen war ich die Ruhe in Person. Mein Blick schweifte zwischen Hausarzt und Notarzt hin und her. Ich beobachtete ihr Verhalten und machte mir daraus meine Gedanken.

„Das mit dem Notarztwagen dauert mir zu lange, außerdem kann mir auf der Autobahn niemand zur Hilfe kommen", sagte die Notärztin, *„ich hol' den Hubschrauber!"* Na wumm, da haben sich die Oma und die Frau vom Doktor hinsetzen müssen. Aber klar – sie sind ja selbst Mütter! Und aus dem Wartezimmer hörte man ein aufgeschrecktes Raunen: *„Hubschrauber! … Hubschrauber? … Hubschrauber!"*, dann war es still.

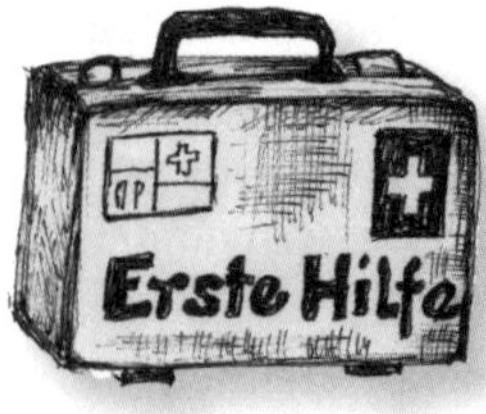

Flugangst? Die Frage stellte sich nicht, denn ich hätte unseren Sohn in dieser Situation auf keinen Fall alleine gelassen.

Als die Notärztin und unser Doktor alle organisatorischen Vorkehrungen getroffen hatten, waren wir uns einig: Geräte

tragen die Sanitäter, die Notärztin die medizinische Verantwortung und ich den Patienten zum Notarztwagen. So fuhren wir zum örtlichen Fußballplatz, wo eine sichere Landung und die Übernahme des Patienten möglich war. Der Notarztsanitäter wies den Hubschrauber ein und wir warteten im Wagen. Die Oma, der Opa und die Paula weinend im privaten Auto.

Lieber Gott, hoffentlich geht alles gut aus! Ich redete ruhig und beständig auf Peter ein und sah plötzlich, wer da dieser Flugrettungsarzt war, der da auf uns zukam. „*Peter*", sagte ich mit merklich erleichterter Stimme, „*der Herr Doktor, mit dem wir da mitfliegen, ist ein Arzt aus dem Krankenhaus, in dem ich arbeite. Er ist ein guter Doktor.*"

„*Hallo Peter, ich bin der Doktor* (Name) *und wir fliegen jetzt gemeinsam in die Kinderklinik*", sagte der praktizierende Anästhesist zu Peter. Er antwortete leise „*Hallo*". Er fragte ihn auch: „*Bist du schon einmal mit einem Hubschrauber geflogen?*", und er antwortete mit einem verzagten „*Ja*". Den Rest der Geschichte erklärte ich dem Onkel Doktor, der mich kannte und grüßte, denn der Peter hatte wirklich schon einen Hubschrauberflug hinter sich, den seine Schwester bei einer Kindertombola gewonnen hatte und welchen sie dem Peter weiterschenkte, weil sie sich selbst nicht fliegen traute. Nur dass der Peter damals vorne beim Piloten saß.

Diesmal saßen beziehungsweise lagen wir im hinteren Teil des Hubschraubers, und ehe wir uns versahen, waren wir auch schon in der Luft. Opas Auto war von hier oben so klein wie ein Matchbox-Auto und die winkenden Menschen so klein wie Ameisen. Dann schwenkte der Pilot nach rechts weg und wir flogen davon. An unseren Helmen waren Mikrophone angebracht, wodurch wir miteinander reden konnten. Peter hielt meine Hand und der Arzt sprach mit ihm. Er stellte ihm Fragen, bei denen er nur durch Nicken bejahen und durch Kopfschütteln verneinen musste. Und weil beim Reden die Zeit vergeht, waren wir wenig später schon im Landeanflug. Srrrrrrrrr, frrrrrrr, trrrrrrrrrrrr, fiiiiuuuuuu und unten!

Nur dann war nichts mehr mit *der Papa trägt den Peter!* Dann waren da viele, viele Fachleute, die alle Aufgaben übernahmen. Kind, Infusionen, EKG, Pulsoxy und ratata tum, ratata tum, so ratterten die kleinen Rädchen der Patiententrage durch den Eingangsbereich dahin und Tür auf … und Tür zu!!!

Dann vergehen Minuten wie Stunden, bis endlich der kleine Patient im Bett liegt und schläft. Selbstredend, dass so ein Erlebnis unter die Haut geht und sich in der Großhirnrinde im Speicherplatz unter *hautnah, außergewöhnlich und dramatisch* einbrennt. Und selbst, wenn es an einer berührenden Stelle eines Filmes heißt: „*Wir sind nicht Christen geworden, um mit heiler Haut davonzukommen*", und ich selbst gelernt habe, mit einem gewissen Maß an unausweichlichem Leid im Leben umgehen zu können, so beinhaltet es doch das größte seelische Abverlangen von Menschen, wenn man seinem Kind im Schmerz, im Leid oder gar beim Sterben zusehen muss.

Mich hat schließlich dieses kleine Matchbox-Auto, das jetzt wieder in Normalgröße vor mir stand und dem Opa gehörte, abgeholt und nach Hause gebracht, wo die beiden anderen Kinder schon aufgeregt auf gute Nachrichten warteten. Und Gott sei Dank waren und blieben sie gut.

Den Grund für einen möglichen allergischen Schock konnte man nicht mehr genau analysieren. „*Aber das ist in neun von zehn Fällen so*", erklärte mir die zuständige Kinderärztin. Außerdem sollte sie mit ihrer Aussage, „*Egal, Hauptsache, er wird wieder gesund!*", recht behalten.

Rampenlicht und Schattenspiele

Mit einem Tastentelefon und Radio Lagerhaus zum Erfolg. Klingt schräg, ist es auch. Erst recht, wenn es um Menschen geht, wie mich, die alten Traditionen nachtrauern. Oder anders gesagt, ich bleibe gerne bei dem, was mir gefällt. Denn so gerne der moderne Mensch auch im Rampenlicht stehen möge, er ist nicht davor gefeit, über den eigenen Schatten zu stolpern, geschweige denn, über diesen springen zu müssen.

Ich war es in meiner Jugendzeit gewohnt, in einem solchen Rampenlicht zu stehen. Wo immer Leistungsabzeichen zu erwerben oder Bewerbe zu bestreiten waren, war ich voll Tatendrang dabei. Und als ich später im Dienste des Landes anheuerte, wurde aus meinem angehäuften Enthusiasmus eine Art Feigheit, wurde mein Elan gebremst. Fast schaumgebremst. Aber dafür war ich ab sofort ein schaumgebremster Landesbediensteter. Wir durften oder sollten zwar nicht mehr extravagant auffallen und so wie nach einer Weihnachtsfeier in dem einem oder anderen Szenelokal auf der Theke tanzen und singen oder im Taumel des überschrittenen Damenspitzerls auf den am Hauptplatz stehenden Christbaum klettern und um 03.00 Uhr Früh *oh Tannenbaum* singen (was wir bei einer Befragung auch vehement abgestritten hätten). Aber dafür im Krankheitsfall ein Zweibettzimmer belegen, denn wir sind schließlich Landesbedienstete, und im Ablebensfall würde der Betrieb uns einen Gratiskranz an die Bahre stellen sowie eine schwarz umrandete Anzeige mit unserem Namen darauf in der Tageszeitung abdrucken lassen, ... mit besonderen Beileidswünschen an die trauernde Witwe und die minderjährigen Kinder, ... denn wir waren ja schließlich Landesbedienstete!

Der Preis dafür war eben die berühmt berüchtigte *abgekaufte Schneid'*, wie sie die verstorbene Schwester Berni, dieses ungezähmte Schwesternvollblut, in sich trug, die im Falle des Falles das Leben spannend und interessant machen konnte.

Ja, aber ..., könnte man nun einwerfen, ... *er hat doch so*

viele Dinge erlebt. Und ich stimme dem Einwurf zu, nur dass die meisten dieser Geschichten unter enormem autoritärem Druck entstanden sind. Heldentaten waren nur die wenigsten von ihnen.

Eine der wenigen Heldentaten war die Geschichte von der Hundert-km/h-Schnecke, in der zwar ein Leben gerettet wurde, das aber niemanden …

Es geschah bei einer morgendlichen Dienstfahrt, bei der mein Auto zuvor im nächtlichen Garten meiner Freundin und späteren Frau gestanden hatte. Es war eine regennasse Sonntagnacht und ich fuhr um 05.20 Uhr los. Schon auf der Landesstraße bemerkte ich ein leises, fremdes motoruntypisches Geräusch. Ich blieb stehen, schaute mir den Reifenzustand an und da ich nichts Ungewöhnliches bemerkte, setzte ich meine Fahrt wieder fort. Erst beim Auffahren auf die Autobahn wurde dieses klopfende Geräusch lauter. Es kam von der Beifahrerseite und beim wiederholten seitlichen Kontrollblick fiel mir auf, dass sich eine Häuserschnecke, die an der Seitenscheibe hochgekrochen war, gerade noch mit letzter Kraft festsaugen konnte. Nur ihr Schneckenhaus klopfte je nach Fahrgeschwindigkeit schneller oder langsamer gegen die Seitenscheibe. Jetzt konnte ich natürlich nicht anhalten, aber die Fahrgeschwindigkeit, die konnte ich selbstverständlich drosseln. Und so fuhren wir beide die morgendlich relativ leere Autobahn gemächlich entlang. Bei fünfzig hörte ich ein Tack-tack-tack-tack, bei Siebzig ein Trrrrrrrrrr und bei 100 km/h wäre sie mit Sicherheit von der Scheibe gefallen und tot gewesen.

So wie die Maus, die ich auf Drängen meiner Kinder Jahre später unserer Hauskatze wegnehmen musste und in einer Schachtel in den Heizraum stellte, damit die Verletzte es schön warm hatte. Sie war am nächsten Tag ausgebüchst und wieder zu ihrer Mäusefamilie zurückgekehrt. Zumindest was den Erklärungsbedarf der elterlichen Ausrede betraf. Aber zurück auf die Autobahn.

Ich fuhr die auf Autobahnen nicht erlaubte Tack-tack-tack-Geschwindigkeit und kam endlich zur ersten Raststation. Eine

Raststation wie es sie heute nicht mehr gibt. Ohne WC-Anlage, nur zwei Bänke, ein Tisch und ein Mistkübel standen da. Dafür aber war dieser Platz der richtige Lebensraum für die in Not geratene Häuserschnecke, die ich vorsichtig von der Scheibe ablöste und ins nasse Gras, ganz hinten beim Zaun absetzte. Und für die ich hoffte, wenn sie dann aus ihrem Haus wieder herauskam, dass sie nun die richtige Wegstrecke nahm, die Schnecke. – Eine Heldentat, die allerdings niemanden so recht interessierte! Kein Tierrettungsorden, kein Zeitungsinterview, kein Bericht in den Nachrichten. Und, wem sollte ich schon davon erzählen als Landesbediensteter?

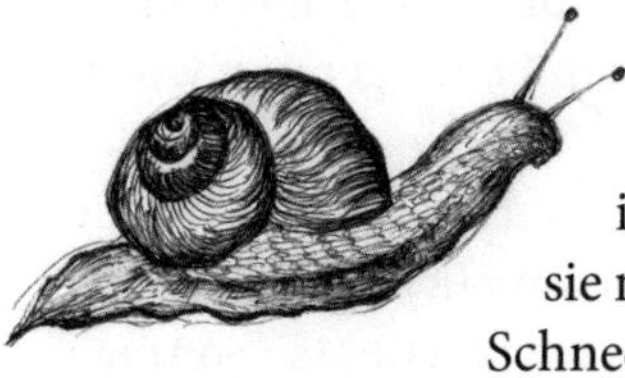

Im Gegensatz dazu war die nächste Geschichte gar nicht so sehr heldenhaft, wie ich mir das als Landesbediensteter gewünscht hätte.

***

Wieder eine frühmorgendliche Dienstfahrt, diesmal aber im tief verschneiten Winter. Schier über Nacht war das Land in diese weiße Pracht versunken und hier und da sah man Artgenossen, wie sie mit der Schneeschaufel die ebenso zugeschneite Hauseinfahrt ausschaufelten. Eine schweißtreibende Arbeit zwar, aber eine gesunde in dieser so frischen Luft. So, nun Ketten drauf und los geht's.

Natürlich steht man an solchen Tagen etwas früher auf, hat am Vortag die Wetterberichte gehört und geht nach dem zweiten Toilettenbesuch nicht mehr zu Bett, sondern schlüpft in die hohen Stiefel: chhh futsch, chhh futsch (…). Ein warmer Tee und die heiße Dusche danach lassen beim Autofahren den Schnee gleich um drei Zentimeter niedriger erscheinen. Und das ist auf nicht abgeschobenen steileren Landstraßen auch oft notwendig. Mit dem nötigen Schwung hinauf, mit dem niedrigeren Gang und richtigen Bremsgefühl wieder hinunter.

Nur einer ehemaligen Schulkollegin aus der Schwesternschule gelang dies scheinbar nicht so gut wie mir. Sie war zwar früh genug losgefahren, hatte sich aber in einer gefährlichen Kurve im verkehrstechnisch berüchtigten *Milchgraben* verbremst und war in demselben gelandet. Autofahrer, die den Milchgraben kennen, befahren ihn auch im Sommer mit Respekt. Es ist eine einschichtige Gegend mit wenigen Häusern, tiefen Gräben, einer kurvenreichen, extrem schmalen Fahrbahn und sehr wenig Bankett. Also Straße, dann frrrr, dann bum!

Als ich an die besagte Stelle kam, war die junge Krankenschwester gerade dabei, aus ihrem seitlich im Bachbett liegenden Fahrzeug zu klettern. Ich hielt an, half ihr herauf und beruhigte sie im ersten Schock. Ich stellte die Pannendreiecke auf, sie telefonierte um Hilfe. Alles in allem eh so, wie man das als Freund und Helfer machen sollte, hätte sich danach nicht mein Heldenmut so blitzschnell in Heldenangst verwandelt. Denn eigentlich, sollte man meinen, wären wir beide bis zum Eintreffen der Feuerwehr in meinem warmen Auto gesessen und ich wäre ihr beigestanden. Aber ganz im Gegenteil. Aus Angst vor dem Zuspätkommen zum eigenen Frühdienst hab' ich sie im verschneiten Milchgraben ihrem Schicksal überlassen. Die Feuerwehr ist mir zwar begegnet und ihre Hilfe war nah, aber mein Mindestmaß an Ehrgefühl war in der gedanklichen Kälte meiner autoritären Führungsebene erfroren. Diese würde meinen Anruf vom Handy zwecks Unfallhilfe wiederum nur als faule Ausrede abtun. *Nicht früh genug aufgestanden, keine Ketten montiert und deshalb zu spät in den Landesdienst gekommen,* könnte es heißen!

Und deshalb ging mir auch der Reiß, hatte ich Federn, war ich ein totaler Feigling und fuhr weiter in den frühmorgendlichen Landesdienst.

***

In meinen beruflichen Anfangsjahren haben die älteren Schwestern immer das regionale Radioprogramm gehört und ich die für mich etwas moderneren Sender. Mittlerweile bin ich

auch im Alter von *Radio Lagerhaus, Radio Heugabel,* oder wie das die junge Generation Schwestern noch so nennt, angekommen. Ich erlaube mir in meinem Dienst sogar den jeweiligen Senderwechsel durchzuführen, natürlich nicht zur großen Freude der anderen, aber unter dem Titel *Akzeptanz der Eigenheiten – der älteren Generation an Schwestern*, bleibt er dann, solange ich da bin, auf Zimmerlautstärke eingeschaltet.

Einige spaßbetonte, volks- und schlagermusikmüde Anwesende drehen natürlich, sobald ich das Apothekenzimmer verlasse, am rechten Rädchen und *wumms, chhh, tssss,* singt der Hansi Hinterseer plötzlich etwas tiefer einen englischsprachigen Rapp …? Aber bitte keine Aufregung, wir sind ja schließlich Landesbedienstete! Ich drehe auch wieder *wumms, chhh, tssss* und höre den Peter Alexander singen: „*Hier ist ein Mensch, schick' ihn nicht fort. Gib ihm die Hand, schenk ihm ein Wort …*"

Alle Menschen haben Probleme, Ängste und Sorgen.
Marmeladenprobleme – Beziehungsprobleme
Stuhlsorgen – Existenzsorgen
Platzängste – Verlustängste
Sie fiebern einer Sache entgegen
und finden so manches zum Kotzen.
Weil sie Menschen sind.
Und Landesbedienstete … sind auch nur Menschen!

Erde im Krankenhaus

Es gibt viele Gründe, warum man keine, in Erde gepflanzten Blumen ins Krankenhaus mitbringen soll. Einerseits ist da der wichtige Aspekt der Hygiene, der Erde als Nährboden für alle möglichen Arten von Schimmelpilzen von vornherein im Spital ausschließt. Und andererseits sind da viele Gründe im Heidnischen, Abergläubischen verwurzelt. Wie zum Beispiel, dass man Erde mit dem Tod in Verbindung bringt ... Erde zieht den Kranken in seine Richtung ... Tote werden in Erde, mit Erde ...! Also keine Erde im Krankenhaus.

Überraschenderweise, sind mittlerweile sogar die beliebten Schnittblumensträuße bei Krankenbesuchen rar geworden. Wahrscheinlich hat die brutale Preistreiberei von Großbetrieben die kleinen Blumenläden vor den Krankenhäusern zum Aufgeben gezwungen. Schade!

Zum Aufgeben gezwungen haben mich zwar keine Konkurrenten, aber wie Erde im Krankenhaus verpönt war und ist, so hätte ich in den ersten zehn Jahren meiner beruflichen Tätigkeit gewisse Personen aus meinem beruflichen Umfeld nicht einmal an meinem Grab akzeptiert. Diese Handvoll Menschen hatten so sehr das Innerste meiner Persönlichkeit verletzt, dass es mein Wunsch war – und diesen hatte ich bei meiner Frau als einen meiner letzten Wünsche für den Ernstfall deponiert – sie vom Friedhof fernzuhalten, wenn man mich begräbt. Sonst hätte da, Gott bewahre, jemand eine Grabrede gehalten, der mich jahrelang gedemütigt hat.

Von guten Mächten wunderbar geborgen, ... wie Dietrich Bonhoeffer im KZ Flossenbürg schrieb, fühlte ich mich also im Dienst nicht und ... *treu und still umgeben, ...* erst recht nicht, aber doch eingebettet in eine Gemeinschaft, die für eine gemeinsame Sache einstand. Nämlich, den von Berufs wegen im Schatten stehenden Krankenschwestern die Möglichkeit zu geben, sich im Rampenlicht der Pflege und damit der Sonne zu zeigen.

So gesehen steht der Vergleich von Lorenz Maierhofer in seinem Buch „beziehungs*leise*“ für Durchhaltevermögen, weil wir Menschen ständig mit einem wechselhaften Spiel zwischen Gut und Böse, Hell und Dunkel, Licht und Schatten konfrontiert sind. Er schreibt:

lebensdramatik

der mensch lebt phasenweise:
vor einer lebenskrise,
in einer lebenskrise,
nach einer lebenskrise.
wie tief, wie lange, wie schmerzlich auch immer.

anders betrachtet lebt der mensch:
vor einer lebensfreude,
in einer lebensfreude,
nach einer lebensfreude.
jeder mensch ist dramaturg seines lebens und leidens.

So einer Sichtweise oder Betrachtung des Lebens war es geschuldet, dass es zu keiner verbrannten Erde in meinem Umfeld kam. Und weil *Missgunst keine Rosen streut*, ist mittlerweile Verzeihen kein bloßes Wort mehr und somit jegliche Erde aus dem Krankenhaus verschwunden.

Verständnislos

Ja, es stimmt: *Zurückhaltung ist eine Tugend, aber der Job einer Schwester ist es, auf Menschen zuzugehen.* Zumindest solange dieses Zugehen auf Menschen nicht mit Präpotenz geschieht. Denn alles, was wir mit Patienten und Angehörigen erleben, erleben auch Patienten und Angehörige mit Schwestern und Ärzten, auf der spitzen Seite der Nadel.

Und ja, es stimmt auch: *Wir pflegen den Umgang mit Menschen, aber mancherorts umgeht man die Menschlichkeit in der Pflege!* Diese Erfahrung macht man, wie man sie auch in der Bürokratie der Ämter macht oder wenn man bei einem Telefonat zum hundertsten Mal *automatisch weitergeleitet wird* und derjenige am Ende der Leitung nicht für deine Belange zuständig ist. So hat zum Beispiel unsere Großtante stets mit der Warteschleifenstimme eines Amtes gesprochen und sich gewundert, warum sie trotzdem Mahnungen erhält. Dann hat sie ihren Telefonanbieter wechseln wollen und ist mit der Dame am Apparat, die für ihr Anliegen ... *für ... drücken sie die Eins, für ... die Zwei, oder ...*, so sehr in ein einseitiges Streitgespräch gekommen, dass sie dem zuständigen Telefonanbieter einen äußerst beleidigenden Brief geschrieben hat und ich mich einschalten musste. Sie war eben, was gewisse Lebensumstände betraf, eine *recht hartgesottene Nudel.* Das erklärte schon die Einstellung und ablehnende Haltung zu Lebensumständen, deren Auswirkungen sie kategorisch ablehnte. Allein das Wort *Abhängigkeit* brachte sie zum Erschaudern. Sie wollte trotz ihrer Einfachheit, Bescheidenheit und demütigen Armut, die sie in ihrer Kindheit gelehrt bekam, niemals unselbstständig oder abhängig sein. Sie führte ein kleinbäuerliches, selbstversorgendes Leben und erarbeitete sich alles selbst. Anfangs mit Hilfe ihrer Eltern und später, nach deren Tod, eben allein. Mist, als Dünger, erzeugten ihre, sich gut vermehrenden Hasen und sie selbst. Die Hasen wiederum, bekamen Gras und Heu und Küchenabfälle, die auch ihre wenigen Hühner gerne zusammenpickten. Auf ihren Bäumen,

Sträuchern und Stauden wuchs das vitaminspendende Obst, die Beeren und die *Arznei.* Im Garten und am Acker die Bohnen, Erbsen, Kartoffeln, Rüben und alles Gemüse, das ihr Körper zur Ernährung und zum Überleben brauchte. Der Völlerei gab' sie sich niemals hin! Nicht einmal an Feiertagen! Es war und blieb eine Sünde. Und ob sie es hören wollten oder nicht, Tod und Verderb brächte er, dieser Überfluss, darüber wurden alle sich ihr nähernden Menschen in Kenntnis gesetzt und davon war sie hundertprozentig überzeugt. Brot, Sterz, Mehl, Gewürze und Milch kaufte sie im Tauschgeschäft oder vom Einkommen des verkauften Hasenfleisches. Bekannte, Freunde und Verwandte brachten ihr Feiertagslebensmittel wie Fisch, Pilze und Wurstwaren. Sobald die spartanisch lebende *Nachbarin, Freundin und verwandte Tante* allerdings irgendetwas Befremdendes im Magen-Darmtrakt verspürte, ein Ziehen oder Drücken, eine Verklemmung eines Windes, durch blähende Nahrungsmittel, so betitelte sie den Lebensmittelspender als *Vergifter*, bezahlte für ihre Genesung und dessen Seelenheil eine heilige Messe beim Messbund und kehrte demjenigen lebenslang den Rücken. Es war also eine sehr heikle Angelegenheit, sie zu beschenken! Mit der moderner werdenden Welt hatte sie so rein gar nichts am Hut und mit ihrer späteren Mindestpension, die sie *weiß Gott nicht verdient*, wie sie meinte, unterstützte sie unzählige kirchliche und weltliche Spendenorganisationen. Wenn es allerdings beim Dach hereinregnete, musste ein karitativ denkender Nachbar, der ihr nie Lebensmittel schenkte, ausrücken und mit Billigblech und leeren Fischdosen die Lücken schließen! Unentgeltlich und aus dem Gedanken der Nachbarschaftshilfe, versteht sich. Für die Früchte der Erde, die er zwar nicht nötig hatte, weil er selbst alles anbaute, bedankte er sich stets höflich und verabschiedete sich wieder.

Abhängigkeit erzielt einen Gewöhnungseffekt und Gewöhnung kam ihrer Meinung nach von *sich verwöhnen lassen.* Und das kam für sie auf keinen Fall in Frage.

Einer vom Hausarzt verordneten Beruhigungstablette, die sie wegen der 24-Stunden-Betreuung ihrer pflegebedürftigen Mut-

ter abends einnahm, stand sie vorerst skeptisch gegenüber. Als sie die Sorge um ihre heroische Mutter aber nicht mehr schlafen ließ, erkannte sie die Notwendigkeit der *bitteren Pille* und spürte ihre positive Wirkung. Nach dem Tod der Mutter wollte sie dann so schnell wie möglich wieder *ohne* schlafen und sprach mit ihrem behandelnden Arzt. Der wiederum meinte: *„Die Tablette können's beruhigt weiterhin einnehmen"*, weil er die spontan und scheinbar grundlosen Erregungen unserer Großtante kannte und guten Schlaf für notwendig hielt.

Fazit: Sie hat auf der Stelle den Hausarzt gewechselt und die zur Gewohnheit gewordenen Tabletten, die sie abhängig machten, spontan abgesetzt. – Dass sie die darauffolgenden zehn Nächte im Delirium verbrachte, schweißgebadet auf ihrer taunassen Heuwiese herumrannte und sich im Bett krümmte, davon erzählte sie mir erst Jahre danach in einem vertraulichen Gespräch mit der anverwandten männlichen Krankenschwester.

Seit dieser Zeit, hatte sie kein Verständnis mehr für schulmedizinische Produkte. Sie verwendete frisch geriebenen Kren auf Butterbrot als Penicillin und *Reiterbeeren,* wie auch immer dieser Strauch mit den roten Beeren botanisch genannt wird, zur Fiebersenkung. Entzündungshemmend wirkten zahlreiche Tinkturen, Säfte, Auszüge, Topfen und Ringelblumensalben auf Schweineschmalzbasis. Bei Insektenstich und Spinnenbiss hingegen half der Schwedenbitter, der als einzig zulässiger Alkohol nur äußerlich angewendet wurde!

Denn der Alkohol, so hielt sie jedem Bier, Wein und Schnaps trinkenden Menschen vehement und verständnislos entgegen, sei der Teufel persönlich und *gesoffen ..., gesoffen hätte eh der Vater genug und damit die Armut der Familie noch vergrößert.*

***

Auf Unverständnis stieß ich vor Jahren in einer Notfallambulanz, weil ich zu einer unchristlichen Zeit mit der Rettung sitzend eingeliefert wurde. Der Grund dafür war ein Besäufnis

auf einem Faschingswagen, wobei ich nicht zu den Säufern, sondern, als fast nüchterner Vater mit zwei kleinen Kindern, zur anderen Gruppe gehörte. Wir fuhren eine kurze Wegstrecke mit einem der geschmückten Faschingswägen mit und ich bestellte uns drei Getränke. Die andere verkleidete Fahrgesellschaft war bereits volltrunken und lustig schwankend unterwegs. Mein kleiner Cowboy und die rosarote Prinzessin standen an der Außenseite des Wagens am Geländer und winkten den zusehenden Fußgängern faschingslaunig fröhlich zu. Als aber eine Anzahl von fünf bis sechs schwankenden Faschingsnarren als Gesamtmasse in Richtung meiner Kinder umfiel, stemmte ich meinen schlaksigen Clown-Körper dazwischen und bewahrte die beiden Kinder vor gröberen Verletzungen. Nur mein rechtes Knie, seitlich von fünf fallenden Personen angedrückt und zu Boden gebogen, hatte eine gewisse schmerzhafte Reaktion gezeigt, die aber durch clownhaftes Humpeln niemandem auffiel.

So überstanden unsere Kinder diesen Faschingstag unbeschadet und es kam die Nacht. Und mit der einbrechenden Dunkelheit die Ruhe und mit der Ruhe die Schmerzen im Knie. Anfangs wenig, später mehr. Aus mehr wurde noch mehr und schließlich half mir auch die eingenommene Schmerztablette nicht mehr. An ein Aufsteigen war mit dem rechten Fuß nicht zu denken, im Querbett sitzend hatte ich brennende und im Liegen ziehend-stechende Schmerzen. Der Toilettenbesuch, bevor die Rettung kam, war die Hölle und meine lieben Freunde vom Roten Kreuz, die von mir um 01.30 Uhr aus dem kuscheligen Bett geholt wurden, halfen mir über die steile Stiege vom ersten Stock hinunter. Witzig eigentlich, denn diese Steilheit ist mir mit gesunden Knien nie aufgefallen! Ihre verständnisvolle Hilfsbereitschaft tat mir gut und ich hätte mich über eine dementsprechend nette Behandlung in der Spitalsambulanz ebenso gefreut, allerdings nur … hätte. Denn schon die erste, in die Ambulanzkoje huschende Schwester, damals noch ohne Covid-Mund-Nasenschutz, hatte eine respektable, ernsthafte bis böse wirkende *Gesichtshautverziehung*, die mich dermaßen ver-

unsicherte, dass ich den Gedanken hegte, besser lieber wieder unbehandelt nach Hause zu fahren. Meine beiden Freunde vom Roten Kreuz hatten die verzwickt schauende Schwester zwar auch gesehen, aber ihnen jagte diese Mimik scheinbar weder Angst noch Schrecken ein. Ganz im Gegenteil, sie schoben mich mit einem Rollstuhl in die Koje, obwohl noch niemand meinen Namen aufgerufen hatte. Und das war dann wohl auch der erste Grund, warum sich die zurechtmachende Schwester mir eher mit ihrem netten Hinterteil näherte, umgangssprachlich also mit ihrem Allerwertesten direkt ins Gesicht fuhr. Zumindest verbal. Und der etwas später erscheinende Assistenzarzt stand, was die Freundlichkeit und Hilfsbereitschaft der Schwester betraf, um nichts nach.

Ich versuchte die persönlichen Umstände zu erklären und entschuldigte mein sehr spätes Auftauchen in der Ambulanz mit dem nächtlichen Erreichen der obersten Schmerzgrenze, was den herumdrehenden und biegenden Arzt beim Untersuchen des Knies ziemlich kalt ließ. Dann ließ er meinen Fuß wieder fallen und rollte auf einem fahrbaren Drehsessel zum Schreibtisch zurück, von wo aus er per Computer ein Knieröntgen anforderte. Wo ich es dann mit der verständlicherweise müde gähnenden Radiologie-Assistentin zu tun bekam. Diese Röntgenbilder wurden wiederum von einem Radiologen befundet und dem Ambulanzarzt übermittelt, der die *Schlussbeschau* am Röntgen-Bildschirm übernahm. Er sah sich die beiden Bilder an. Eines mit gestrecktem Knie, liegend aufgenommen (aua!) und eines im abgewinkelten Zustand. Und, ach, welch ein Wunder, das Knie hatte laut seinem Befund keine Verletzungen davongetragen. Deshalb hab' ich dann ein geiles kühles Schmerzgel, darüber eine Bandage und den schriftlichen Nachweis auf der Ambulanzkarte bekommen, dass ich nicht mehr wiederbestellt bin. Dann schloss sich die Tür hinter der *depperten Verstauchung,* wie die Schwester drinnen zum Arzt noch sagte, mit einer Wucht, dass auch die umliegenden, nächtlich ruhenden Personen etwas davon hatten.

Eine tags darauf durchgeführte Magnetresonanzuntersu-

chung ergab dann, dass sich ein Ödem im Kniegelenk gebildet hatte. Ein paar Tage Schonung, Topfenumschläge und die Hochlagerung des Beines brachten mir Heilung. Nur das böse *G'schau* der Nachtschwester ließ mich noch länger an den nächtlichen Besuch im Krankenhaus denken.

***

Mehr als verständnislos reagierte ein behandelnder Ambulanzarzt, der in meiner Praktikumszeit als Krankenschwesternschüler mit mir zwei Kojen der chirurgischen Kontrollambulanz betreute. In jeweils einer wurde ein Patient für die Behandlung vorbereitet und danach vom Arzt untersucht. In der anderen der neuerliche Verband angelegt und der Befund ausgehändigt, den Schreibkräfte in Windeseile abtippten. Manche Patienten kamen nach hinten ins Gipszimmer und von dort auch wieder retour. Natürlich geht es in diesen Hauptambulanzen zu wie am Bahnhof. Oft noch schlimmer. Schließlich kommt jeder Verletzte mehrmals zur Kontrolluntersuchung ins Spital. Zwei Stunden sind für die Knie- und Schulterambulanz eingeplant, dann kommen die Knochenbrüche und Gelenkverletzungen und gegen Mittag sind die *Mamma-OP's* dran. Die Ärzte wechseln, je nach Fach, die Schwestern bleiben dieselben. Jeder will der Nächste sein, keiner lange warten und sobald eine weiß gekleidete Person bei der Tür zum Wartesaal hinausschaut, haben schon drei ihren Fuß in derselben. In so einem Wartesaal wird gestritten, um Sitzplätze gefeilscht, der Vorrang der Rettung missachtet, laut telefoniert, gerülpst, gepfurzt, geschnäuzt, geschwitzt. Und wer trotz Termin oder Behandlungsnummer nach einer zweistündigen Wartezeit noch immer nicht genug hat, kommt dann an die Reihe.

Nun war der Verbandswechsel einer brustamputierten Patientin in Koje zwei beendet und der am Fließband arbeitende Arzt wechselte zum zigsten Male zur anderen Patientin in die Einser-Koje. Ich wiederum zum Verbandanlegen bei besagter

Patientin. Sie saß dort und … weinte. Tränen kullerten über ihr Gesicht und sie blickte traurig zu Boden.

Auf meine Frage hin, was denn passiert sei und warum sie weine, erklärte sie mir zögerlich und beschämt, dass der junge Arzt beim Hinausgehen zu ihr sagte: *„Jetzt kommt noch der Verband drauf, dann können sie ihre Hopperlkrax'n wieder umschnallen!"* Und mit Hopperlkrax'n meinte er ihren Büstenhalter, der in ihrem Fall mit einer Brustprothese gefüllt war, um sie in ihrer Lebensfreude, sich als Frau zu fühlen, zu unterstützen.

Feinfühligkeit hin, Feinfühligkeit her. Stress hin, Stress her. So hätte der junge Arzt auf keinen Fall mit der Patientin reden dürfen. Verständnislosigkeit traf auf Fassungslosigkeit und blieb in diesem Fall alleine zurück.

Psychologe war ich zwar keiner und mit meinen achtzehn Jahren auch noch keine diplomierte Krankenschwester, aber so viel Gefühl hatte ich wohl schon, dass ich mich für diese zügellose ungehobelte Aussage des Doktors entschuldigte. Ich setzte mich vis-à-vis von ihr hin und bedeckte die unschöne Narbe mit meinen Verbandstoffen. Klebte ein weißes Außenpflaster darüber, malte ein fünfblättriges Blümchen drauf, … *„Einmal rechts die Hand durch den Träger und einmal links die gesunde Hand durch den Träger. So, und hinten zumachen, und die Bluse, bitte sehr …"* So wurde aus einer unangenehmen Situation eine halbwegs normale, ohne Beschwerdeformular.

Unsere leitende Stationsschwester hat dem Herrn Doktor später eine Lehreinheit in, *wie geh' ich mit Brustkrebs operierten Patienten um, auch wenn der Ambulanz Wartesaal voll ist,* gegeben. Und ja, ich habe ihr den Vorfall anvertraut, aber im Vertrauen. Denn schließlich brauchen wir keine Beschwerdestatistik mit steil ansteigender Kurve, sondern gute einfühlsame Ärzte, die Büstenhalter nicht als Hopperlkrax'n, Suspensorien nicht als Eierwärmer und Beinprothesen sowie Stützkrücken nicht als Goashax'n bezeichnen. Oder etwa nicht?

***

„Und dann das", sagte ein Freund zu mir, als er nach einer erfolgreichen Gehirntumor-Operation und Behandlung seines Sohnes wegen neuerlich auftretender starker Kopfschmerzen in ein umliegendes, schnell erreichbares Krankenhaus kam. Dabei stand es am Entlassungsbefund und wurde der Familie meines Freundes dringend angeraten, nämlich bei Verschlechterung und Schmerzen sofort und umgehend das nächste Krankenhaus aufzusuchen, um schnell eine effektive Schmerzbehandlung einzuleiten, die laut Befund erfolgreich und überall gegeben werden könnte.

Doch mein Freund hatte nicht damit gerechnet, dass Eitelkeit, Neid und Eifersucht auch in Landspitälern kursieren. Denn als der diensthabende Arzt den Befund vom Universitätsklinikum durchlas, meinte er, mein Freund solle doch mit seinem Sohn wieder in dieselbe Klinik fahren, wo man ihn so hervorragend behandelt hatte. Und das um 23.00 Uhr abends! Obwohl *nächstgelegenes Krankenhaus* und die hilfreiche, schmerzlindernde Therapie gut leserlich auf dem auf Deutsch verfassten Arztbrief standen. Ist das nicht lächerlich?

Dann wusste man plötzlich nicht genau Bescheid, ob es denn ein Krankenbett für den jungen Mann gibt und ob *onkologische Patienten nicht besser anderswo ...?*

Mein Freund fuhr dann nach ... anderswo. Verständnislos und voll der Zweifel an eine gute Gesundheits- und Krankenversorgung im eigenen Wohnbezirk.

Ja, wir pflegen den Umgang mit Menschen,
aber eben nicht immer die Menschlichkeit
im gegenseitigen Umgang.
So viel Ehrlichkeit verträgt mein Ego
und unser gesamtes Sozialsystem.

Essen im Krankenhaus

Unter Menü eins finden wir am Speiseplan unseres Krankenhauses die Hausmannskost, sie wird als landesübliche Mischkost definiert. Wobei Definitionen schon manchmal kulinarisch umgangen werden, wenn Couscous als Beilage, Geflügel-Burritos und pikante Quiche als Hauptspeise serviert werden. Sie werten diese landesübliche Kost eben auf. Menü zwei ist die leichte Vollkost, mild und fettreduziert und für Diabetiker geeignet. Durch Varianten von Fisch und Pute, welche aufgrund des beworbenen regionalen Einkaufs keinerlei Antibiotikarückstände beinhalten, auch leichter verdaulich. Menü drei ist die bei österreichischen Patienten unbeliebteste Menüart, nämlich die Vitalkost. Fett- und zuckerarm, ballaststoffreich und wiederum Diabetes geeignet. Bedeutet, Rollgerstl-Gulasch, Kichererbsen-Eintopf oder Dinkelreislaibchen, aber auch Chili con Carne und Kalbsgulasch. Na bitte!

Wer also die Wahl hat, hat bekanntlich auch die Qual. Und diese Auswahlmöglichkeit haben Patienten von früh bis spät. Vom einfachen Standardfrühstück, Genussfrühstück und Vitalfrühstück, bis hin zu den Mittags- und Abendmenüs und den zusätzlichen Vormittagssnacks, die auch für nachmittags und abends angeboten werden. Und zahlt man brav in den Sonderklassetopf der Krankenkasse ein, vorausgesetzt man erschnorrt sich im Ernstfall nicht das Taggeld, sondern nutzt dieses Sonderklassebett, so gibt's auch am Nachmittag Kaffee und Kuchen! Allerhand, oder … küss die Hand, gnädige Frau?

In diesem Sinne hat unser, der Ersten Klasse demütig dienender zweite Herr Oberarzt in seinen Ausführungen über die Wünsche und Möglichkeiten von Speisen und Getränken oftmals heillos übertrieben. „… *Und sagen Sie uns, wenn Sie noch weitere Wünsche haben. Läuten Sie jederzeit an und bestellen Sie, was Sie wollen. Nichts ist unmöglich! Wenn Sie am Sonntag einen Sekt zum Frühstück trinken wollen, dann bestellen Sie Sekt …*“

Dass aber unser Küchenchef wegen dieses undienlichen Angebotes am Sonntagmorgen extra zu einem Tankstellenshop fahren musste, um Sekt aufs Tablett stellen zu können, daran dachte der dienstfreie Oberarzt nicht.

Abgesehen vom Überdrüber-Angebot für die High Society, kommen Patienten auch in den Genuss einer vom Krankheitsbild abhängigen Diät. Für die eingeschränkte Funktionsfähigkeit der Niere, der Leber, des Herzens, des Magen-Darmtraktes und anderen lebenswichtigen Organen. Leicht verdaulich, salzreduziert, eiweiß- und fettarm, ohne Gluten-Fleisch-Ei-Laktose und Fructose. Wobei sich, sarkastisch betrachtet, so manche Lebensallergiker durch ihre kulinarische Zurückhaltung oft auch selbst ins Out begeben. Gut, vegetarisch essen auch wir Katholiken am Aschermittwoch und Karfreitag. Überhaupt gibt es in allen Religionen Fastentage und fleischfreie Tage. Aber wenn Menschen meinen, sie müssen sich zwischen Tieren und deren Futter in die Nahrungskette zwängen, dann ist da schon ein wenig Übermut und Extremismus im Spiel.

Tiere fressen Tiere,
Tiere fressen Pflanzen,
Pflanzen fressen Tiere
und der Mensch ernährt sich
seit Menschengedenken von beiden.

Trotzdem hat ein ehemaliger Schulkollege – nach einem mehrjährigen freiwilligen Aufenthalt bei einer Sekte – mit regem Zulauf behauptet: *„Rüben, Zwiebel, Pilze und Knoblauch mindern die geistige Aktivität.“* Deshalb hat er selbst Algenschokolade und anderes, ebenso ungenießbares Zeug zum Sättigungsprozess in den Mund geschoben. Ich weiß zwar nicht, welches Gras er geraucht und welche Pilze er genommen hatte, aber normal war das nicht.

Selbstverständlich gibt es Allergien, Unverträglichkeiten und abwehrende Reaktionen des Körpers gegenüber Nahrungsmitteln. Mein Körper zum Beispiel verträgt die Krautfleckerln

und Kohlspeisen meiner Frau nicht. Die von unserer Tochter bestellte Lieferservice-Pizza allerdings schon!?

Spaß beiseite, täglich kommen Dutzende, wegen ihrer Ernährung erkrankte Menschen zum Onkel Doktor und zu uns ins Krankenhaus. Internisten leben von diesen neumodischen Wohlstandskrankheiten aus dem Fastfood-Milieu. Sie empfehlen und beraten kostenpflichtig, verschreiben Diäten und Präparate und wenn das alles nicht hilft, dann wird der Herr Kollege kontaktiert und gebeten, chirurgisch einzugreifen.

Es ist oft der einzige Ausweg, von den hundert und (…) Kilogramm wieder wegzukommen, die mindestens genauso belastend sind wie die Tatsache, an einer Ess-Brechsucht (Bulimie) oder Magersucht (Anorexia nervosa) erkrankt zu sein.

Pollenallergiker haben mittlerweile fast das ganze Jahr Probleme, Kinder vertragen die Kuhmilch nicht mehr und wenn wir mit unserem *Date* bei einem Picknick in einer Blumenwiese liegen, bekommen wir Nesselausschläge oder niesen öfter als wir küssen.

Wenn ich Früchte wie Ananas, Kiwis, Erdbeeren oder andere, intensiv mit Spritzmitteln behandelte Obstsorten esse, bekomme ich selbst Bläschen auf der Zunge und die Haut an den Fingerkuppen schält sich. Andererseits aber immer noch besser als das Schicksal der Insekten, Käfer, Spinnen und Wildtiere, deren Lebensraum vergiftet wird und die ungeachtet tot am Boden liegen.

Und was mache ich dagegen?

Nichts! Ich fahre mit dem Auto zur Arbeit, ich esse zu viel, bewege mich zu wenig, nehme Schmerz- und Schlafmedikamente und gebe mich damit zufrieden. Ich rauche Zigaretten, baue einen Zaun um mein erworbenes Grundstück und sitze im selben Flugzeug wie alle anderen, die glauben, mit dreißig bereits die halbe Welt bereist und gesehen haben zu müssen.

Wenn Fasten, dann Fasten;
Wenn Rebhuhn, dann Rebhuhn.

Teresa von Avila

Einem Handelsreisenden, dessen Cholesterin- und Triglycerid-Werte ins Unermessliche gestiegen waren, zeigte ich vor Jahren sein Blut, das ich ihm zuvor röhrchenweise abgezapft hatte. An der Oberfläche setzte sich eine erschreckend dicke Schicht dieser Fette zusammen, die ihm momentan den Schluckreflex erschwerten.

Was dieses Thema betrifft, so bleibt mir eine sehr amüsante, wie cholesterinreiche Abschiedsfeier auf unserer Station in Erinnerung, wie ich sie später nicht mehr erlebt habe.

Ein angenehmer und von den Patienten gern gesehener Assistenzarzt der Station feierte vor seinem Wechsel auf eine, seiner Karriere förderlichen Abteilung noch den gebührenden Abschied mit uns. Er kochte vierzig Eier, teilte diese und machte daraus achtzig *russische* (gefüllte) *Eier.* Dazu gab es französisches Baguette und italienischen Prosecco. Eine interessante Zusammenstellung internationaler Speisen, die nicht als Fast Food gedacht waren, denn das sind ja bekanntlich *standardisierte Speisen mit einfachen Zubereitungsverfahren, die für den schnellen Verzehr gedacht sind.* Und ja, russische Eier sind zwar schnell verzehrt, aber bekanntlich nicht standardisiert und einfach zubereitet.

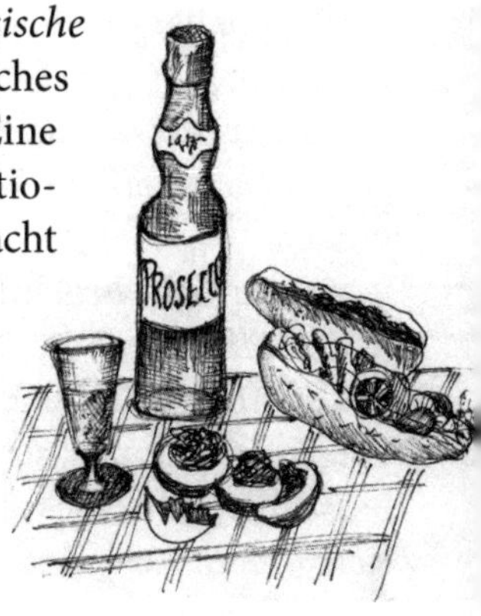

Nun, die Augen meiner Kolleginnen glänzten, als der österreichische Akademiker mit den russisch-französisch-italienischen Köstlichkeiten zur Abschiedsfeier lud. Wobei so manch Anwesender während des lukullischen Mahls nicht leugnen konnte, in russisch-französisch-italienische Manieren zu verfallen. So wurde aus elegantem Slow Food „Fingerfood", aus Fingerfood „Fast Food" und dann kam nur noch der Prosecco dem Schluckakt zur Hilfe. Der sich seinerseits wiederum Histamin bedingt in einer beschämenden Gesichtsröte zu erkennen gab. Aber lustig, lustig war's, denn sogar unser damaliger Herr Primarius, der sonst nur *koch es,*

schäl es oder vergiss es … bei uns auf Station praktizierte, gab sich der besonderen Kulinarik hin und erzählte der jungen Generation an Nachwuchsakademikern und Schwestern Anekdoten und Witze. Zum Schluss waren wirklich alle achtzig Eierhälften samt Brot aufgegessen und die Flaschen leer. Und ich weiß ebenfalls noch, was mein, von den gefüllten Eiern aufgeblähter Bauch dem Gehirn weiterleitete und meinem gesunden Ego beim Zubinden der Schuhbänder mit Nachdruck sagte, nämlich: *„So, jetzt ist es wieder einmal genug. Ein paar Kilogramm weniger schaden nicht! Und aus dem Süßigkeitenfach zu Hause wird ein Fach für selbst gesammelte Kräuter und Blüten.“*

Umgesetzt hab' ich den weisen Rat meines Egos, nur dass es jetzt ein Kräuterfach und seit der Pandemie auch wieder ein Fach mit leckeren Süßigkeiten gibt, welches bei Kartenspielabenden am Familientisch regelrecht gestürmt wird. Und da die gesamte Patchwork-Familie Corona bedingt etwas Gewicht zunahm, der Babybauch unserer Tochter mittlerweile im Vordergrund steht, so ist auch das eine oder andere Kilo vom zukünftigen Großvater ziemlich egal.

Ziemlich egal ist unseren Patienten in den letzten Jahren auch die ausdrückliche Verordnung von Diäten geworden. Ist die Zubereitung anders als zu Hause oder passt der Hauptgang nicht, ist keine Wurst am Jausen-Teller und kein Kernöl am Salat, so wird per Smartphone ein Lieferservice kontaktiert und zwanzig Minuten später erscheint ein Mann mit einer sehr großen quadratisch-praktischen Kühl- und Warmhaltetasche und sagt: *„Jemand hat Pizza und Kebab bestellt, wo ist …?“* – Is(s)t im Zimmer!

Von wegen: *Wenn Fasten, dann Fasten; Wenn Rebhuhn, …*

Natürlich schmecken auch meinem verwöhnten Gaumen so manche Speisen und Gänge nicht, denn über Geschmack lässt sich ja bekanntlich streiten. Aber dass ich generell alles ablehne, was aus einer Großküche kommt, das wäre wohl sehr übertrieben und frech. Eines bin ich dem dienstleistenden Küchenpersonal allerdings noch schuldig, nämlich ein DANKE, weil sie trotz bitterer Sparmaßnahmen immer wieder Geschmack beweisen!

Vitamine und Spurenelemente

Wie schnell der Besuch einer ehemaligen Schulfreundin und deren neuer krisensicherer Job dich direkt in die vielzitierte *Rue de gack* führen kann, hab' ich am eigenen Vitamine, Mineralstoffe und Spurenelemente verarbeitenden Leib verspüren dürfen.

Telefonisch vorangemeldet kam diese ehemalige Schulkollegin wie gesagt zu Kaffee und Kuchen in unser trautes Heim. Wie sich allerdings schnell herausstellte, nicht der guten alten Zeiten halber, sondern wegen der ihr beruflich anvertrauten Besorgtheit über die Gesundheit der Mitmenschen. Und ein solcher Mitmensch, um den sie sich sorgte, war scheinbar auch ich. Sie wollte mir unter allen Umständen, sowie mit ihren eingeimpften schlagfertigen Vertretersprüchen unbedingt helfen, gesund, vital und kräftig zu bleiben. Dabei fühlte ich mich weder krank, schwach, noch schlecht ernährt. Ganz im Gegenteil, sie besuchte mich zu einer Zeit der absolut geistigen und körperlichen Fitness.

Durch geschickte Drehungen und Wendungen im Small Talk erklärte sie mir immer und immer wieder, dass der menschliche Körper, also auch meiner (!), trotz guter reichhaltiger Ernährung nicht in der Lage wäre, ausreichend Vitamine, Mineralstoffe und Spurenelemente aufzunehmen. Das wäre auch der Grund, warum solche, sich auf renommierte Wissenschaftler und namhafte Ärzte berufende Firmen Präparate erzeugen, die dem Menschen die nötige Vitalität verleihen. Deshalb müsse ich eben unbedingt und sowieso ein Startpacket an Gemüse- und Obstkapseln bei ihr erwerben und von diesen, dreimal täglich, die notwendige Menge einnehmen.

Dann wurde das Kaffeegeschirr abserviert und die Jause auf den Tisch gestellt. Eine vitamin-, mineralstoff- und spurenelementhaltige Jause. Und auch die Präparat vertretende Schulkollegin langte fest zu. Wobei sie, zu meinem Erstaunen, in dieser

ganzen Zeit des Lobhudelns über ihre Obst- und Gemüsekapseln keine einzige davon eingenommen hat.

Nach der Jause folgte ein Flascherl Wein und danach noch eines, und weil der Vertreterinstinkt ihr höchstwahrscheinlich zurief, *lass ja nicht locker*, schien dieser Besuch kein Ende finden zu wollen, bevor das Startpaket nicht an den Mann gebracht war. Auch die vorgetäuschte Müdigkeit durch offensichtliches Gähnen tat der ihrerseits ausgereizten Annahme meiner Gastfreundschaft keinen Abbruch. Also, was tun mit Gästen, die das Heimgehen-Gen nicht in sich tragen?

Kurz und gut, zur fortgeschrittenen Stunde willigte ich in diesen Kauf, der Millionen Vitamine, Mineralstoffe und Spurenelemente in sich trug, ein und bezahlte, damit endlich eine Ruhe war, diese erste Ration. Interessanterweise hatte es mein Besuch dann genauso eilig, ins eigene Bett zu kommen, wie ich!

Gleich am nächsten Morgen begann ich die roten und grünen Kapseln brav und wie verordnet einzunehmen. So weit so gut, das war Ende November. Anfang Dezember kam der Tag, an dem ich meinen 25. Geburtstag feiern wollte, ja wollte (…).

Bereits am Vorabend zum besagten Ehrentag luden mich Kolleginnen privat zum *Wiener Schnitzel essen – mit gemütlichem Ausklang* ein, und darauf freute ich mich natürlich. Leider machte mich mein Verdauungstrakt schon am Nachmittag darauf aufmerksam, dass es ratsamer wäre, mein Betätigungsfeld eher im näheren Umkreis einer Toilette abzugrenzen. Und je später es im Spätdienst wurde, umso übler wurde die körperliche Gesamtsituation. Da ich meinen Kolleginnen mit ihren vielen Vorbereitungsarbeiten aber keinen Korb geben wollte, bemühte ich mich, als Ehren- und Geburtstagsgast meiner Rolle gerecht zu werden. Was mir beim Aperitif gerade noch gelang, aber als das erste panierte Schnitzel in der heißen Butterschmalzpfanne soufflierte, saß ich schon am werten *Häusl* und (…)!

Alles, was recht und unterhaltsam war, spielte sich fortan in der Küche ab, alles was ungerecht und weniger unterhaltsam war, auf diesen besagten drei Quadratmetern. Und es kam mehr

heraus als ich meinem Körper 24 Stunden zuvor zugeführt hatte. Der Höhepunkt meiner Vierteljahrhundertfeier zeichnete sich also hier und jetzt an diesem kleinen stillen Örtchen ab, und auch an den kommenden Tagen suchten sich Vitamine, Mineralstoffe und Spurenelemente vermengt mit Gallen- und Pankreassäften ihren Ausweg aus dem Körperinneren. *Happy birthday to you, happy birthday to you, happy birthday VITAMINE, happy birthday to you.*

Des einen Fasttag, des anderen Festtag!

Im Patientensessel meines Hausarztes klagte ich schließlich mein Leid, während mein geschwächter Kreislauf noch im Wartezimmer saß. Eine genaue Anamnese und die dementsprechenden Blutwerte brachten dann stichhaltige Argumente in Form eines Attestes zu Papier. Mit dem ich wiederum meine ehemalige Schulfreundin zu mir nach Hause einlud. Diesmal aber ohne Kaffee und Kuchen und erst recht ohne vitamin-, mineralstoff- und spurenelementhaltiger Jause. Dafür aber mit den angebrauchten Packungen der Obst- und Gemüsekapseln und dem ärztlichen Attest. Ihr Besuch dauerte diesmal auch nicht besonders lange, es war eher nur ein Blitzbesuch mit zurückhaltender Gastfreundschaft meinerseits und wenigen schmeichelnden Worten im kommunizierenden Vokabular beiderseits. Von wegen, sie hätte sich bei mir entschuldigt oder den Eindruck des Bedauerns hinterlassen. Nein, fast frech behauptet hat sie noch, ich hätte das Paracelsus-Zitat nicht bedacht, das da nämlich lautet: *Die Dosis macht das Gift!* Hat die doch wirklich gemeint, ich könnte nicht bis drei zählen und hätte die tägliche Höchstdosierung überschritten. *Ja geht's noch!!!* Und das mir als Krankenschwester, Rufzeichen!

Da war dann der Punkt erreicht, an welchem ich ihr charmant, aber unverblümt gezeigt habe, wo wir ein Jahr zuvor die Haustür eingehängt hatten und sie nun samt Startpaket, Attest und Kontonummer für die Rücküberweisung der Kosten dieser bescheidenen Kapseln zum Auto begleiteten.

Nach wenigen Tagen hatte sich der Kreislauf wieder stabilisiert, der Verdauungstrakt normalisiert und nach einer Woche war das Geld wieder am Konto. Meinen 26. Geburtstag feierte ich ohne Nahrungsergänzungsmittel, dafür mit einer Flasche Wein, mit der Familie, den Freunden und einem perfekt soufflierten …!

Denn: Im Leben einer männlichen Krankenschwester gibt es eine Zeit, in der das Essen wichtiger wird als alles andere. Und alles andere sich darüber freut!

Tier zuliebe

Mehrmals war ihm schon ein Schlafplatz angeboten worden, aber außer einer warmen Mahlzeit und einer Flasche Bier wollte er absolut nichts annehmen. Ein kleines Stück Wurst oder Käse für den kleinen rabenschwarzen Hund, der ständig um ihn herumschwänzelte wie ein übermotiviertes, hyperaktives Kind. Zwar herzensgut und niemals bissig, aber anstrengend und zeitweise lästig. Ein junger pubertierender Rüde halt. Und irgendwie passten die beiden auch zusammen, der den Schlafplatz ablehnende Obdachlose und der sehr bewegungsbegeisterte Streuner.

Sie hatten sich vor wenigen Wochen auf der Straße getroffen und, ohne einander gesucht zu haben, gefunden. Allerdings war und blieb die Zuneigung einseitig. Nicht, dass Frank, der Exzessive, so gar keine Tierliebe in sich getragen hätte, nein, aber er kam ja mit seinem eigenen Leben nicht zurecht, wie sollte er dann die Verantwortung für ein zweites übernehmen können? Deshalb kaufte er dem herrenlosen Hund anfangs weder ein Halsband noch eine Leine, und wenn ihn jemand auf seinen kleinen schwarzen Verfolger ansprach, sagte er: *„Welcher Hund? Der gehört nicht zu mir!“*

Allerdings war besagter Hund nicht an einem anderen Herrl interessiert, denn sobald sich ein Dritter um den Gehört-nicht-zu-mir-Hund kümmern wollte, haute er in eine Nebengasse ab und ward nicht mehr gesehen.

Beim ersten Mal dachte Frank: *Gott sei Dank, jetzt bin ich den anhänglichen Plagegeist wieder los,* aber eine Straße weiter und zwei Minuten später waren die beiden wieder vereint. Irgendwann gewöhnte sich Frank so sehr an seinen namenlosen Hund, dass er ihm von einer erbettelten Tageslosung ein Halsband aus Leder kaufte. Billig, aber von Nutzen, denn daran konnte er die Leine befestigen, die ihm ein ebenfalls obdachloser Freund schenkte, dessen Hund im hohen Alter gestorben war.

Diese Leine hatte dann einen großen Nutzen, wenn sie

außerhalb der Fußgängerzone, auf befahrenen Straßen unterwegs waren und der kleine schwarze Streuner seinem Namen alle Ehre machte. Da hupten dann die Autos und Lastwagen wie wild, Bremsen quietschten und Frank hatte alle Hände und Füße voll zu tun, um seinen ungewollten Freund schadlos zu halten.

So lebten sie für einige Wochen relativ friedlich zusammen und gewöhnten sich aneinander. Sie schliefen unter Brücken entlang des Murufers, saßen, aßen und (…) im Stadtpark, bettelten am Hauptplatz und in Fußgängerzonen, und an kalten Tagen waren sie am Südbahnhof unterwegs. Ab und zu drehte sich Frank eine Tüte, ab und zu trank er nur wenig Alkohol, ab und zu erbettelten sie etwas mehr Geld, ab und zu wurden sie an Ort und Stelle verjagt, ab und zu kratzten sie sich im selben Moment hinter dem Ohr und ab und zu war ihnen fad. Und man kennt das ja, auf welche absurden Ideen Menschen kommen, wenn ihnen fad ist. Dann kommen sie nämlich auf die blödesten Ideen, auf die ein Mensch, wenn ihm nicht fad ist, gar nicht erst kommen würde. Frank hatte schon ohne Langeweile keine guten Ideen, aber in solchen Fällen war er wie ein Kind, ein Kind, das am laufenden Band und unkontrolliert Dummheiten macht. Er war dann grenzenlos ungezügelt und beging strafbare Handlungen. Er warf Steine ins Wasser und in die Menschenmenge, beschädigte Autos, mischte sich zur Rushhour zu Fuß in den abendlichen Straßenverkehr, urinierte in den Stadtbrunnen oder *hoch zu Ross* vom Heldendenkmal herunter, und wenn er irgendwo Farbreste fand, so beschmierte er alles, was eine Oberfläche hatte, auch Passanten. Alles in allem Dummheiten, die stets das Einschreiten der Polizei notwendig machten.

Dann, es war so Mitte Juni, an einem heißen Nachmittag, da war ihm wieder einmal fad. Er lag mit *Hund*, so nannte er seinen vierbeinigen Begleiter, weil ihm sonst kein passender Name einfiel, auf einer Wiese im Stadtpark. Wobei die kleine Prise Koks diesmal nicht den gewünschten Erfolg gebracht hatte, oder etwa doch? Aus irgendeinem Grund kam er dann eben auf die bescheidene Idee, er könnte sich ja im Ententeich erfrischen

und so ganz nebenbei auf Entenjagd gehen. Gesagt, getan und eine halbe Minute später war er mit *Hund* schon mitten drinnen im Ententümpel. Aber nicht nur zur eigenen Abkühlung, nein, zur allgemeinen Empörung spritzte er anwesende Passanten voll, lief aufgeschreckten Enten hinterher, die wiederum durch ihre ungestümen Fluchtversuche halb fliegend, halb laufend, Mensch und Tier in höchste Aufregung versetzten. Hunde jagten Enten hinterher, Menschen ihren Hunden. Schmutzwasser, Federn und Staub in Hülle und Fülle. Und als die Polizei eintraf, urinierte Frank gerade wieder einmal seelenruhig, als ob ihn die Situation ringsherum rein gar nichts anginge, vom gegenüberliegenden Ufer aus, im hohen Bogen ins Wasser. Nebenbei sang er das Kinderlied: *„Alle meine Entchen schwimmen auf dem See, schwimmen auf dem See, Köpfchen unters Wasser, Schwänzchen in die Höh'!"* Wobei er in der letzten Textzeile des Liedes versuchte, dem Wortlaut gerecht zu werden, und … sich dabei selbst übertraf.

Als sich die Polizisten dann um ihn kümmerten, fielen ihnen rote Flecken an seinen Armen und Beinen auf, die kurze Zeit später am gesamten Körper entstanden. Weshalb man ihn mittels Infektionstransport zu uns ins Krankenhaus brachte. …

Frau Ludwig hatte sich nach dem Tod ihres Mannes, den sie über alles geliebt hatte, einen kleinen Hund zugelegt. Sie holte ihn aus dem Tierheim. Der kleine Mischling bellte nicht wie alle anderen laut und immer lauter, bis man die Worte der Tierpfleger nicht mehr verstand, nein, er saß in seinem Zwinger und schaute Frau Ludwig mit einem herzzerreißenden Dackelblick an, obwohl er als Promenadenmischung nichts Dackeliges an sich hatte.

Damals war Frau Ludwig siebzig und der Mischling, in Menschenjahren gerechnet, nicht einmal annähernd halb so alt wie sie. Aber die beiden waren glücklich. Ob im Haus oder im Garten, am Spazierweg oder auf dem Sofa, sie waren ein Herz und eine Seele. Stöckchen werfen und nicht mehr bringen, in Pfützen springen und direkt ins Haus, die Schuhe anbeißen und die

neugierige Nachbarin verbellen, waren Lieblingsbeschäftigungen von *Bello.* Wobei er diesen Namen wie gesagt zu Unrecht trug.

Dann kam der achtzigste Geburtstag von Frau Ludwig, die in Hundejahren gerechnet noch recht jugendlich und *Bello* in Menschenjahren gerechnet mittlerweile zirka gleich alt war wie Frau Ludwig.

Es gab eine tolle Gartenparty, zu der die Familie, die Freunde und sogar die neugierige Nachbarin eingeladen waren. Schönes Wetter, gutes Essen, guter Wein, Kaffee und Torte, Geschenke, Erinnerungsfotos, und … eine Menge Geschirr.

Als ihre Haushaltshilfe am frühen Abend das Haus verließ, war alles in Ordnung. Natürlich ist man vor so einer Feier aufgeregt und danach etwas erschöpft, aber zum *Gassigehen* reicht es immer noch. *„Eine kleine Runde, Bello"*, sagte Frau Ludwig, als sie ihren Hut aufsetzte und die Leine vom Garderobenhaken nahm: *„Wir gehen hinüber zur großen Waldwiese, da kannst du dich noch ein bisschen austoben."* Und weil er die Leine und den Zweck dieses Etwas schon kannte, sprang er freudig im Vorzimmer herum. Ja, sich einmal am Tag austoben, das brauchte *Bello* trotz seiner fortgeschrittenen Hundejahre immer noch.

Nach fünf Minuten Gehzeit waren sie dort. Frau Ludwig ließ ihn von der Leine und setzte sich auf die Parkbank, die das Magistrat dort für Spaziergeher aufgestellt hatte. Eine angenehme Brise wehte ihr um die Nase und die Sonne verlor langsam an Strahlkraft. Frau Ludwig schob ihren Mantelkragen hoch, band ihr Halstuch enger, machte den obersten Knopf zu und rief nach Bello. *„Bello!"* Etwas lauter: *„Bello!"* Etwas verärgert: *„Bello!"* Etwas verwundert: *„Bello?"* Normalerweise war er beim zweiten *Bello* schon da und lief aufgeregt um die Sitzbank herum, weil Frau Ludwig ihm dann immer ein Leckerli gab, fürs Bravsein!

„Bello, wir gehen nach Hause. – Bello, wo bist du denn?" Frau Ludwig stand auf und sah keinen umherspringenden *Bello.* Auf der ganzen Wiese tollte kein Hund herum. Nur da am Waldrand lag etwas, das annähernd die Farbe von *Bellos* Fell hatte. Sie ging

auf diese Stelle zu und sah ihn dort liegen. Mehrere Fleischstücke lagen da herum und *Bellos* Pfoten zuckten krampfartig. Er sah sie mit seinen braunen Augen an, hob seinen Kopf und senkte ihn gleich wieder, weil ihn die Kraft verließ. Seine Atemfrequenz war hoch und er tat sich sichtlich schwer dabei. *„Ja Bello, was ist denn los mit dir, hast du diese Fleischbrocken gefressen? Am Ende sind die noch vergiftet!"* Frau Ludwig rief um Hilfe, laut und so gut sie konnte. Dann wurde ihre Stimme brüchig, bis sie keinen Ton mehr hervorbrachte und ihr schließlich schlecht und schwarz vor Augen wurde. …

Herr Herbert war ein pensionierter Beamter, der Zeit seines Lebens in zeitliche und örtliche Strukturen eingebettet war. Alles zu seiner Zeit und an einem bestimmten Ort. Jeden Tag pünktlich, verlässlich, penibel genau, festgefahren und wenig flexibel. Er arbeitete freiwillig zwei Jahre länger und ging nur sehr ungern in den Ruhestand. Wobei dieser Ruhestand ebenfalls erst einmal strukturiert und organisiert werden musste und schließlich mit dem Ankauf von Haustieren einen hohen Verantwortungsbereich aufzuweisen hatte, wie es früher bei ihm im Amt der Fall war.

Die fünf bunten Fische im Salzwasseraquarium waren eine Pracht und erinnerten Herrn Herbert an seinen einzigen Überseeurlaub in der Karibik. Die beiden blauäugigen Siamkatzen, verschmust, aber auch sehr aktiv und eigenwillig, wie seine ehemalige Lebenspartnerin, die ihn wegen eines verträumten Romantikers verlassen hatte und mit dem sie auf FKK-Urlaub fuhr, waren nicht billig, aber zimmerrein. Und schließlich der kleine blütenweiße Malteser, der sich mit den Katzen und den Fischen äußerst gut verstand, morgens und abends dieselbe Spazierstrecke mit Herrn Herbert mittrappelte und sich sonst mit dem Auslauf im Garten zufrieden gab. Zu Mittag, von elf Uhr dreißig bis dreizehn Uhr fünf, waren sie auf sich allein gestellt. Das war die Zeit, in der Herr Herbert sein neun Euro achtzig Menü beim Kirchenwirt zu sich nahm. Tagessuppe, Hauptgang, kleiner Salat und eine Menünachspeise. Das Preis-Leis-

tungsverhältnis passte und vom Hauptgang brachte er stets ein gutes Drittel per Plastikgeschirr mit nach Hause und gab es dem Hund und den zwei Katzen.

Kurz vor den Weihnachtsfeiertagen, Herr Herbert saß noch beim Kirchenwirt und wartete auf seine Menünachspeise, kam es dann zu diesem unvorhersehbaren und folgenschweren Zwischenfall.

Eines der zwei fein aufgeschnittenen Stücke einer weihnachtlichen Mehlspeise hatte Herr Herbert bereits gegessen und außer Plan, also ausnahmsweise, noch einen Mocca dazu bestellt. Als er sich dann über das zweite Stück hermachte, schien es ihm plötzlich nicht gut zu gehen. Er hustete, spuckte Mehlspeiskrümel aus und beugte sich seitlich. Streckte sich wieder, schnappte nach Luft und wurde leicht rot im Gesicht.

Als der herbeigeholte Notarzt in die Gaststube kam, waren die Hals- und Gesichtspartie ziemlich angeschwollen und die erste Verdachtsdiagnose des Notarztes lautete: *„Nussallergie.“* Obwohl Herr Herbert sonst fast keine Allergien vorzuweisen hatte, außer eine auf Kiwi, Ananas, Erdbeeren, Hummer, Muscheln, Garnelen und Fisch, aber darüber wusste Herr Herbert ja Bescheid. Nur die Nüsse, die Nüsse waren neu!

Sie haben ihn abtransportiert und vorsichtshalber zur Beobachtung auf die Intensivstation gelegt. Am nächsten Tag besserte sich zwar sein Allgemeinzustand, die Vitalwerte waren stabil, die Schwellungen abgeklungen und seine gesprochenen Worte akustisch wieder einigermaßen verständlich. *„Aber abgeklärt sollte die Sache schon etwas näher werden“*, meinte zumindest ein diensthabender Oberarzt. Und deshalb wurde Herr Herbert zu uns auf Station verlegt. In seinem Anamnese-Akt war *alleinstehend* vermerkt, und trotzdem sprach er immer von seiner *Luna*, seiner *Lucia* und dem *Leo.* …

Die Bauernfamilie Adelmann führte seit Generationen einen Viehbetrieb mit Milchwirtschaft. Auch wenn die Erträge gering waren und die Wünsche der Jugend damit oftmals nicht erfüllt werden konnten, so war man doch zufrieden mit seinem über-

schaubaren Glück. Geld, das erwirtschaftet und eingenommen wurde, wurde zum Teil auch in modernere Gerätschaften investiert. So konnte die schwere und mühevolle Handarbeit in vielen Bereichen durch Maschinen erleichtert werden. Ochs und Pferd waren dadurch allerdings arbeitslos geworden, und auch die vielen fleißigen Hände und Personen, die es früher am Hofe gab, Mägde und Knechte nämlich, hat der Fortschritt reduziert. Menschen, mit denen man reden, singen, streiten und raufen konnte. Die die Vielfalt an Ideen, die Eigenheit eines Hofes, die Kreativität und den Geist ausmachten. Jahrhundertealtes, mündlich überliefertes Handwerk ging dabei verloren. Und dass dieser Umstand die zwei Meter abgehobenen, am Traktor hockenden Jungbauern heutzutage natürlich nicht mehr interessiert, wenn sie im vollklimatisierten Gerät sitzen und den Duft der Natur, die Wetter- und Klimaveränderungen nicht mehr hautnah mitbekommen, meinte zumindest der Großvater Adelmann, der Alois. Der, der schon als Bub mit den Ochsen und den Rössern im Wald und Feld unterwegs war und diese Arbeit bei jedem Wetter geliebt hat. Er, der noch wusste, dass man den Maissamen dann in die Erde setzt, wenn das Buchenlaub im Wald die Größe einer Fünf-Schilling-Münze erreicht hat. Aber wie sollte er solche Dinge heutzutage weitervermitteln, es gab ja nicht einmal mehr den bewährten österreichischen Schilling! Sein Leitspruch: *„Mensch, Natur und Vie(c)h, das spüret sich!“*

Er hatte allerdings immer wohlwollend zugestimmt, wenn die jüngere Generation am Hof etwas verändert, etwas modernisiert hat. Dann ging er halt vormelken, bevor die Melkmaschine angesetzt wurde, und schnitt sein Roggenstroh zum Korbbinden mit der Hand, bevor der Mähdrescher übers Feld fegte. Fütterte und schlachtete sein Hausschwein, den Fleischochsen, die Lämmer, Hasen und Hühner selbst und blieb somit für seine Produktqualität nach altbewährter Weise geschätzt und bekannt.

Der Hofhund gehörte seinem Sohn. Er mochte den Hund, denn er war folgsam und wachsam. Sogar den sekkanten Katzen, die immer dann auf dem Divan lagen, wenn er sich nach

dem Essen ausruhen wollte, konnte er nicht feind sein. Schließlich übernahmen sie ja eine wichtige Rolle als Maus- und Rattenvertreiber am Hof und *das ist eine wichtige, reinigende Tätigkeit,* wie er gerne betonte.

Dann kam, wie jedes Jahr, die Fastenzeit und die damit nahenden festlichen Osterfeiertage. Jeder am Hof hatte ein, zwei oder drei Aufgaben und kurz vor Ostern noch eine vierte oder gar fünfte. Es ging also arbeitstechnisch heiß her, zur naturerwachenden, strebsamen Frühlingszeit. Aus der nicht abgelieferten Milch wurden Rahm, Butter, Käse, Topfen und Joghurt produziert. Das übernahmen die Jungen und die Schwiegertochter. Sein Sohn und er waren mit der Fleischproduktion, dem Wald, den Wiesen und dem Feldanbau beschäftigt. Wobei sich der Sohn um Gebruder *Hightech-Traktor,* und was hinten und vorne angehängt wurde, kümmerte und er um das Selchen, das Brennholz und wenn die Oma etwas Hilfe benötigte.

Die Karwoche war angebrochen und die Fleischstücke wurden aus der *Sur,* dem Salzbad, genommen, gewaschen, gebunden und in die Selch gehängt. Ein herrlicher Duft strömte beim Selchvorgang aus dem vom Urgroßvater des Großvaters aus Stein gemauerten Kamin der gezimmerten Selchhütte, die früher frei hinterm Haus auf der Obstwiese stand. Später hatte man bei der Stallerweiterung und dem Anbau der Futterkammer den Abstand zur Selchhütte verringert, aber laut Baukommissionierung war das kein Problem. Die Selchhütte war zwar alt und brüchig, aber noch funktionstüchtig und zweckmäßig. Obwohl der Sohn immer meinte, das alte baufällige Ding würde sicher einmal abbrennen, man sollte sie vorsichtshalber lieber wegreißen und dafür eine vollautomatische Räucheranlage erbauen. Doch dieser Vorschlag stieß beim Meister des Selchfleisches, der Würste, der Pasteten und Stelzen auf taube Ohren.

Es war der Gründonnerstag, der seinen Namen nicht vom grünen Spinat bezieht, den wir an diesem Tag mit Kartoffeln und Spiegelei essen, sondern sich vom Wort *greinen* ableitet, was so viel wie *trauern* oder *weinen* bedeutet und mit dem Leiden und Tod Jesu im christlichen Glauben zu tun hat. Und als

Grein-Donnerstag, sollte er bei der Familie Adelmann auch in die Geschichte eingehen.

Die Jungen waren am Bauernmarkt, die Oma und die Schwiegertochter in der Küche und im Haus beschäftigt, der Sohn mit dem Traktor am Feld und er, der Opa, im Stall. Die *Schecke* sollte nämlich kalben, und für die anderen, die *Liesl,* die *Vroni,* die *Hedi,* die *Milli* und wie sie alle hießen, heute noch der Hufschneider kommen. Und als er dies und das so tat, bei der *Schecke* frisches Stroh zum Kalben einstreute und allerhand Vorbereitungen traf, bemerkte er plötzlich einen beißenden Brandgeruch und durch die hintere Stalltür quoll schon der Rauch. Sofort lief er hinaus auf den Mistplatz, um Nachschau zu halten. Da fuhr gerade der Hufschneider zum Hoftor herein. Er sprang aus dem Wagen und rief ihm zu: *„Euer Dachstuhl brennt!"* Dann ging alles blitzschnell. Die Oma alarmierte die Feuerwehr, die Sirene heulte dreimal auf. Der Hufschneider und er versuchten mit dem Gartenschlauch noch das Ärgste zu verhindern, aber das Feuer war schon zu groß. Die Nachbarn liefen herbei und halfen das angebundene aufgeschreckte Vieh zu befreien und in den Obstgarten zu treiben. Der Sohn, von der weithin sichtbaren Rauchsäule aufmerksam gemacht, fuhr mit dem Traktor im Hof ein, gefolgt von den Feuerwehren aus drei umliegenden Dörfern. Alle gaben ihr Bestes. Schläuche wurden ausgerollt, Mensch und Tier liefen aufgeregt hin und her, es war ein heilloses Durcheinander. Er, der Opa Alois, lief noch einmal in den Stall zur *Schecke,* die beim Kalben war, aber sie wollte und wollte nicht aufstehen. *„Steh auf, du Mistvieh, du musst außi, es brennt. Hörst net, Scheck, es brennt"*, schrie er die Kuh an, während er sich mit der linken Hand ein nasses Taschentuch vors Gesicht hielt und mit der rechten versuchte, die liegende Kuh anzutreiben. Man hörte sie muhen und ihn husten und husten und husten – und dann fiel er neben ihr um. …

***

…Am Ententeich im Stadtpark war es ruhig geworden. Frank, der Obdachlose, lag bei uns im Krankenhaus. Seine roten Flecken am Körper interessierten ihn überhaupt nicht und für die Ärztin, die ihn untersuchte, war er nicht gerade das, was man einen *Musterpatienten* nennt. Ein verständnisloser, halbnackter, verdreckter junger Mann war er, mit langen verfilzten Haaren, ungepflegtem Bart, schmutzigen Händen und Füßen. Eigentlich wich alles, was an ihm waschbar gewesen wäre, vom Hygienestandard ab. Und er, der Herr auf der mit viel Einmalpapier ausgelegten Patientenliege, wollte sich nicht einmal in Ruhe untersuchen lassen. Er fragte ständig nach dem Hund, den die Rettung natürlich nicht ins Spital mitgenommen hatte. Der Hund? Niemand wusste etwas von einem Hund!

Als Stunden später ein Herr Inspektor bei uns anrief und sich nach dem Obdachlosen erkundigte, fragten wir Schwestern nach, was denn eigentlich mit dem Hund passiert sei. Woraufhin er uns erzählte, dass der schwarze herrenlose Hund beim Einfangen auf die an den Stadtpark grenzende stark befahrene Glacisstraße lief und ihn ein Autofahrer an den beiden Hinterläufen erwischte und überrollte. Derzeit wäre gerade ein Tierarzt in der Tierklinik damit beschäftigt, ihn zu untersuchen. Man wisse noch nicht, ob man ihn operieren könne oder einschläfern müsse. Er gab uns aber die Telefonnummer der Tierklinik und den Namen des Tierarztes.

Frank duschte unterdessen zum zweiten Mal, um, wie ihm ausdrücklich vom Arzt empfohlen wurde, die Gelegenheit zu nutzen, etwas für seinen Körper zu tun, nämlich diesen mehrmals mit warmem Wasser und Seife zu reinigen. Wobei er diesen guten Rat nur widerwillig annahm.

Jetzt war es an uns, neben frischer Wäsche, Hausschuhen, Tee und einem warmen Essen, ihm vom Schicksal seines Freundes, seines treuen Gefährten zu berichten. Und obwohl er, wie er mir später ausführlich erzählte, *Hund* immer als eher lästiges Anhängsel, als entbehrlich hielt, weinte er nun wie ein kleiner Junge um seinen Hund. Wenngleich er der Meinung war, dass man Tiere nicht leiden lassen soll, so war der mögliche Verlust

doch unbeschreiblich traurig für ihn. Als wir dann gegen Abend in der Tierklinik anriefen und der nette Tierarzt uns mitteilte, dass er den schwarzen Hund leider nicht mehr retten konnte, war das Vermutete traurige Gewissheit. Frank meinte zwar, es wäre besser so und dass er für einen gesunden Hund nicht sorgen hätte können und für einen kranken erst recht nicht, aber in seinem Herzen fühlte und dachte er etwas ganz anderes. Das beste Essen machte ihm keine Freude und selbst die baldige Entlassung war ihm ziemlich egal. Schließlich war *Hund* wegen dieser saublöden koksgesteuerten Entenjagd nun tot, und er, er musste weiterleben!

… Als Frau Ludwig wieder zu sich kam, kniete ein Mann an ihrer rechten Seite. Er beugte sich über sie, hielt ihre Hand und rief ihr zu: *„Hallo, hören Sie mich, können Sie mich verstehen?"* Andere Passanten standen herum und zwei rot gewandete Personen liefen zwischen einem Blaulichtfahrzeug und ihr hin und her. Bevor sie dem netten Herrn mit dem Stethoskop am Hals antwortete, blickte sie auf die linke Seite Richtung Waldrand. Es war dunkel geworden und sie erkannte nur ein mit einer Decke zugedecktes Etwas. Sie selbst war mit einer Art Silberfolie zugedeckt, warum und wozu konnte sie sich im Moment nicht erklären.

„Ich bin Doktor Heinrich, wie heißen Sie?", fragte der nette Mann, der höchstwahrscheinlich ein Arzt sein musste, denn er war dabei, ihr den Puls und den Blutdruck zu messen. Und er hatte dieses Abzeichen auf seiner Jacke, wo eine Schlange einen Stab hinaufklettert, die genaue Bezeichnung hatte sie vergessen.

„Wo ist denn mein Hund? Ist dem Bello was passiert?", war ihre erste Frage. *„Um den Bello kümmert sich schon jemand, aber wie heißen Sie und wie geht es Ihnen"*, fragte der Notarzt wieder. *„Ich heiße Ludwig, Martha Ludwig, geboren am ersten April neunzehnhundertvierunddreißig und ich wohne in der Sandgasse achtundzwanzig"*, sagte sie mit nachdenklicher Stimme. *„Das ist richtig"*, bemerkte eine Dame, die sich der Stelle, an der Frau Ludwig am Boden neben dem Notarzt lag, eilenden Schrittes

näherte. *„Mutti, was ist denn passiert“*, fragte diese weibliche Person, die da aus dem Dunkel herbeieilte. *„Judith, bist du es?“*, fragte Frau Ludwig, *„wie kommst denn du da her?“ „Ja weißt du, Mutti“*, erklärte die aufgeregte Tochter, *„ich hab' dich mehrmals angerufen und wollte dir eine gute Nacht wünschen, aber du hast nicht abgehoben, da hab' ich mir Sorgen gemacht. Guten Abend, Herr Doktor, ich bin die Tochter“*, sagte sie zum Notarzt und wendete sich ihm zu. *„Was fehlt denn meiner Mutter?“ „Ja wissen Sie, so genau können wir das noch nicht sagen, aber es wird wohl eine Kreislaufschwäche, ein schockähnlicher Zustand gewesen sein“*, meinte dieser und zeigte in Richtung des am Waldrand liegenden Etwas. *„Ach, um Himmels willen, der Bello?“*, rief die Tochter und lief zu dieser Stelle, wo die Decke lag. Sie hob seinen Kopf mit beiden Händen hoch, streichelte ihn und sprach mit ihm: *„Bello, was ist denn da geschehen?“* Traurig klang ihre Stimme, traurig und besorgt. Regungslos, aber noch atmend lag er da. Ein leises Winseln, ein leichtes Zucken war zu vernehmen und zwei unschuldige Augen sahen sie mit leicht starrem Blick an. Ein Blick, den sie ihr Leben lang nicht mehr vergessen kann, wie sie später sagen wird. Dann legte sie seinen Kopf wieder vorsichtig hin. Sie wusste, dass das Hundeleben von Bello an einem seidenen Faden hing, deshalb sagte sie zu Frau Ludwig: *„Ich werde ihn zum Tierarzt bringen.“* Schließlich musste man herausfinden, was da geschehen war. Sie hatte die verdächtigen Fleischstücke dort am Waldrand nämlich ebenfalls bemerkt, wickelte zwei davon in ein Taschentuch ein und nahm sie mit.

Frau Ludwig kam dann in die Notfallambulanz unseres Hauses und wurde untersucht. Die aufnehmende Oberärztin schlug ihr vor, für einige Tage bei uns zu bleiben und abklären zu lassen, ob es einen speziellen Grund für ihre Kreislaufattacke gäbe. Sie willigte ein und kam … auf unsere Station. Am nächsten Tag, Frau Ludwig wusste noch nichts von Bellos Tod, führte ich mit ihr das Aufnahme- beziehungsweise Anamnesegespräch, in dem personenspezifische Fragen gestellt wurden. Und unter anderem auch, weshalb sie ins Krankenhaus gekommen ist und was geschehen war. Da setzte sich die betagte, aber wortgewand-

te Frau im Bett auf, legte einen Seitenschwung ein und saß mir vis-à-vis im Querbett: „*Wissen Sie schon etwas von meinem Bello, hat meine Tochter schon angerufen, Herr Pfleger?*“, war ihre rasant formulierte Gegenfrage. „*Wissen Sie*“, fuhr sie fort, „*ich habe meinen 80. Geburtstag gefeiert, es war ein wunderschöner Tag, ich wurde mit Geschenken und Blumen überhäuft, das Essen kam gut an, wir hatten herrliches Wetter, die Sonne …*“ Mir wurde schnell klar, dass dies kein Frage-Antwort-Spiel im herkömmlich gewohnten Sinne war. Frau Ludwig erzählte gerne und ausführlich über ihr tolles Geburtstagsfest und wie lieb ihr treuer Hund, der *Bello*, ist und wie es ihm wohl gegangen sei beim Tierarzt und ob er nun über Nacht bei ihrer Tochter geblieben war und ob er wohl brav gewesen sei und, und, und … Deshalb wusste ich schließlich auch so gut Bescheid über ihre Geschichte und was wann und wie passierte. Sie erzählte mir alle Details und es lief ab wie in einem Film, der nach keiner Sequenz durch eine Werbung unterbrochen wird. Und obwohl sie eine Zeit lang nicht bei Bewusstsein war, erzählte sie: „*… und stellen Sie sich vor, Herr Pfleger, dann kam meine Tochter völlig unerwartet aus dem Nichts und ich wusste gar nicht, was da um mich herum eigentlich los war. Dann fragte mich der Arzt …*“

Was allerdings mit ihrem *Bello* passiert war, oder wie es ihm jetzt geht, wusste sie nicht. Zumindest bis zu Mittag nicht. Bis dahin war Frau Ludwig auch sehr gesprächig und relativ gut gelaunt.

Als der besagte Anruf kam, war sie Gott sei Dank gerade bei ihrer Herzultraschall-Untersuchung. Ihre Tochter erkundigte sich nach dem Befinden und erwähnte, dass der liebe *Bello* ein vergiftetes Stück Fleisch gefressen hatte und noch am Abend gestorben war. Frau Ludwigs Hoffnung, *Bello* hätte nur eine schwere, aber behandelbare Vergiftung erlitten, hatte sich also nicht bestätigt.

Jetzt war guter Rat teuer, wer von uns sollte es ihr sagen, wer diese traurige bittere Pille verteilen?

Wir, das war dann ein zweiköpfiges Team der Pflege, das sich links und rechts an Frau Ludwigs Bett setzte. Erst waren

wir etwas zaghaft, trauten uns nicht so recht zu erzählen, was geschehen war. Dann aber fragten wir sie, ob sie sich noch an die Umstände beziehungsweise ihren Spaziergang am Vortag erinnern könne, die Waldwiese, der Notarzt, die Tochter, der *Bello* … *„Der Bello"*, fragte Frau Ludwig neugierig, *„wie geht's eigentlich meinem Bello?"* Als Frau Ludwig erfuhr, dass ihr *Bello* einer Giftköderattacke zum Opfer fiel und der Tierarzt nicht mehr viel für ihn tun konnte, war sie zutiefst traurig und wütend zugleich. Sie hielt sich beide Hände vors Gesicht und weinte. Tränen der Trauer und des Zorns kullerten über ihre Wangen. Nun brauchte es keine Worte mehr, nur bloße Anwesenheit war gefragt.

Dass der Tod ihres Hundes der Grund für ihre darauffolgende Inappetenz, die schlechte Laune und Interessenlosigkeit unserer weiteren Therapie gegenüber war, erklärte sich wohl von selbst.

Auch wenn der Tod unseres geliebten Vierbeiners
unsagbar traurig macht, so tröstet doch der Gedanke,
dass alles, was lebt, auch eine Seele hat,
und Seelen kommen bekanntlich in den Himmel!

… Nun waren seit dem Zwischenfall im Gasthaus, bei dem Herr Herbert so allergisch auf die Nüsse in der Potitze reagiert hatte, fast 24 Stunden vergangen. Durch seine Gesichtsschwellung, den anfänglichen Schock, die intensiven Umstände und die Medikamente war Herr Herbert zeitlich und örtlich nicht immer ganz orientiert. Kein Wunder, bei dem Hin und Her verliert man schon einmal das Gefühl für Raum und Zeit.

Auf jeden Fall erkundigte er sich kurz nach der Verlegung auf unsere Station, wie es denn seinen *Lieblingen* gehe und wer sich inzwischen um die Tiere gekümmert hätte? Nun, wir konnten auf diese seine Frage nur mit einem Schulterzucken reagieren, und als Herr Herbert bemerkte, dass es möglicherweise keinen *Jemand* gab, wurde er unrund. Die Notlage seiner Haustiere rief dann auch uns auf den Plan, denn ein *Alleinstehender* hat keine

Angehörigen, die sich im Falle des Falles um die alleingelassenen Tiere kümmern.

In diesem Fall konnten wir mit Hilfe der Polizei und dem Haustorschlüssel von Herrn Herbert sofort handeln. Und zum großen Glück war auch nicht viel passiert, außer ein paar kleinere oder größere Häufchen am Vorzimmerparkett, in die der unachtsame Herr Gruppeninspektor leider getreten war und damit eine ungewollte Spur ins Wohnzimmer zog. Allerdings hat sich die Nachbarin von nebenan sofort um alles gekümmert und sich bereit erklärt, dem Herrn Gruppeninspektor unter die Arme beziehungsweise unter den in die Scheiße getretenen Schuh zu greifen und auch die gezogene Spur mit Schmierseifenwasser zu beseitigen. Sie war es dann auch, die übers Handy mit Herrn Herbert alles Hunde-, Fisch- und Katzenfutter-Technische besprach und erledigte. Sie behielt den Hausschlüssel, für den sie beim Herrn Inspektor auf einem amtlichen Dokument unterschreiben musste, welchen sie aber *Tier* zuliebe benötigte, solange Herr Herbert stationär im Krankenhaus verweilte. Sie unterhielt sich mit *Luna* und *Lucia* und schaute mit ihnen beim Fenster hinaus auf die Straße, ging mit *Leo* spazieren, lehrte die Hunde- beziehungsweise Katzenklos aus und fütterte die bunten Fische.

Ein Glücksfall für Herrn Herbert, dem wir Schwestern bei der Entlassung rieten, dass er seine tierliebende Nachbarin doch zum Essen einladen solle. Ins Gasthaus vis-à-vis, zu einem Mittagsmenü, aber bitte nur an *nussfreien* Tagen.

… Altbauer Franz Adelmann kam zwar schon auf dem Weg zu uns ins Krankenhaus wieder zu sich, aber so richtig mitbekommen hat er nicht, was sich rund um ihn so alles abgespielt hatte. Er trug eine Sauerstoffmaske über Mund und Nase, hatte die EKG-Elektroden am Brustkorb kleben, am rechten Zeigefinger das Pulsoxymeter, in der linken Ellenbeuge eine Infusion hängen und war mit Sicherheitsgurten an der Rettungsliege fixiert. Auch in der Notaufnahme blinkten und piepsten Gerät-

schaften und auf der Intensivstation bekam er etwas zur Beruhigung.

Erst am vierten Tag, bei seiner Verlegung auf unsere Station, konnte man ihm wieder dementsprechende Fragen stellen, auf die man auch eine persönlich, zeitlich, örtlich und situativ orientierte und sachliche Antwort bekam. Allerdings nur verhalten und leise. Man bemerkte an seiner Stimme, dass ihm irgendetwas aufs Gemüt drückte, er einer besonderen seelischen Belastung ausgesetzt war. Nur das Warum konnten wir im Anamnesegespräch nicht eruieren. Einige Tage lang war dieser melancholische Zustand ja zu ertragen, der ihn bei jeder Frage um das Einverständnis zu einer Untersuchung zur selben Antwort zwang, nämlich: „*... Machts mit mir, was wollt's, mir is' alles recht und wurscht.*"

In der Woche nach Ostern stand fest, Herr Adelmann war durch nichts zu begeistern. Weder durch eine gute Osterjause, die man ihm samt Ostergrüße ins Spital nachschickte, noch mit einem Glas Bier zum Mittagessen. Seine Vitalwerte besserten sich zwar täglich, aber er wollte nichts, er brauchte nichts und sowieso war alles nur furchtbar. Deshalb wurde ein Psychologe hinzugezogen, der dem Altbauern aber zu jung war, um über ein, für ihn dermaßen ernstes Thema zu sprechen. Erst unserem älteren Oberarzt vertraute er sich dann auf dessen Nachfrage hin an und erklärte ihm, dass durch seine Schuld eine gebärende Kalbin im Stall *verreckt sei*, sie wollte und wollte nicht aufstehen, weil es jeden Moment so weit sein musste und sie ihr Kalb zur Welt bringen sollte. Verreckt und verbrannt, durch seine Schuld, weil er die alte Selchkammer eingeheizt hatte und einem Neubau blöderweise nicht zugestimmt hätte. „*Brauch ma net', tuat's eh die Alte noch*", meinte er immer, „*und wissens, Herr Doktor*", sagte er zum Oberarzt, „*i hab' eh immer so guat aufpasst und kalt g'räuchert. I waß net, warum das Unglück passiert is.*" Auf die Frage vom Oberarzt, ob er nicht einmal zu Hause anrufen und mit seiner Frau sprechen wolle, drehte er sich auf die Seite und meinte so nebenbei: „*Ich will gor nicht mehr nach Haus'*

gehen, i bin a Schandfleck", und beendete mit seiner ablehnenden Haltung das Gespräch.

Er hatte nämlich alle eingehenden Gespräche der Familie mit den Worten *„Mir geht's net guat, i hab' keine Luft zum lang reden"* abgelehnt.

Am nächsten Tag rief sein besorgter Sohn bei uns auf Station an und erkundigte sich wieder einmal über den Gesundheitszustand des Vaters. Zu Hause war man wirklich der Meinung, dem Altbauern gehe es sehr schlecht. Und im Grunde hatten sie damit ja auch recht. Nur dass es nicht der körperliche Zustand war, der sich nicht bessern wollte, sondern der psychische.

Auf meine Frage hin, was es am Hof Neues gäbe, womit man den Altbauern vielleicht etwas aufmuntern könne, meinte der Sohn: *„Eh ganz guat."* Die Brandsachverständigen und ein Herr von der Versicherung wären da gewesen und hätten einen Kurzschluss in der Getreidekammer als Brandursache festgestellt. Leider wäre dabei die geliebte alte Selchkammer vom Vater mit abgebrannt, aber sonst sei weder Mensch noch Tier zu Schaden gekommen. *„Nur unser Vater hat eine Rauchgasvergiftung erlitten und der alte Gockel, der Altsteirerhahn, ist im Chaos der einfahrenden Lösch- und Hilfsmannschaften unter die Räder gekommen, aber sonst geht's allen gut"*, erklärte er mir. *„Ja und die verbrannte Kalbin, die gerade ihr Junges gekriegt hätte?"*, fragte ich zögerlich. *„Meinen Sie die Schecke, woher wissen's denn das?"*, frage er mich verblüfft am Telefon. *„Ja, wissen Sie"*, erklärte ich ihm, *„der Vater hat bei der Visite mit unserem alten Herrn Oberarzt darüber gesprochen und er meint, er wäre schuld daran, dass die Kuh samt Kalb im Stall verbrannt sei."*

„Gott behüte", rief er ins Telefon, *„die Nachbarn und die Feuerwehr haben so schnell mit den Löscharbeiten begonnen, dass der Brand gleich einmal gelöscht war. Nur die Rauchentwicklung in der staubigen Getreidekammer und das Heu am Boden haben anfangs Schlimmeres erahnen lassen. Den Rauch hat die Feuerwehr aber sofort aus dem Stall geblasen und die Schecke hat mit unserer Hilfe ein gesundes Stierkalb auf die Welt gebracht. Es war*

zwar der Tierarzt da, doch der ist durch die weithin sichtbare Rauchsäule von selbst gekommen und hat mitangepackt.“

Na damit hatte nun niemand auf Station gerechnet. Als wir nämlich dem Herrn Adelmann von der Brandursache, den Löscharbeiten und seiner gesunden Schecke samt Stierkalb erzählten, begann im Altbauern ein Feuer zu brennen. Ein Feuer der vorfreudigen Begeisterung, denn die Pfingstfeiertage begingen wir eigentlich erst fünfzig Tage später. Egal, er sprang im wahrsten Sinne des Wortes aus dem Krankenbett, schnappte sich das Kleingeld aus seiner Geldtasche, setzte sich in einen Rollstuhl und fuhr eilends zum Telefonapparat in der Aula, um sich selbst davon zu überzeugen, dass die frohe Osterbotschaft tatsächlich wahr wäre.

Er aß und trank wie ein Firmling, also für zwei, und selbst die hinzugezogene Physiotherapeutin hatte alle Hände voll zu tun, ihn bei seinen übereilten Therapieübungen zu bremsen. Ab diesem Tag verbrachte er nur noch eine Stunde Mittagsschlaf und die nächtlichen Ruhephasen im Bett. Die übrige Zeit saß er bei Tisch, las in der Tageszeitung, setzte ein schelmisches Lächeln auf, wenn er die anderen Mitpatienten samt Physiotherapeuten mit einem *„Entschuldigen Sie“* überholte und telefonierte täglich mit seiner Frau und dem Sohn. Er spickte seine Aussagen mit Witzen und blödelte mit uns, wann immer er nur konnte. Es ging ihm nun auf jede Frage hin gut und er war, nach seinem Gefühl, bereits pumperlgesund.

„Freude ist die einfachste Form der Dankbarkeit.“

Karl Barth

Deshalb wurde er am Kleinostersonntag *frisch, frei, fröhlich und fromm*, wie er sich spitzbübisch selbst bezeichnete, entlassen. Auf seinen Wunsch hin holte ihn der Sohn schon nach dem Frühstück ab, damit er dann zu Mittag gleich in den Viehstall gehen könne, wie er meinte. Was wir ihm von Herzen vergönnten.

Und für den toten Gockelhahn entzündete er in unserer Spitalskapelle ein Gedenklicht: *Tier* zuliebe.

Apropos Gedenklicht: Durch ein Gespräch mit dem Besitzer des alten Ziegenbocks, aus einer Geschichte meines ersten Buches *Zyankali zum Frühstück,* der seinen Kopf immer auf die wiederkäuende liegende Milchkuh legte, hat sich herausgestellt, dass der Bock doch eine in die Jahre gekommene alte Ziege war. Sie hatte aufgrund ihres hohen Alters einen recht ordentlichlangen Ziegenbart, sodass ich dachte, es sei ein Bock. An dieser Stelle sei ihr dafür ein gedrucktes Gedenklicht gewidmet, denn sie ist im selben Jahr verstorben, in dem ich das Buch veröffentlicht habe.

Stellt's meine Ross in Stall

Leider hatten wir auch schon mit Menschen zu tun, die sich aus körperlichen oder psychischen Gründen nicht mehr gut genug um ihre Vierbeiner kümmern konnten. Und sie hätten niemals um Hilfe gebeten, wenn nicht durch ihre Einlieferung ins Krankenhaus andere Personen auf den Missstand aufmerksam geworden wären.

Ein alter Kutscher, dessen Pferde sein ganzer Stolz gewesen waren, zumindest in der Zeit, als sie noch Ausfahrten machten, hatte über Jahre Schulden angehäuft. Durch seine vielen Einkehrschwünge im Gasthof zum guten Tropfen, beim Kirchenwirt und dem Metzger-Beisl, in denen es ihm gelang, seinen Alkoholspiegel konstant zu halten, sowie durch den intensiven Tabakgenuss und seine Kartenspielleidenschaft hatte er privates Leid geschaffen. Den Hof hat man schließlich zwangsversteigert, die Stallungen geleert, und er zog mit seiner Frau in ein seit Jahren leer stehendes kleines Häuschen der verstorbenen Tante.

Nur die beiden Rösser, *Max* und *Moritz,* nahm er mit. Die stellte er in einen Verschlag, den die Tante als Garage benutzte, ein. Anfangs kümmerte er sich auch noch um die geliebten Pferde. Er striegelte sie, schaufelte die Pferdeäpfel aus dem Schuppen, häufelte sie im kleinen Garten an und verkaufte den Dün-

ger. Streute Sägespäne und Stroh ein und versorgte die Pferde mit Futter und frischem Wasser.

Doch selbst die Geldknappheit und die Delogierung hielten ihn vom Kartenspiel mit dazugehörigem Besäufnis nicht ab. So kam es, dass seine Frau ihn immer mehr mied. Er wurde zwar ihr gegenüber nie handgreiflich oder gewalttätig, aber herumgeschrien hat er Tag und Nacht.

Und nach einer solch angesoffenen nächtlichen Kartenpartie fand sie ihn dann im umfunktionierten Pferdestall liegend auf. Er hatte seine Gummistiefel an und die Schaufel in der Hand, so lag er in der Pferdescheiße. Anders konnte sie es später nicht beschreiben, denn der Stall war kein Stall mehr, auch wenn er diese Funktion schon beim Einzug nicht erfüllte. Aber jetzt, jetzt standen die Pferde mit allen Vieren tief im eigenen Dreck. Sie wateten und lagen in ihrer eigenen Verzweiflung. Das Fell war beschmutzt, mit Parasiten übersät, aus Fliegeneiern waren Tausende Madenwürmer geschlüpft, ihre Tränke war leer und ihre Hufe verwachsen. Und er, er lag kaum ansprechbar daneben.

Notdürftig versuchte sie ihn zu säubern, nachdem ihn der herbeigerufene Nachbar aus dem Drecksloch herausgezogen hatte und die Rettung alarmiert war. Die Pferde brachte der Nachbar in den kleinen Garten, gab ihnen frisches Wasser und band sie am Zaun fest. Um sie kümmerte sich nachher der Tierschutzverein, erzählte uns die Gattin später bei einem Krankenbesuch. Und es war ihr äußerst peinlich, dass er selbst nach Tagen im Krankenhaus immer noch so einen penetranten Körpergeruch hatte, eine Ausdunstung, die erahnen ließ, wie es im Inneren des Kutschers aussah, nämlich nicht besonders rosig. Leber, Niere, Lunge, Herz und Bauchspeicheldrüse hatten bereits gewisse Funktionsstörungen und sein tristes Erscheinungsbild ließ Blickdiagnostiker auf den Punkt kommen. Dunkelrote Gefäßzeichnungen im Gesicht, die Lippen eher bläulich, gelbe Skleren, geschwollene Füße, Atemnot schon beim Aufsitzen, dicker kugelförmiger Bauch, dunkler, bräunlicher, schäumender Harn und ein bisserl Durchfall zum Drüberstreuen.

Wer solche Beschwerden hat, ist nicht erst seit gestern krank. Da wurde nicht nur einmal exzessiv gefeiert, gesoffen und geraucht. Nein! Da war kein Flucht- oder Steh-Achterl dran schuld, da wurden die Flaschen und Humpen mit Viertelkrügen geleert. Da hat die eine Genuss-Zigarette bereits die andere angezündet. Da …

Wir haben ihn bei seiner Ankunft im Krankenhaus gebadet, geduscht, gebadet, geduscht…! Seine überlangen Finger- und Zehennägel mit einer Art speziellen Seitenschneider geschnitten und das bestialisch stinkende Material unter den Nägeln gar nicht erst weiter analysiert. Seine Unterschenkel hatte er mit Zeitungspapier eingewickelt, eine uralte Methode, um sich im Winter gegen die Kälte zu schützen, nur dass wir sommerliche Außentemperaturen aufzuweisen hatten. Unter dem Zeitungspapier befanden sich unschöne Geschwüre, auf denen bereits…

(Lesern mit empfindlichem Magen empfiehlt der Autor erst wieder beim nächsten Kapitel weiterzulesen)

… Nun gut, der behandelnde Konsiliararzt aus der Chirurgie meinte später, dass die Fliegenmaden in seinen Ulcera auch etwas Positives bewirkt hätten. Sie sind nämlich Nutznießer auf der Wunde und fressen unschöne Belege, Wundexsudate und sogar Eiterbelege auf.

Wer nun denkt, wir Schwestern seien einen solchen Anblick und Gestank gewöhnt, der irrt, auch wir haben einen Würgereiz, eine Schmerzgrenze, was Gerüche angeht, und sind nicht unempfindsam.

Deshalb haben wir uns einen Isolieranzug angezogen, doppelt Handschuhe übergestreift und sind die Sache mit Mund-Nasenschutz angegangen. Sein Gewand, das nicht ganz ohne Leben war, steckten wir in einen Müllsack. Und obwohl wir Schwestern sonst sehr tierliebend sind, wurde dieses kriechende Getier im Müllsack doch unschädlich gemacht. Nach der intensiven Reinigungsbehandlung, der Nagel- und Bartpflege, schnitten wir ihm noch die Haare, die man unter keinen Umständen mehr hätte kämmen können. Und als wir ihn ins Vierbettzimmer brachten, war zwar das Ärgste getan, aber er

roch auf keinen Fall noch so gut, wie wir riechen, wenn wir nach einem arbeitsreichen Tag in die Dusche steigen! Gut, Pferdemist stinkt nicht so intensiv wie Schweinemist, aber die Kombination seiner Hautausdünstung, plus Mundgeruch, Ulcera und den mit Material gemischten Flatulenzen war einzigartig. Einzigartig grausam! Und deshalb, und nicht, weil er so brav seine Versicherungsbeiträge bezahlte, legten wir ihn schließlich auch allein in ein Zimmer. Es war den anderen Patienten einfach nicht zumutbar, diese seine Umgebungsluft als gesunde Atemluft einzuatmen. Außerdem benahm er sich auch im Krankenhaus wie zu Hause. Er spuckte seinen Lungenschleim auf den Boden, rotzte in die Bettwäsche oder ins Nachthemd, und wenn wir ihm sein Viertel Wein nicht schnell genug servierten, begann er im Zimmer zu randalieren. Kein wünschenswerter Bettnachbar also.

Eine Zeit lang haben wir gedacht, den Kutscher bringen wir über den Berg, aber als sich dann Tag für Tag immer mehr Restvitalität aus seinem Körper verabschiedete, er weder aufsitzen noch sich zur Seite drehen konnte, sprich keine einzige Lebensaktivität mehr von ihm selbstständig ausgeführt werden konnte, wussten wir, dass seine Zeit eine endende sein wird.

Stellt's meine Ross in Stall,
bald kriagns zum letzten Mal
a Sackerl Hafer und a Heu.
Dann hängt's das G'schirr an d'Wand,
bald kriagns a Halfterband,
dann kommt der Abschied für uns drei.
Nehmt's mir die Peitschen weg,
stellt's mir's wo in a Eck',
damit ich's nimmer schnalzen hör'.
Hängt's an die Tür a Schloss,
dann seit's mi endlich los,
weil i jetzt nimma zu die Fuhrleut'g'hör.
Die letzte Fuhr, des war ka Fahrt ins Paradies,
das hab' i kumman g'sehn, das war mir g'wiss' ...

Nein, seine letzte Fuhr war wirklich keine Fahrt ins Paradies und sein Sterben erst recht nicht. Wir Schwestern sehen viele Menschen sterben, aber sein Abgang, sein Heimgang oder wie wir das Ableben unseres Kutschers auch immer bezeichnen wollen, war ein grauenhaftes. Seine, zu fingerdicken Ösophagusvarizen angewachsenen inneren Halsgefäße begannen zu bluten. Wer so etwas noch nie gesehen hat, dem ist viel im Leben erspart geblieben. Denn helfen kann da nur noch ein Schlauch mit einem aufblasbaren Ballon, gefüllt mit eiskaltem Wasser und intravenöse Medikamente. Und das auch nur, wenn es innerhalb kürzester Zeit geschieht.

Versucht haben wir es, unser Bestes gegeben haben wir auch, aber als das Blut aus Mund und Nase quoll und weder Ballonsonde, Eiswasser, noch Medikamente den erwünschten Erfolg brachten, mussten wir den Kampf ums Überleben unseres zu Ende gelebten Kutschers aufgeben.

Ihm zuliebe

Wir machen im Krankenhaus nicht gerne Ausnahmen, aber diese Ausnahme machten wir ausnahmsweise sogar gerne.

Ein Intensivpatient, der wegen eines Radunfalles so schwer zu Sturz gekommen war, dass er trotz Fahrradhelms ein Schädelhirntrauma und einen hohen inkompletten Querschnitt davontrug, war nach der Extubation und der Stabilisierung seiner Vitalwerte zu uns auf Station verlegt worden. Er hatte noch die Trachealkanüle im Hals stecken, einen therapieresistenten Keim im Harn und in der Nasenschleimhaut sitzen, aber er konnte mit uns kommunizieren. Gepflegt und behandelt wurde mit Isolierkleidung. Um Hilfe rufen konnte er mithilfe einer Pusteglocke, deren Mundstück zu diesem Zweck zwei Zentimeter vor den Lippen positioniert wurde. Wenn er dann etwas benötigte, zum Beispiel der Schleimpfropfen in der Trachealkanüle zu groß wurde, um noch Luft ein- und ausatmen zu können, begann er zu pusten. Und das funktioniert, denn diese Pusteglocke reagiert auf kleinsten Druck. Jegliches Spitals-

gewand verursachte ihm Schmerzen auf der Haut und selbst die lose Deckenkappe gab ihm das Gefühl von tausend Nadelstichen.

Nur ein Seidentuch seiner Frau konnten wir nach jeder Pflege über ihn legen, um ein Auskühlen des sonst nackten Körpers zu verhindern. Schließlich galt es auch, eine Lungenentzündung zu heilen!

Sein sehnlichster Wunsch war es, neben den täglichen, stundenlangen Besuchen der Familienangehörigen, endlich wieder einmal seinen Hund streicheln zu können! Einen verspielten treuherzigen Irish-Setter-Rüden namens *Wylie,* was übersetzt zwar *entschlossener Beschützer* heißt, seinen Charakter aber so gar nicht widerspiegelte. Denn er war alles andere als entschlossen, was seinen kämpferischen Beschützergeist betraf, erklärte uns Herr Bernd, sein Herrl und zugleich unser besagter Patient auf Zimmer acht. Allerdings war uns allen klar, dass das Besuchsverbot von Hunden auf Station unumgänglich war, und dann gab es da noch ein wesentliches Problem. Wie sollte Herr Bernd den Hund streicheln, wenn seine Hände nicht funktionieren. Sie waren zwar auf therapeutischen Druck sensibel und reagierten, aber vom Streicheln war keine Rede.

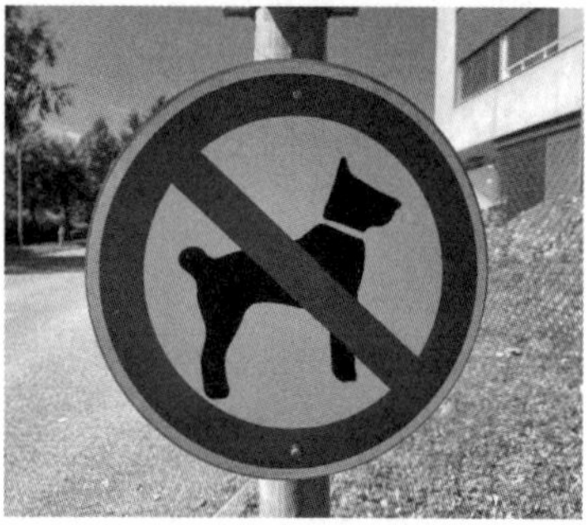

Trotzdem wurde fleißig weitertherapiert und seine Bemühungen machten sich bezahlt. Kurz vor der Transferierung ins nahegelegene Rehazentrum Tobelbad verspürte er eine gewisse Reizwahrnehmung im Daumen, Ring- und Mittelfinger und wir überlegten uns gemeinsam mit seiner Frau, wie wir es angehen könnten, diesen Besuch zu ermöglichen.

Nun, es gab da ja eine Parkanlage rund ums Spital und im Park sind Hunde nicht verboten und wenn wir Herrn Bernd dazu bringen könnten, etwas mehr als dünne Seidentücher zu

tragen, dann könnte es klappen. Gesagt getan. Unter dem Vorwand, für das Rehazentrum Kleidung zu probieren und mit dem Therapierollstuhl auszufahren, bekamen wir den Unwissenden so weit, mit uns eine kleine Runde zu drehen. Am Gang grüßte die eingeweihte Dienstmannschaft scheinbar unwissend und überrascht, den Lift nahmen wir ohne Worte, den Kantinenbereich machten wir ihm über die guten Gerüche schmackhaft, und als wir bei der Glastür zum Park hinausfuhren, hörte er ihn bellen. *„Das ist mein Wylie, da bellt mein Hund!"* Er versuchte nach ihm zu pfeifen, so wie er das von früher gewohnt war, wenn er *Wylie* rief, aber das Pfeifgeräusch brachte er wegen der Trachealkanüle nicht heraus. Er rief ihn: *„Wylie, Wylie, wo ist denn mein Hund"*, und er schaute in alle Richtungen. Da kam er auch schon angelaufen, der *Wylie* und wir hatten alle Hände voll zu tun, die Glückseligkeit und Freude von Herrl und G'scherl auf ein verträgliches Maß zu reduzieren. *Wylie* sprang Herrn Bernd nämlich gleich mit den Vorderpfoten auf den Schoss und leckte ihm die rechte Wange ab. Was grundsätzlich nichts gefährlich war, denn die resistenten Keime waren beseitigt, aber das Temperament des Hundes war auf einen gesunden Erwachsenen eingestellt und das war Herr Bernd bei Weitem noch nicht.

Die Augen von Herrn Bernd strahlten wie Augen von Kleinkindern unterm Christbaum und seine Hände bewegten sich ohne Anstrengung im braunen Fell von *Wylie* hin und her. Hinter den Ohren, am Rücken, am Hals, selbst am Bauch des Hundes verspürten beide ein Wohlempfinden. Auf der Terrasse der Kantine tranken wir dann alle drei ein kleines Wasserbier. Herr Bernd mit Hilfe eines Strohhalms, seine Frau und ich auf die übliche Art und Weise und *Wylie* mit seiner langen Zunge aus dem Hundenapf (Wasser). Jeder aber mit Genuss!

Den Nachmittag verbrachte Herr Bernd sichtlich zufrieden und ohne Angehörigenbesuch laut schnarchend im Bett.

Während der Reha rief Herr Bernd einmal bei uns an und erzählte uns, wie es ihm mittlerweile ging und welche Fortschritte er bereits gemacht hatte. Später schrieb uns seine Frau,

wie großartig die Therapien waren und dass sie weiterhin bestrebt seien, das Möglichste herauszuholen. Sie hat auch ein Foto mitgeschickt, ein Gruppenfoto von Herrn Bernds Schachclub. Worauf man sah, dass er es sich nicht nehmen ließ, an seiner Frau anhaltend, aber stehend, fotografiert zu werden. Auf der Rückseite des Fotos war zu lesen: *Euch zu Ehren, aus großem Respekt und Dankbarkeit. Bernd*

Ein Teil meines Soldes steht zwar am Lohnzettel,
aber der vorwiegend größere Teil
meines Tuns und Handelns
wird durch die Dankbarkeit
meiner Patienten belohnt.

Vogel-Strauß-Affäre

Es ist ein eigener Zweig der Zoologie, der sich Ornithologie nennt, und zwar die Vogelkunde. Ornithologen kennen sich mit Vögeln aus. Mit ihrem Gesang, ihrem Gefieder, den Kontinentalreisen, die sie im Herbst und Frühling antreten, ihren Behausungen, jeglichem Balzverhalten und vielem anderen mehr.

Bei uns im Krankenhaus ist dieses Wissen nicht vonnöten, da wir höchstens alle paar Jahre einem Vogerl, das sich durch ein geöffnetes Fenster in die Aula oder in ein Krankenzimmer verirrt, behilflich sind, beim selben wieder hinaus in die Freiheit zu gelangen. Und dabei ist weniger Fachwissen, sondern vielmehr Mut und Geschick gefragt.

Einmal allerdings, als wir die Essenswägen nach dem Mittagessen wieder zur Hauptküche zurückbrachten, landete ein großer unbekannter Vogel im Innenhof zwischen unserem Krankenhausgebäude und dem Nachbarspital. Ein Vogel, den wir weder kannten noch richtig zuordnen konnten.

Nachdem die Speisewagen abgeliefert waren und sich an der Gläserfront zum Innenhof bereits Schaulustige eingefunden hatten, blieben wir ebenfalls mit der Nase an der Scheibe stehen und beobachteten ornithologisch das weitere Verhalten dieses Vogels. „*Das muss ein Strauß sein, so von der Größe her*“, bemerkte eine Küchenangestellte. „*Ach woher, der hat ja viel längere Haxen, der Strauß*“, erwiderte ein fachkundiger Jungkoch, „*obwohl, ein exotischer Vogel ist es auf jeden Fall.*“ „*Wo der wohl ausgekommen ist?*“, fragte sich ein Mann von der Geschirrreinigung, während der vermeintliche Strauß im Innenhof die Lage erkundete. „*Ich glaub' nicht, dass der von alleine wieder nach Hause findet*“, gab eine ältere Köchin besorgt zu bedenken, und „*schaut fast aus wie a Papagei mit langem Schwanz*“, sagte sie schmunzelnd. „*Meint ihr, wir sollten die Tierrettung holen?*“, fragte ich deshalb so in die beobachtende Runde. „*Na wart' ma mal ab, vielleicht fliegt er eh wieder fort*“, meinte der Jungkoch. Aber er machte keine Anstalten, der Vogel, sein Gefieder wieder

startklar zu machen. Und weil es Juli war und recht heiß um diese Zeit, gab ich zu bedenken, dass wir ihm zumindest eine Schale mit Wasser hinausstellen müssten, damit er im kahlen Beton-Innenhof nicht verdurstet. Und das machten wir dann auch. Die Köchin holte eine mit Wasser gefüllte Schüssel und überreichte sie mir mit den Worten: *„Aber ich geh' nicht hinaus zu dem Viech. Wer weiß, wie der reagiert?"* Dieser Meinung schlossen sich auch die anderen solidarisch an, und mir blieb weiter nichts übrig, als selbst hinauszugehen, oder mich eben, feig wie die anderen, nicht zu trauen.

„Was soll' schon passieren, fressen kann er mich ja schließlich nicht", sagte ich zu ihnen und griff bereits auf die Türklinke des Hinterhof-Einganges. *„Wow ..., da draußen hat es eine Affenhitze"*, hörten sie mich noch sagen, und Erika, meine Kollegin, meinte: *„Sei vorsichtig!"*, dann fiel die Tür ins Schloss.

Wie in einem Tierpark kam ich mir vor. Aber wie in einem Safari-Tierpark, denn wir hatten damals so zirka 38° bis 40°C Lufttemperatur. Wie ein Tierpfleger, der von den Zuschauern beobachtet die Raubtiere füttert, nur dass es sich hierbei um einen relativ verängstigten größeren Vogel handelte, der mit zwei Flügelschlägen vorerst einmal den Respektabstand vergrößerte. Der Asphalt war aufgeheizt und durch diese Hitze kam es zum Luftflimmern. Und von einer kühlen Brise war durch die Innenhofarchitektur keine Rede. *„Zippzipp, zippzipp, grugru, grugru"*, oder so ähnlich waren meine amateurhaften Vogellaute, um den Notgelandeten zur Wasserstelle zu locken. *„Komm, kommkomm, komm"*, rief ich ihm zu, während ich in gebückter Haltung eine Art Gleichgesinntheit imitierte.

Es muss auf jeden Fall recht amüsant ausgeschaut haben, denn die Zuschauer an der Glasfront wirkten gut unterhalten. Nur der Vogel selbst konnte mit meinen nachäffenden Bewegungen nichts anfangen, und solange ich bei ihm im Innenhof herumstolzierte, mit der Wasserschüssel in der Hand hinter ihm herlief und aus meiner ornithologischen Sicht mein Bestes gab, interessierte ihn das lebensrettende Wasser absolut nicht. Gesteigertes Interesse zeigte sich allerdings durch die vermehrte

Anzahl derer, die hinter der Glasscheibe standen. Sie winkten, klopften und hatten sichtlich Freude daran, den beiden komischen Vögeln im Hof zuzuschauen. Der eine lief im Kreis, einmal schneller, einmal langsamer. Der andere hinterher, einmal schneller, einmal langsamer.

Dann hatte der echte Vogel scheinbar die Schnauze, pardon den Schnabel, gestrichen voll vom kreisrunden Umherlaufen und flatterte gehend-schwebend direkt auf mich zu. Da ließ ich die Wasserschüssel an Ort und Stelle stehen und flüchtete in Richtung Eingangstür, die mir meine Kollegin Erika bereits in schwesterlicher Verbundenheit geöffnet hatte. Und *rumps,* da war ich wieder im kühlen Gebäudeinneren.

Gleich darauf löste sich die große Ansammlung an Schaulustigen im gläsernen Foyer wieder auf und gaben sich scheinbar mit der kurzen Vorstellung zufrieden. Niemand dachte mehr an den *gestrandeten* Vogel, der bei dieser Hitze und ohne Futter höchstwahrscheinlich nicht überleben würde.

Deshalb hab' ich dann, zurück auf unserer Station, gleich einmal die Telefonnummer der Tierrettung herausgesucht und dort angerufen, damit sich fachkundige Helfer um das Tier kümmern, wie ich meinte. Nur dass der Herr, der unter dieser Notrufnummer erreichbar war und mir zwar ruhig und besonnen zuhörte, mich auf die Zuständigkeit der Berufsfeuerwehr verwies, war mir ehrlich gesagt suspekt. Ich solle für die Bergung des Vogels den Feuerwehrnotruf wählen und den Standort bekannt geben! Aha! Na gut. Gesagt, getan, 112, tüt, tüt, tüt, *„Feuerwehrnotruf, was können wir für Sie tun?"* So meldete sich erneut eine Männerstimme. *„Grüß Gott, hier spricht der Pfleger … aus dem Krankenhaus …,"* so begann ich meine Erklärungen mit der anschließenden Bitte, den unbekannten großen Vogel zu retten. Woraufhin der Herr der Berufsfeuerwehr wiederum sagte: *„Danke für die Mitteilung, da müssen sie die Tierrettung anrufen, ich gebe Ihnen die Nummer." „Wie, was, Tierrettung, die haben mich doch zu Ihnen verwiesen und behauptet, dafür sei die Berufsfeuerwehr zuständig"*, entgegnete ich ihm. *„Nein"*, sagte der Herr, *„dafür gibt es genaue Vorschriften und Verordnungen*

(!) und die besagen, dass in so einem Fall der Tierschutz, also die Tierrettung zuständig ist." Die Nummer brauchte er mir nicht zu geben, die hatte ich ja schon, aber dieses gegenseitige Zuschieben der Zuständigkeit brachte mein Verständnis über den Versorgungsauftrag gegenüber notleidenden Tieren ins Wanken.

Unsere Chefin hatte inzwischen mitbekommen, was hier los war, und meinte: *„Das is eine Frechheit, rufen's noch einmal bei der Tierrettung an, das kann ja net sein!*" Sie stand also mit ihrer gesamten Führungsposition hinter meinem Vorhaben und unterstützte meinen humanitären-animalischen Einsatz während der Dienstzeit.

So wählte ich erneut die Nummer der Tierrettung und eine mir bereits bekannte Männerstimme begann wieder mit mir zu sprechen. Ich erklärte nun die missliche Lage, in der sich der Vogel und ich befanden und dass es sich höchstwahrscheinlich um eine Grauzone der beiderseitigen Zuständigkeitsbereiche handeln würde, da fiel mir der Herr ins Wort und versuchte mir wieder ruhig und besonnen mitzuteilen, dass die Tierrettung für die Bergung von Vögeln nicht zuständig sei …

Da wurde es meiner Chefin zu bunt. Zuerst tat sie ihren verständlichen Unmut nur neben mir im Apothekenzimmer kund, aber dann sagte sie zu mir laut und für den Herrn am Telefon gut hörbar: *„Sagen's ihm, er soll selber bei der Feuerwehr anrufen und das klären. Uns is' egal, wer kommt, kommen muss wer. Wir warten eine Stund' und wehe der Vogel geht ein, dann rufen wir bei der Zeitung an!*"

Die Worte meiner resoluten Chefin brauchte ich am Telefon nicht mehr zu wiederholen, der Herr hatte verstanden, wer hier hinter mir den Ton angab und sich vehement für unseren kleinen – großen Vogel einsetzte. Er sagte nur noch: *„**Wir** werden das klären.*" Denn auf die Mehrzahl an Schultern ist die Last einer Schuld immer besser zu verteilen, als auf eine einzelne. Deshalb, ***wir** werden das klären.*

Kurze Zeit später, das Ultimatum unserer Chefin war noch nicht abgelaufen, rief eine Kollegin vom Nachmittagsdienst: *„Sie kommen, sie kommen!*" *„Wer kommt?*", fragte die Chefin am

Gang, während wir alle zu den Fenstern eilten. „*Alle, jetzt kommen alle mit Blaulicht. Vorne fährt die Feuerwehr mit der Drehleiter, dahinter ein Mannschaftsfahrzeug und hinter der Feuerwehr fährt die Tierrettung herein*", rief die Kollegin allen zu, die ab diesem Zeitpunkt so wie sie an der Fensterscheibe klebten. Zum Öffnen war's zu warm. „*Nur die große Wasserspritz'n haben's nicht dabei*", witzelte eine ältere Schwester neben mir. „*In die Höh' spritzen können's ihn eh net*", eine andere. „*Sehr witzig*", konterte unsere Chefin, „*habt's sonst nix zu tun, als Witze reißen? Die Feuerwehr und die Rettung sind da und wir geh'n wieder an die Arbeit, zack, zack!*"

Damit war die Vogel-Strauß-Affäre beendet und unsere erhitzten Gemüter im klimaanlagenlosen Krankenhaus wieder abgekühlt. Nur dass es sich bei diesem notgelandeten Vogel nicht um den Vogel Strauß handelte, sondern um einen Pfau. Einen wunderschönen, sonst radschlagenden Pfau. Eines der exotisch wertvollen Tiere aus dem benachbarten Schlossgarten, die wir sonst nur laut schreien hören, aber nicht zu Gesicht bekommen. Zumindest nicht im Innenhof unseres Krankenhauses und ohne aufgeschlagene Pfauenfedern, denn damit hätten wir den *Strauß* ornithologisch natürlich sofort enttarnt.

Fieberhaft

Es ist eine Riesenlawine arbeitender und bediensteter Menschen, die man lostritt, sobald man einen Fuß über die Schwelle eines Krankenhaus-Eingangsbereiches setzt. Ein Apparat an zig aneinandergereihten Zahnrädchen beginnt sich zu drehen. Im Normalfall zumindest und vorausgesetzt, es läuft.

Nicht normal und aus dem Ruder läuft es vor allem dann, wenn Spitalsbedienstete selbst oder ihre Angehörigen zu Patienten werden. Dann ist plötzlich alles wie verhext, kompliziert und ganz anders.

Der klassische Albtraum eines jungen Mannes mit Frau und Kind(ern) ist der Moment, wenn seine Stütze, seine buchstäbliche zweite Hälfte, die Partnerin, wegen Erkrankung ausfällt. Ein Moment, ab dem alles, was atmet, sich auf „ihn" hängt. Eine bescheidene, eine absolute Ausnahmesituation, in der man(n) erst bemerkt, was alles zu einem Haushalt, einem funktionierenden Familienleben gehört. Was in der Not alles vonnöten ist, um das Gebäude eines Zuhauses nicht zum Einsturz zu bringen!

Angefangen hat diese fieberhafte Geschichte kurz nach der Geburt unseres dritten Kindes, unserer Tochter. Nach zwei Buben war nun ein Mädchen geboren. Nicht zu schwer, nicht zu groß, und trotzdem hatte die Geburt sich nicht besonders einfach gestaltet. Und es sollte, laut ärztlichem Rat, zum Wohl der Mutter auch nach dieser Geburt Schluss sein! Na gut, wir stellten uns darauf ein. Also das letzte Mal Wochenbett, das letzte Mal Namen aussuchen und beim Gemeindeamt anmelden, die letzten Babygeschenke plus Besucher, die letzten Windelmüllsäcke, die letzten sauren Milchflecken auf den Schultern, die letzten schlaflosen Nächte und so weiter. Wenngleich das berühmte Storch aufstellen an der Hauseingangstür in ein Rosenbogen aufstellen abgeändert wurde. Links ein weißer Rosenstock für die kleine Tochter, rechts ein roter für die Mutter. Nur geblüht haben die beiden natürlich nicht, als wir drei Männer die zwei Mädels damals Mitte April aus dem Krankenhaus abholten.

Dafür blühten gerade die Apfel- und Birnbäume, die Forsythien und andere Frühlingsblüher.

Ein dementsprechend aufgeweckter Frühlingsblüher war auch unser neuer Erdenbürger, unsere Paula. Sie hielt alle auf Trab. Mutter, Vater, Kinder, Groß- und Urgroßmutter. Und sie vermochte bereits abgelegte Eigenheiten der Buben wiederzubeleben. Quengeln, Hungerschreien, raufen, Eifersüchteleien, plötzliches Erbrechen beim Autofahren und andere reizvolle Attribute.

Eine ihrer Lieblingsbeschäftigungen war das Saugen an der Brust. Eine urmenschliche Angelegenheit, die hartgesottenen Großvätern eine schmeichelweiche Stimme verleiht und sie zugleich verlegen macht. Und im Gegensatz zu den Buben einige Jahre zuvor, die während des Stillens immer eingeschlafen waren, aß, trank, saugte und schluckte unsere kleine Paula wie ein Schnitter im Hochsommer an einem bodenlosen Mostkrug. Klar, wir vergönnten der kleinen winzigen Paula jeden einzelnen Tropfen, aber für die schlanke, säugende Mutter war's ein Energieverlust ohne Ende. Die Versuche, die kleine Paula mit zusätzlicher Flaschennahrung von der nahrhaften Muttermilch etwas abzulenken, blieben erfolglos.

So richtig krass wurde die Situation allerdings erst, als meine Frau dann immer mehr und mehr Gewicht verlor, einen erschreckend metallisch klingenden Husten bekam und über Nacht zu fiebern begann. Da lief die private männliche Krankenschwester im Kreis. Jetzt galt es nicht mehr „nur" die Kinder und die bereits pflegebedürftige Urgroßmutter im Haus zu versorgen, sondern auch die stillende fiebernde Mutter. Wenig schlafen, schwitzen und stillen waren schon tagsüber kräfteraubend, aber am Abend stieg das Fieber auch noch an. Deshalb … Anruf beim Hausarzt. „*… In dringenden Fällen rufen Sie meine Vertretung, Herrn Doktor …!*" Na dann kontaktiere ich die Vertretung. Anruf: „*… Grüß Gott, der Herr Doktor ist gerade zu einem Notfall gerufen worden, bitte rufen Sie später wieder an … Danke und auf Wiederhören.*" Also kein Onkel Doktor, sondern Essigwasser-Umschläge. Für die Buben inzwischen eine Jause

richten, für die Uroma ein Grießkoch. Die Buben auf die Couch zum Fernseher, die Uroma aufs Klo, der Papa ins Schlafzimmer zur fiebernden Mama. Umschläge erneuern, Baby Paula schläft.

Dann rief die Uroma vom WC um Hilfe! Die Buben stürmten durch die Gänge, Baby Paula wurde wach! Bitte nicht, was ist denn jetzt schon wieder? „*Alle meine Entchen schwimmen am WC, schwimmen am WeCe*"…, sangen die Buben am Gang vor der Toilette, und unter der Klotür rann Wasser auf den Gang heraus. „*Was ist denn los?!*", rief ich, auf die verschlossene Klotür klopfend, zur Urgroßmutter hinein. „*Nichts passiert, es ist alles … oje! …*" Dann wurde es still im WC. „*Psscht, seids doch still und legt's euch wieder auf die Couch*", ermahnte ich die Buben, die johlend davonliefen. „*Bitte sperr' die Klotür auf*", rief ich der Urli im verschlossenen WC zu, während sie drinnen mit irgendetwas hantierte. … *Racks!* Na Gott sei Dank, sie hat aufgesperrt. Heraus kam eine am Stock gehende, halbnackte, triefend nasse und weinende Frau, die in einer Woche ihren 80. Geburtstag feiern sollte. „*Es tut mir leid, es tut mir sehr leid*", schluchzte sie, über den Gang gehend und verschwand im Badezimmer.

Jetzt musste ich der Sache auf den Grund gehen, warum war das WC verstopft? Auf den ersten Blick war nicht viel zu sehen und auch die Klobürste und der sonst so rettende Einsatz des „Hektors", eines Handpumpgerätes, brachten nicht den gewünschten Effekt. Erst der Einsatz mehrerer übereinander angezogener Paare an Latexhandschuhen und ein zusätzlich übergestülpter Müllsack brachten das Corpus Delicti zum Vorschein. Ja, sie hatte scheinbar wirklich gehofft, dass der durch ein Missgeschick ins Wasser gefallene Artikel sich durch das Abflussrohr spülen lässt. Eine Sonder-*Einlage* zur frühen Abendstunde also!

WC putzen, sonst können die Buben nicht (…) und danach ins Bett. Den Gang aufwischen und mit Tann-Chlor nacharbeiten, alles riecht wieder frisch und gesund. Außer meine Frau, die ihre Essigwickel inzwischen selbst entfernt und das Baby zu uns ins große Bett gelegt hatte. Besser gesagt an die Brust gelegt hatte. Jetzt war es an der Zeit, noch einmal beim Arzt

anzurufen, es läutet…! Er war zum Glück mittlerweile wieder zu Hause und ich schilderte ihm die Problematik. Ich wusste nämlich nicht, welches fiebersenkende Medikament man einer stillenden Mutter verabreichen kann. *„Gib ihr ein Mexalen, das ist nicht milchgängig"*, hat er mir geraten und sich auch gleich wieder von mir verabschiedet. Ein Mexalen 500 Milligramm konnte ich ihr nun geben. Ja, gegeben hab' ich es meiner Frau und geholfen hat es auch, um das Fieber von 38,8° C auf zirka 37,6° C zu senken. Aber eben nur für zwei bis drei Stunden, dann waren wir schon wieder auf fast 39° C. Die Buben haben zu dieser Zeit schon geschlafen und die Urgroßmutter lag bei ihren Fernseh-Spätnachrichten im Bett.

Jetzt rief ich noch einmal beim Doktor an und hoffte, er würde sagen, er kommt ins Haus, aber da hatte ich weit gefehlt, denn, *„Mexalen"*, so sagte er, *„Mexalen kannst du ihr alle drei bis vier Stunden geben, und sonst fahrt's einfach ins Krankenhaus."* Ich muss zugeben, beruhigt hat mich sein ärztlicher Rat gerade nicht, aber bitte, wir versuchten es noch einmal mit Mexalen und Essigwickel. Diese Kombination hat uns dann bis zirka vier Uhr früh ruhen, schwitzen und stillen lassen. Dann war das Fieber wieder auf 38,8° C gestiegen.

Der Haufen mit durchgeschwitzten T-Shirts hatte mittlerweile eine beträchtliche Größe erreicht und meiner Frau gings trotz persönlicher Betreuung der privaten Krankenschwester eher bescheiden. Der schluckweise getrunkene Kräutertee stand mit der ausgeschwitzten Flüssigkeit nicht mehr in Relation und beim Toilettengang wurde ihr bereits schwindelig. Höchste Zeit für einen Anruf im Krankenhaus, wie das der fürsorgliche Hausarzt mir geraten hatte. Zuerst kam ich zum Portier, dann zur hantigen Ambulanzschwester, die mich wiederum telefonisch dem aufgeweckten Internisten übergab und der reichte mich schließlich zum diensthabenden Gyn- und Gebärarzt weiter. Jedem einzelnen hab' ich die Problematik erklärt: Gewichtsverlust, Husten, Fieber und stillende Mutter. Wobei der Portier noch am geduldigsten mit mir war. Alle anderen hatten zu die-

ser Zeit ein angebliches Bettenproblem. Der Internist meinte nämlich, er könne meine Frau aufnehmen, aber das zu stillende Kind nicht. Und der diensthabende Arzt der Gyn- und Gebärabteilung wiederum bedauerte, er sei für internistische Fälle nicht zuständig. Dieses gegenseitige Zuspielen des Balles, wer nun vielleicht doch nicht zuständig sein könnte, festigte meinen Entschluss, zum großen Finale auszuholen. Ich ließ mich neuerlich zum Internisten durchstellen und erklärte ihm kurzerhand, dass ich nun auf der Stelle Frau und Kind ins Auto packe und zu ihm ins Krankenhaus komme. Und dass es mir vollkommen egal sei, ob er nun Frau mit Kind oder sein Herr Kollege Kind mit Mutter aufnehme, Hauptsache, die beiden werden versorgt. Der kleine Nebensatz, worin ich angedeutet hatte, die aktuelle Problematik an eine bekannte Tageszeitung weiterzuleiten, war keinesfalls eine Drohung, eher ein gut gemeinter Rat, einer ebenfalls immer wieder Nachtdienst machenden männlichen Krankenschwester.

Und siehe da, die Betten standen bereit. Ein normales Krankenbett und ein Kinderbettchen daneben. Sogar der Herr Primarius hat sich persönlich um meine, an einer schweren Lungenentzündung erkrankten Frau gekümmert. Durch den Salbei-Eibischhustentee verringerte sich die Muttermilchproduktion und Paula lernte von den Schwestern, dass man, wenn man Hunger hat, auch Babynahrung aus der Flasche trinken kann, und meine Frau wurde antibiotisch unterstützt. Eine Lungenentzündung ist nämlich kein Lercherlschas und eine hochfiebernde stillende Mutter ist gynäkologisch und internistisch ernst zu nehmen, egal zu welcher Tages- und Nachtzeit!

Gut, dem nicht ganz ernst gemeinten Rat, sich jederzeit ein Wiener Schnitzel zu bestellen, kam meine Frau nicht nach, aber der ruheverschaffenden Fürsorge der Schwestern ums Kind schließlich schon. Und wir Buben zu Hause, wir haben fieberhaft und ordnungsgemäß die Wäsche gewaschen, getrocknet, gebügelt, den Tisch gedeckt und die Gäste zum 80. Geburtstag der Urgroßmutter mit Schweinsbraten und Sachertorte bekocht.

Patchwork

Die heile, geile Welt im Patchwork:
Patchwork setzt Akzeptanz in allen Ebenen voraus.

Ist Diskussion, Streit und Versöhnung,
ist Freund sein dürfen und Gewöhnung;

Ist Pizza-Service, Rührei und Kaiserschmarren,
ist Flickzeug, Alleskleber und Häkelgarn;

Ist „immer zu viel" und „niemals genug",
ist Radfahren, Auto und Führerscheinentzug;

Ist Kleinkind, Teenager und Manneskraft,
ist Mädchen, Prinzessin und Schwangerschaft;

Patchwork ist Liebe und „lass es sein",
Patchwork ist Unmut und ich bin nicht dein!"

Ist Kindergarten, Schule und Maturaball,
bedeutet Haustiere, Hunde, Katzen und Hühnerstall;

Sind 10 Euro, 100 Euro und 500 Euroscheine,
bedeutet volles Haus und Maus alleine;

Ist Taufe, Erstkommunion und Konfirmation,
ist Zahnspange, neues Zimmer und Notration;

Ist Kindergeburtstag, Torte und Singen,
ist Tanzen, Türen knallen und Betten springen;

Ist Alkohol, Zigaretten und Wut,
ist Ignoranz, Arroganz und Übermut;

Ist „Ålta", „Freaky" und „Arsch",
ist plötzlich kein Platz in der eigenen Garage;

Ist Sparen, Wirtschaften und gar kein Geld,
bedeutet ausziehen, Koffer packen und weite Welt;

Ist Leichtsinn, Liebe und Heiterkeit,
bedeutet Tränen, Hoffnung und Liebesleid;

Ist Liebeskummer, Sorge und stets offene Tür,
… ist Patchwork Arbeit, für und für!

***

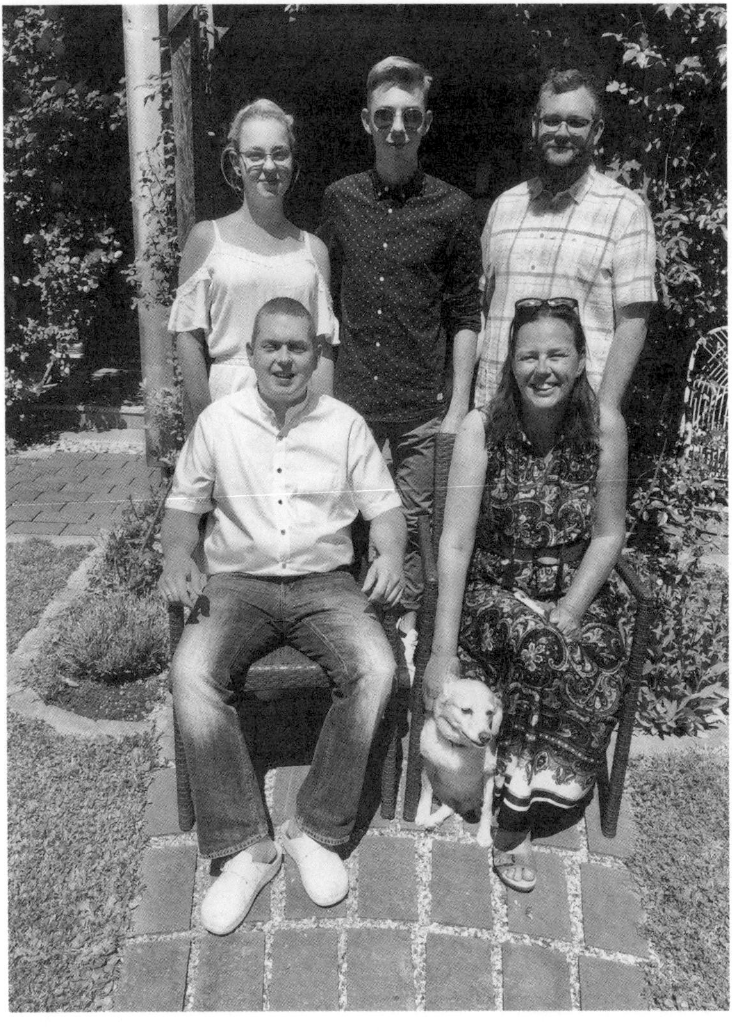

Wer nie weint und niemals trauert
Der weiß auch nichts vom Glück
Wer nur sucht, was ewig dauert
Versäumt den Augenblick

Wer nie nimmt, kann auch nicht geben
Und wer sein Leben lang
Immer Angst hat vor dem Sterben
Fängt nie zu leben an

(Die Rose: Amanda McBroom)

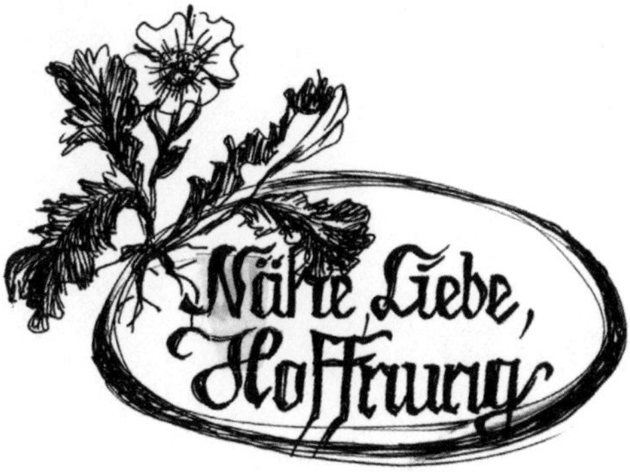

Was am Ende zu sagen wäre:
Pflege schreibt Geschichte(n)